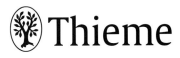

Individuelle Gesundheitsleistungen in der Orthopädie

Herausgegeben von
Peter Leithoff und Bernd Sadler

Mit Beiträgen von

M. Broicher
R. Diesch
S. Götte
J. Göttfert
H.Ch. Harzmann
L. Krimmel
P. Leithoff
J. Messner
R. Michaelis
F. Milz

H. Pabst
D. Pape
A. Pfister
U. Radloff
B. Sadler
L. Schoener
M. Stohrer
M. Strohmeier
S. Tempelhof
J. Weingartner

68 Abbildungen
12 Tabellen

Georg Thieme Verlag
Stuttgart · New York

Die Deutsche Bibliothek –
CIP-Einheitsaufnahme

Individuelle Gesundheitsleistungen
in der Orthopädie : Tabellen /
hrsg. von Peter Leithoff und Bernd Sadler.
Mit Beitr. von M. Broicher . . . – Stuttgart ;
New York : Thieme, 2001

Wichtiger Hinweis: Wie jede Wissenschaft ist die Medizin ständigen Entwicklungen unterworfen. Forschung und klinische Erfahrung erweitern unsere Erkenntnisse, insbesondere was Behandlung und medikamentöse Therapie anbelangt. Soweit in diesem Werk eine Dosierung oder eine Applikation erwähnt wird, darf der Leser zwar darauf vertrauen, dass Autoren, Herausgeber und Verlag große Sorgfalt darauf verwandt haben, dass diese Angabe **dem Wissensstand bei Fertigstellung des Werkes** entspricht.

Für Angaben über Dosierungsanweisungen und Applikationsformen kann vom Verlag jedoch keine Gewähr übernommen werden. **Jeder Benutzer ist angehalten**, durch sorgfältige Prüfung der Beipackzettel der verwendeten Präparate und gegebenenfalls nach Konsultation eines Spezialisten festzustellen, ob die dort gegebene Empfehlung für Dosierungen oder die Beachtung von Kontraindikationen gegenüber der Angabe in diesem Buch abweicht. Eine solche Prüfung ist besonders wichtig bei selten verwendeten Präparaten oder solchen, die neu auf den Markt gebracht worden sind. **Jede Dosierung oder Applikation erfolgt auf eigene Gefahr des Benutzers.** Autoren und Verlag appellieren an jeden Benutzer, ihm etwa auffallende Ungenauigkeiten dem Verlag mitzuteilen.

© 2001 Georg Thieme Verlag
Rüdigerstraße 14
D- 70469 Stuttgart
Unsere Homepage: http://www.thieme.de

Printed in Germany

Zeichnungen: Christiane und Michael von Solodkoff, Neckargemünd
Umschlaggestaltung: Thieme Verlagsgruppe
Satz: Druckerei Sommer, Feuchtwangen
Druck: Druckhaus Götz, Ludwigsburg

ISBN 3-13-128341-6   1 2 3 4 5 6

Geschützte Warennamen werden **nicht** besonders kenntlich gemacht. Aus dem Fehlen eines solchen Hinweises kann also nicht geschlossen werden, dass es sich um einen freien Warennamen handele.

Das Werk, einschließlich aller seiner Teile, ist urheberrechtlich geschützt. Jede Verwertung außerhalb der engen Grenzen des Urheberrechtsgesetzes ist ohne Zustimmung des Verlages unzulässig und strafbar. Das gilt insbesondere für Vervielfältigungen, Übersetzungen, Mikroverfilmungen und die Einspeicherung und Verarbeitung in elektronischen Systemen.

Geleitwort

IGEL-Leistung Orthopädie

Die letzten Jahre haben zu einem Paradigmenwechsel in der kassenärztlichen Versorgung geführt. Der Paradigmenwechsel bedeutet die Abkehr von der Vollkaskomentalität in der vertragsärztlichen Versorgung und die Selbstbeteiligung des einzelnen Patienten am Umfang seiner Versorgung. Die Grenzen der Finanzierbarkeit aller Leistungen haben die Diskussion auf medizinisch notwendige und wirtschaftliche Kernleistungen zu angestrebten festen Punktwerten fokussiert. Wahlleistungen, die als medizinisch sinnvoll, prophylaktisch und präventiv anzusehen sind, liegen im Ermessungsbereich des einzelnen Patienten.

In Ergänzung zum vertragsärztlichen Leistungskatalog (EBM) sind individuelle Gesundheitsleistungen als Wahlleistungen bereits 1996 von der Kassenärztlichen Bundesvereinigung als ergänzende Diagnose- und Behandlungsmaßnahmen für Kassenpatienten diskutiert und formuliert worden.

Der Berufsverband der Ärzte für Orthopädie hat Anfang 2000 die Broschüre „Individuelle IGEL-Leistungen in der Orthopädie" veröffentlicht und allen Mitgliedern zur Verfügung gestellt.

Dieser Katalog umfasst die von der Kassenärztlichen Bundesvereinigung bereits formulierten und für die Orthopädie relevanten IGEL-Leistungen und in Ergänzung zusätzliche, probate individuelle Gesundheitsleistungen, die in orthopädischen Praxen und Kliniken bereits erfolgreich eingesetzt werden.

Das von den Autoren initiierte Buch „Orthopädische Gesundheitsleistungen in der Orthopädie" wird vom Berufsverband der Ärzte für Orthopädie mitgetragen und soll allen Kolleginnen und Kollegen zur eingehenden Information über Inhalte und Voraussetzungen und zur Qualitätssicherung dieser Leistungen dienen.

Unter diesem Aspekt ist auch die Broschüre „Individuelle IGEL-Leistungen in der Orthopädie" veröffentlicht und trägt den Hinweis, dass die Durchführung der IGEL-Leistungen vom Spezialisten – sprich Facharzt für Orthopädie – dem Patienten höchste Qualität und Sicherheit in der Behandlung garantiert.

Das Buch „Orthopädische IGEL-Leistungen" ist als wesentlicher Baustein des freien, qualitätsgesicherten Gesundheitsmarktes für die Orthopädie in Klinik und Praxis und in enger Verbindung zu den qualitätssichernden Fortbildungsbemühungen der Stiftung Akademie Deutscher Orthopäden zu verstehen.

S. Götte

Vorwort

Zum Beginn des neuen Jahrtausends steht das Gesundheitswesen in Deutschland vor einer Reihe schwieriger Probleme. Eigentlich handelt es sich dabei nur um ein Hauptproblem auf dessen ungelöstem Hintergrund eine Reihe von Folgeproblemen entstanden sind:

Auf der einen Seite steht eine nahezu unbegrenzte Nachfrage nach Gesundheitsleistungen durch eine multimedial hochinformierte Bevölkerung, auf der anderen Seite die Limitierung der Finanzierung durch Anbindung an eine vorgegebene Größe, die Bruttolohnsumme. Über diese Verknüpfung wird die Wettbewerbsfähigkeit deutscher Arbeitsplätze scheinbar direkt und schicksalhaft an die Ausgaben im Gesundheitswesen gekoppelt

In einem Artikel in der „Frankfurter Allgemeinen" vom 6. November 2000 schreibt der Autor Hans. D. Barbier, dass die Wettbewerbsfähigkeit der Arbeitsplätze ein Ziel sei, das aller Ehren wert sei, jedoch nicht in den Kontext der Gesundheitspolitik gehöre. Er fordert die Politik auf, die Widersprüche in ihrer Zielformulierung aufzulösen.

Wenn die Gesundheitspolitik als oberstes Ziel die Beitragsstabilität hat, muss der Bürger ehrlich über eine Verknappung von Gesundheitsleistungen aufgeklärt und vorbereitet werden.

Ist es jedoch angestrebt, allen Bürgern den letzten Stand der Medizin zugängig zu machen, ist eine Reform erforderlich, die diesen Namen verdient. Barbier wörtlich: „Eine Reform, die den Namen verdient, kann auf einigen wenigen Grundgedanken basieren. Dazu zählen: Gesundheit ist ein Gut, dessen Markt und Preisbildung in den Rahmen einer Solidargemeinschaft zu stellen ist. Die Beitrags- und Leistungskalkulation richtet sich an versicherungstechnischen Grundsätzen aus. Die Mitgliedschaft in einer solchen Solidargemeinschaft zur Sicherung von individuell unkalkulierbaren Großrisiken mag auf Zwang beruhen, um die Ausbeutung der Sozialhilfe zu verhindern. *Mitgliedschaft und Beiträge sind aber von den Arbeitsverhältnissen zu lösen, um die Nachfrage nach Gesundheitsleistungen nicht automatisch zum Kostenfaktor am Arbeitsplatz werden zu lassen.* Dadurch wird es möglich, die Nachfrage nach Gesundheitsleistungen von der arbeitsmarktpolitisch motivierten Stabilisierung der Beiträge und von der willkürlich rationierenden Deckelung der Ausgaben zu befreien.

Was die Gesellschaft für Gesundheitsleistungen ausgeben will, ergibt sich aus den in der Zahlungsbereitschaft sich artikulierenden Wünschen ihrer Mitglieder, nicht aus den bevormundenden Budgetvorgaben der Politik."

Die Versorgung mit dem besonderen Gut Gesundheit erfolgt am besten auf einem liberalisierten Markt, in dem der Patient auch Kunde sein darf.

Von einer Gesundheitsreform mit einer solch geradlinigen Zielformulierung sind wir weit entfernt. Es zeichnet sich gegenwärtig bei der Regierungskoalition keine Meinungsbildung in diese Richtung ab. In der Opposition erleben die Ideen des späten Horst Seehofer mit mehr Markt im Gesundheitswesen eine Renaissance, was zu gewissen Hoffnungen berechtigt.

Die gegenwärtige Situation im Gesundheitswesen wird, und das ist politisch gewollt, in der Öffentlichkeit sehr stark von einer einseitigen ökonomischen Diskussion geprägt. Die Versicherten beklagen die hohen Mitgliedsbeiträge und ihre immer weniger erfüllten Ansprüche. Die Vertragsärzte klagen, vor dem Hintergrund seit Jahren sinkender Realeinkommen, über zu wenig Geld im System.

Beide Seiten haben subjektiv Recht und führen viele beachtenswerte Argumente ins Feld: Teure Hightechmedizin habe zu einer Kostenexplosion geführt; die Chipkarte mit dem unkontrollierten Zugang zu medizinischen Leistungen sowie die demographische Entwicklung sei Schuld an der Entwicklung.

Die Reihe der Argumente ließe sich beliebig fortsetzen. Die zentrale Problematik ist jedoch eine völlig andere: Welche Konsequenzen ergeben sich aus dem medizinischen Fortschritt und dem gestiegenen Versorgungsanspruch der Versicherten für den solidarisch finanzierten Bereich des Gesundheitswesens?

Was ist medizinische Grundversorgung oder, anders gefragt, wie wird heute notwendige, wirtschaftliche und ausreichende medizinische Versorgung in Deutschland definiert?

Die Beantwortung dieser Fragen muss notwendigerweise eine Abgrenzung oder Ausgrenzung von Gesundheitsleistungen zur Folge haben. Diese ist unumgänglich, wenn das soziale Sicherungssystem Gesetzliche Krankenversicherung weiter funktionieren und ohne Rationalisierung auskommen soll.

Die im System verbleibenden Leistungen werden weiterhin einen hohen medizinischen Versorgungsstandard gewährleisten, wie er einem reichen Industrieland entspricht.

Es sollten nur solche Gesundheitsleistungen in die finanzielle Eigenverantwortung der Patienten oder einer Zusatzversicherung übertragen werden, die einem hohen individuellen Anspruch auf körperliches Wohlergehen entspringen und die oben angeführten Normen der vertragsärztlichen Versorgung sprengen.

Die Abgrenzung ist im Einzelfall häufig nicht leicht. Langfristig ist hier die Politik mit einer Positivliste gefragt, die unter Mitarbeit der Fachverbände definiert werden muss.

Wer die Trägheit der verantwortlichen Gremien kennt, weiß, dass es noch lange dauern kann, bis eine solche Forderung Realität werden wird.

Die teilweise angespannte wirtschaftliche Situation in unseren Praxen duldet keinen Aufschub und erfordert schnelles und überlegtes Handeln.

Der neue Gesundheitsmarkt unterliegt raschen Veränderungen. Beinahe täglich entstehen neue Angebote vonseiten der Industrie, die sorgfältig auf ihre Anwendbarkeit geprüft werden müssen. Fortbildungsveranstaltungen mit medizinischen Inhalten, die über die medizinische Grundversorgung hinausreichen, werben um unsere Teilnahme. Betriebswirtschaftliche Kurse von Marketingveranstaltern versprechen uns eine finanzielle Gesundung unserer Praxen.

Bei der Vielfalt des Angebotes ist es nicht immer leicht, die Spreu vom Weizen zu trennen, um ein maßgeschneidertes Konzept für die eigene Praxis zu finden. Patentrezepte gibt es nicht.

Dieses Buch soll lediglich Anregungen bieten und ein kleiner Wegweiser sein für die Kollegen, die sich mit dem Selbstzahlermarkt auseinandersetzen wollen. Diagnose- und Therapieverfahren, die sich als Individuelle Gesundheitsleistungen für den niedergelassenen Orthopäden eignen, werden in den speziellen Kapiteln dargestellt.

Die Autoren präsentieren den wissenschaftlichen oder empirischen Hintergrund der Verfahren ebenso, wie die betriebswirtschaftlichen Aspekte. Sind spezielle Fortbildungen erforderlich, wird hierauf ebenfalls eingegangen. Man möge es den Herausgebern nachsehen, wenn nicht alle industriellen Anbieter berücksichtigt und nicht alle medizinischen Inhalte, die dem einen oder anderen Leser wichtig erscheinen, aufgezählt wurden.

Aktualität und Vollständigkeit kann in der heutigen Zeit der elektronischen Medien mit einem Buch nur bruchstückhaft erreicht werden. Aus diesem Grunde haben sich die Herausgeber vorgenommen, ein elektronisches Forum zu schaffen, das die Grundidee dieses Buches aufnimmt und sie im Internet fortschreibt.

Unter der Domaine *www.igelarzt.de* finden interessierte Kolleginnen und Kollegen Wissenswertes und Interessantes rund um den Selbstzahlermarkt mit Informationen aus Industrie, Medizintechnik und Wissenschaft. Daneben werden sie aktuell über Fortbildungsveranstaltungen und Wirtschaftsseminare informiert. Möglichkeiten zum Dialog mit Steuer- und Rechtsexperten werden ebenso angeboten wie die Gelegenheit, sich mit Kollegen auszutauschen und von deren Erfahrungen mit verschiedenen Behandlungsmethoden zu profitieren.

Vor diesem Hintergrund soll ein Standard im Bereich der Individuellen Gesundheitsleistungen geschaffen werden, der dem Einsteiger den Weg in eine qualitativ hoch stehende Patientenversorgung ermöglicht, und dem Fortgeschrittenen hilft, sich weiter zu entwickeln. Nur auf diesem Weg können wir Schritt halten mit der rasanten Entwicklung auf dem neuen Gesundheitsmarkt.

P. Leithoff / B. Sadler

Anschriften

Broicher, Michael, Dr. med.
Löhrstraße 15
35708 Haiger

Diesch, Rupert, Dr. med.
Eckenerstr. 3
88046 Friedrichshafen

Götte, Siegfried, Dr. med.
Praxis
Albert-Schweitzer-Str. 9a
82008 Unterhaching

Göttfert, Johannes, Dr. Dipl.-Ing.
Bahnhofweg 4
88630 Pfullendorf

Harzmann, Hanns Christian, Dr. med.
Ruppertstr. 30
80337 München

Leithoff, Peter, Dr. med.
mediKolleg
Gustav-Freytag-Str. 10
65189 Wiesbaden

Messner, Joachim
Heidesheimer Str. 30
55124 Mainz

Michaelis, Reinhard, Prof. Dr. med. †

Milz, Franz, Dr. med.
Ziegelberger Str. 3
87730 Bad Grönebach

Pabst Helmut, Dr. med.
PWC GmbH
Hirtenweg 2a
82031 Grünwald

Pape, Detlef, Dr. med.
Zweigertstr. 17
45130 Essen

Pfister, A., Dr. med.
Schlierseestr. 28
81539 München

Radloff, Ursula, Dr. med.
Grüner Weg 2
25704 Meldorf

Sadler, Bernd, Dr. med.
Orthopädische Praxisgemeinschaft
im Linzgaucenter
Bergwaldstr. 4
88630 Pfullendorf

Schoener, Ludwig, Dr. med.
Edersdorf 10
94374 Schwarzach

Prof. Dr. med. Matthias Stohrer
(Shanghai University of T.C.M.)
Kleiststraße 5
73033 Göppingen

Strohmeier, Martin, Dr. med.
Marienplatz 79-81
88212 Ravensburg

Tempelhof, Siegbert, Dr. med.
Dornierstr. 2
86343 Königsbrunn

Weingart, Johannes R., Dr. med.
Allmisried 4
88316 Isny/Beuren

Inhaltsverzeichnis

1 Allgemeiner Teil

1.1 Die Entwicklung der Selbstzahlermedizin in Deutschland 2
B. Sadler

Politik 3
Krankenkassen 4
Kassenärztliche Vereinigung (KV) 4
Kassenärzte 4
Patienten 4
Perspektiven 5
Widerstände gegen eine Reform 5
Ausblick 10

1.2 Die Bedeutung der IGEL für die Wirtschaftlichkeit der Arztpraxis 11
B. Sadler

Vorbemerkung 11
Wirtschaftlichkeitsbetrachtung 11

Ausblick 12
Analysen 13
Ertragsvorschau 14
Investitionen 15
Zusammenfassung 15

1.3 IGEL und Recht 17
J. Messner

1.4 Lösungen zum Problem des Zahlungsverkehrs bei Selbstzahlerleistungen ... 21
P. Leithoff

2 Selbstzahlerleistungen im orthopädischen Bereich

2.1 Akupunktur 24
M. Stohrer

Akupunktur und Schulmedizin 24
Wissenschaftliche Grundlagen der TCM-Akupunktur 24
Akupunktur – praktikable stufenweise Anwendung für den westlichen Arzt 25
Abrechnung der Akupunktur 32
Akupunkturausbildung 34
Praxisinterview 35

2.2 Naturheilverfahren 37
F. Milz

Neuere Naturheilverfahren 37
Ganzheitsmedizin 38
Regulationsmedizin 38

Integrative Orthopädie 40
Indikationen 41
Therapieplanung und Therapiekombinationen 42
Nutzen der Ordnungstherapie speziell für die IGEL-Sprechstunde 43
Fortbildung Naturheilverfahren 43
Räumliche Voraussetzungen und strukturelle Veränderungen in der Praxis . 45
Apparative Voraussetzungen 45
Personelle Voraussetzungen 45
Finanzen 45
Fazit 47
Praxisinterview 47

2.3 Sportmedizinische IGEL-Leistung 49

Der sportmedizinische IGEL 49
L. Schoener
Sportmedizinische
Tauglichkeitsuntersuchung 52
L. Geiger, F. Möckel, H. Pabst
Leistungsdiagnostik 52
Spiroergometrie
zur Leistungsdiagnostik 52
Gesundheitsorientierter Sportunterricht .. 52
Trainingsberatung für sportlich Aktive ... 53
Ernährungsberatung, sportartspezifisch .. 53
Sporttauglichkeit für den
„Leistungskurs Sport" 53
Sportartspezifische Pflichtuntersuchungen 53
Wettkampfbetreuung 53
Pauschale
Abrechnungsmöglichkeiten 54
Schlusswort 54

2.4 Ernährungsmedizin 55
R. Michaelis, U. Radloff

Einleitung 55
Was heißt Übergewicht? 55
Was heißt Ernährungsberatung? 56
Beratung zur Gewichtsabnahme 56
Beratung zur Umstellung der Ernährung
und des Essverhaltens sowie
zum Halten des erreichten Normal-
oder Wunschgewichtes 57
Beratung zur Frage der Bewegungs-
therapie 58
Nachsorge 59
Räumliche und weitere
Voraussetzungen 59
Fortbildung 59
Praxisinterview 59

2.5 Pulsierende Magnetfeldtherapie 62
J. Goettfert

Präsentation des Verfahrens 62
Fortbildung – Wege zum Erlernen
des Verfahrens 65
Praxisanforderungen 65
Finanzen 66

2.6 Extrakorporale Stoßwellentherapie .. 69
R. Diesch

Theorie 69
Wissenschaftliche Anerkennung 69
Indikationen 70
Therapieplanung/Therapiekombination . 70
Fortbildung 70
Praxisanforderungen 70
Finanzen 71

2.7 Osteodensitometrie 73
S. Götte

Einführung 73
Möglichkeiten der Osteodensitometrie
und ihre Wertigkeit 73
Wertigkeit der Osteodensitometrie 77
Qualitätssicherung der Osteo-
densitometrie 78
Osteodensitometrie als Kassenleistung . 79
Igelleistung – Liquidation 79
Gerätekosten 80
Wartungsverträge 80

2.8 Methode und klinische Einsatzmöglichkeiten der dreidimensionalen Rückenoberflächenvermessung mit der Videorasterstereographie (VRS) 81
H. Ch. Harzmann

Einleitung 81
Grundlagen und Methodik
der Videorasterstereographie 81
Aufbau und Anwendung
des Formetric-Systems 84
Einsatzmöglichkeiten
der Videorasterstereographie 88
Wirtschaftlichkeitsdaten 3D-Wirbel-
säulenvermessung (System formetric) .. 102

2.9 Proliferationstherapie: Rekonstruktive Ligament- und Sehnentherapie bei Gelenkinstabilität 105
J. R. Weingart, S. Tempelhof

Theorie 105
Definition der Proliferationstherapie 106
Wirkungsweise der Proliferationstherapie 106
Wissenschaftliche Anerkennung 107

Indikationen	107	Medikamentöse Therapie mit Actovegin in der Orthopädie	129
Therapieplanung	107	A. Pfister	
Wege zum Erlernen des Verfahrens	111		
Praxisanforderungen	111		
Finanzen	111	**2.12 Osteopathie**	**139**
		S. Tempelhof, J.R. Weingart	

2.10 Niederenergetische Lasertherapie (Low Level Laser Therapy – LLLT) 113
S. Götte

		Theorie	139
		Wissenschaftliche Anerkennung	140
Geschichtliche Entwicklung	113	Indikation	141
Wirkprinzip	113	Therapiekombination	141
Indikation zur Lasertherapie	117	Therapieplanung	141
Niederenergetische Lasertherapie in der Orthopädie	117	Fortbildung	142
Studienergebnisse	118	Praxisanforderungen	142
Nebenwirkungen/Kontraindikationen	120	Finanzen	142
Finanzen	122	Ertragsvoraussagen	143
		Aussichten	143
		Nützliche Adressen	144

2.11 Medikamentöse Therapie als Individuelle Gesundheitsleistung .. 123
Hyaluronsäure-Behandlung bei Arthrose ... 123
M. Strohmeier

3 Gewerbliches Gesundheitszentrum

J. Messner

3.1 Möglichkeiten im orthopädischen Bereich 146
Berufsrechtliche Beurteilung einer gewerblichen Tätigkeit 147
Ambulantes gewerbliches Heilkundeunternehmen 147
Produktabgabe in Arztpraxen bei oder im Zusammenhang mit Heilkundetätigkeit . 147
Gesundheitszentrum statt Partnerschaftsgesellschaft 148

3.2 Steuerliche Hinweise Arztpraxis und Gewerbeunternehmen 149

3.3 Was ist eigentlich die sog. „Infektions- oder Abfärbetheorie"? ... 151

3.4 Wie gründet man ein praxisparalleles Gewerbeunternehmen? 152
Zusammenfassung 152

4 Anhang

4.1 FAQs (Frequently Asked Questions) und Tipps 154
P. Leithoff

4.2 Praxisinterview zum Thema IGEL-Leistungen 157

Sachverzeichnis 159

Allgemeiner Teil

1.1 Die Entwicklung der Selbstzahlermedizin in Deutschland

B. Sadler

Die Selbst- und Zuzahlermedizin hat in Deutschland im Bereich der allgemein- und fachärztlichen Versorgung keine geschichtlich verankerte Tradition. Seit 1886, dem Jahr der Einführung der allgemeinen Versicherungspflicht, setzte man bei uns auf eine solidarisch finanzierte Krankheitsvorsorge. Die Gesunden hatten mit ihren Beiträgen für die Erkrankten aufzukommen. Ohne eine offizielle Definition herrschte weitgehend gesellschaftlicher Konsens, welche Leistungen diesem sozialen Sicherungssystem zuzuordnen waren. Gesundheit galt im weitesten Sinn als Abwesenheit von Krankheit und Siechtum. Hierfür stand die gesetzliche Krankenversicherung. Ein individueller, vom persönlichen Anspruchsdenken geprägter Gesundheitsbegriff war unbekannt und konnte höchstens von einem Personenkreis gepflegt werden, der aufgrund finanzieller Privilegien oder herausragender gesellschaftlicher Stellung nicht auf solidarische Absicherung angewiesen war.

Gemessen an ihrem zahlenmäßigen Anteil an der Gesamtbevölkerung war dies immer eine Minderheit. Im Jahre 2000 sind knapp 10 % der Bevölkerung Deutschlands in einer kleineren Solidareinheit, sprich Private Krankenversicherung, gegen Gesundheitsrisiken auf einem höheren Versorgungsniveau als dem der gesetzlichen Krankenkassen versichert. Die Zahl der echten „Privatpatienten" ist sehr schwer zu schätzen. Hiermit sind diejenigen Patienten gemeint, die ohne solidarische Absicherung Behandlungshonorare aus der eigenen Tasche ohne Erstattungsanspruch begleichen. Ich wage die Spekulation, das Aufkommen dieser Patienten in unseren Praxen auf weniger als 1 % zu taxieren.

Unser Praxisalltag wird also überwiegend von der Versorgung von Patienten, die der gesetzlichen Krankenversicherung angehören, bestimmt. Diese Patienten sind Teil einer erfreulichen gesamtwirtschaftlichen Entwicklung der zurückliegenden 50 Friedensjahre.

Mit dem zunehmendem Wohlstand der Nachkriegszeit hat auch in Deutschland das Anspruchsdenken der Bevölkerung in vielen Bereichen zugenommen. Im individuell finanzierten Bereich der Motorisierung sind wir Deutschen, was den Hubraum und die Ausstattung unserer Automobile betrifft, einsame Weltspitze. Im Fernreisetourismus zählen wir, ebenso wie beim Kauf von Labeltextilien und beim Konsum von Nobelviktualien, zur finanzstärksten Klientel im internationalen Vergleich.

Das Qualitätsbewusstsein der Deutschen ist mit der zunehmenden Leistungsfähigkeit unserer Wirtschaft und der daraus resultierenden individuellen finanziellen Leistungskraft in den letzten Jahrzehnten unaufhörlich gestiegen. Qualitätsbewusstsein ist eine positive Eigenschaft, die sich im Spannungsfeld von Anspruchsdenken und persönlicher finanzieller Leistungskraft entwickelt. Somit wird Qualität immer ein subjektiver Maßstab sein und im privaten Bereich immer auch an ihrer Wertigkeit und Finanzierbarkeit gemessen werden.

Im öffentlichen Bereich und in den solidarisch finanzierten Sicherungssystemen zeigt sich in den letzten Jahren ein irrationaler Trend, der gegen jegliche wirtschaftliche Vernunft verstößt. Politiker jeglicher Couleur erheben Maximalforderungen für die hinter ihnen stehenden Interessengruppen, wobei die Finanzierung häufig in die Zukunft verlagert wird. Unsere momentane Staatsverschuldung ist zu einem nicht unerheblichen Anteil von diesem abhanden gekommenen wirtschaftlichen Augenmaß verursacht. Die Verantwortung für bestehende wirtschaftliche Zwänge wird anonymisiert und nach opportunistischen Gesichtspunkten einzelnen gesellschaftlichen Gruppierungen zugeschoben.

Ein Musterbeispiel für diese Entwicklung stellen die sozialen Sicherungssysteme in unserem Land, allen voran die gesetzliche Krankheitsversorgung, dar. Entstanden als solidarisch finanzierte Versicherung für den Krankheitsfall ist der Rahmen der Finanzierbarkeit durch übersteigerte individuelle Maximalansprüche längst gesprengt. Durch so genannte „Gesundheitsreformen" ist in der Vergangenheit der Versuch unternommen worden, von dieser Tatsache abzulenken und den Fehler im System zu suchen. Der jahrelange Streit zwischen Parteipolitikern, Krankenkassen, kassenärztlichen Vereinigungen und den so genannten Leistungserbringern mit den unterschiedlichsten Schuldzuweisungen, wer die Schuld an der gegenwärtigen Misere trägt, kann nicht darüber hinwegtäuschen, dass ein System, das über hundert Jahre besteht, auf den Prüfstand einer echten Reform gehört. Ein innovativer Bereich wie die Medizin, die in alle Bereiche unseres Lebens eingreift, kann auf der Schwelle zum dritten Jahrtausend nicht mit den Instrumenten aus dem vorigen Jahrhundert verwaltet werden.

Vor hundert Jahren hätte man sich nicht einmal erträumen können, welche Wege unsere Gesellschaft einmal einschlagen wird. Der im Vergleich zu damals unvorstellbare Wohlstand hat zu einem Maß an Individualität geführt, der in unserer Geschichte keinen Vergleich kennt. Wohlstand und Individualität führen zwangsläufig zu einer Entsolidarisierung, da die materielle Abhängigkeit großer Teile der Gesellschaft von sozialen Absicherungen durch die Gesellschaft abnimmt. Dies zeigt sich zum Beispiel im Bereich der privaten Altersvorsorge durch Kapitalanlagen oder Immobilienerwerb sehr deutlich. Im ersten Halbjahr 2000 ist die Zahl der Aktionäre in Deutschland um 25 % gestiegen; 18 % der Deutschen halten Wertpapierbesitz. Dies sind erfreuliche Zahlen, die zeigen, dass die Bevölkerung in Teilbereichen die Notwendigkeit der eigenverantwortlichen Vorsorge erkannt hat.

Die Krankenversicherung bleibt als einziges Sicherungssystem von diesem Trend ausgespart, da von den Politikern suggeriert wird, dass hier kein Handlungsbedarf besteht. Man müsse nur die überhöhten Einkommen der Ärzte beschneiden, die Riesengewinne der Pharmaindustrie reduzieren, vielleicht noch den Krankenkassenchefs ihre Dienstwagen absprechen und schon stehe alles zum Besten.

Die Feindbilder sind klar und die Mitglieder der gesetzlichen Krankenkassen werden in ihrer Anspruchshaltung auf eine optimale Krankheitsfürsorge bestätigt. Dabei liegen die Trugschlüsse, die zu dieser Fehleinschätzung führen, auf der Hand. Die Medizin und mit ihr die medizinische Versorgung sitzen in der Fortschrittsfalle.

Tag für Tag berichten die Medien über neue Errungenschaften und Fortschritte in den verschiedensten medizinischen Disziplinen und suggerieren deren allgemeine Verfügbarkeit. Über die komplexe Fragestellung der Finanzierung dieses medizinischen Fortschrittes wird in den wenigsten Fällen öffentlich nachgedacht. Die Leistungsfähigkeit des bestehenden solidarisch finanzierten Systems wird durch einen fortwährend steigenden kollektiven und individuellen Anspruch und ein Optimierungsdenken überfordert.

Seit der Einführung der Chipkarte und der Budgets ist das Innovationsrisiko und das Morbiditätsrisiko allein auf die Anbieterseite verlagert. Die demographische Entwicklung, die zu einem beträchtlichen Teil eine direkte Folge des medizinischen Fortschrittes darstellt, schlägt negativ auf das System zurück. Immer mehr ältere Menschen fragen Gesundheitsleistungen nach, die von einer abnehmenden Bevölkerungsschicht finanziert werden. Bis zum Jahre 2030 werden wir in Deutschland 8 Millionen Berufstätige weniger und 13 Millionen Rentner mehr haben. Schon allein an diesen Zahlen wird deutlich, dass das Umlagesystem gesetzliche Krankenversicherung vor dem finanziellen Kollaps steht.

Die Neuordnung des Gesundheitswesens ist vor diesem Hintergrund eine vordringliche gesellschaftliche Aufgabe, vor der die meisten Beteiligten zurückschrecken. Setzt doch eine echte Lösung der anstehenden Probleme zunächst eine ehrliche Bestandsaufnahme voraus, die aber starke Widerstände im System überwinden muss.

Politik

Die Politik traut sich nicht, eine der letzten Bastionen planwirtschaftlichen Versorgungsdenkens aufzugeben, da sie ihre Wähler mit einer Reihe unbequemer Wahrheiten konfrontieren müsste. Gebetsmühlenartig wird die Gefahr eines Einstieges in die Zweiklassengesellschaft beschworen, sollte sich die medizinische Versorgung an marktwirtschaftlichen Gegebenheiten orientieren. Dabei wird bewusst übersehen und verschwiegen, dass einige Teile des Gesundheitswesen bereits marktwirtschaftlich funktionieren und sich schon traditionell etabliert haben. In diesem Zusammenhang sei nur die Behandlung auf verschiedenen Komfortebenen im stationären Bereich mit und ohne Chefarztbehandlung erwähnt. Auch die Wahlmöglichkeit zwischen Kostenerstattung und Sachleistungsprinzip für freiwillig Versicherte in der GKV verstößt schon seit langem gegen den Grundsatz der Gleichbehandlung aller Versicherten, ohne dass dies einem breiten Publikum bekannt zu sein scheint.

Krankenkassen

Durch die Abtretung des Sicherstellungsauftrages an die Kassenärztlichen Vereinigungen haben sich die Krankenkassen schon vor langer Zeit aus einer solidarischen Verantwortung für ihre Versicherten verabschiedet. Mit der Chipkarte und der Bezahlung einer gedeckelten Zahlung mit befreiender Wirkung von der Leistungspflicht gegenüber ihren Versicherten sind sie in einer komfortablen Situation und können die weitere Entwicklung gelassen abwarten. Innovative Impulse sind von dieser Seite nicht zu erwarten.

Kassenärztliche Vereinigung (KV)

Mit ihrer Funktionärshierarchie aus unterschiedlichen Fachvertretern ist die Kassenärztliche Vereinigung aus mehreren Gründen nicht in der Lage, richtungsweisende und zukunftsorientierte Perspektiven zu entwickeln. Fachgruppen mit unterschiedlichem betriebswirtschaftlichem Hintergrund verlangen nach fachspezifischen, individuellen, marktwirtschaftlich ausgerichteten Konzepten, die ein dirigistisches System der Mangelverwaltung nicht erbringen kann. Die Durchsetzung einer Gebührenordnung, die seit ihrer Einführung 1987 unzählige Male aufgrund ihrer Unzulänglichkeit geändert werden musste, verursacht einen Verwaltungsaufwand, der nur noch von der Eurobürokratie übertroffen wird. Die Rechnungsabteilungen sind mit der Berechnung von sich ständig ändernden Punktwerten überlastet, dazu kommen Einsprüche gegen bereits erlassene Honorarbescheide und Gegenrechnungen von Kürzungsmaßnahmen und Nachzahlungen. Die meisten Kassenärzte verstehen ihre Quartalsabrechnungen schon lange nicht mehr. Der Erklärungsbedarf der Basis erfordert einen hohen Zeit- und Reiseaufwand der Vorständler der KV und verursacht Defizite in der eigentlichen Vorstandsarbeit. Trotz hohem persönlichem Engagement in der KV wächst die Unzufriedenheit der Kassenärzte gegenüber ihrer Vertretung, da diese häufig für die tägliche Praxismisere verantwortlich gemacht wird. Sie fordern stabile Rahmenbedingungen für ihre Arbeit am Patienten. Damit ist aber die KV in ihrem bisherigen Selbstverständnis überfordert.

Kassenärzte

Die Kassenärzte, je nach Niederlassungsdauer unterschiedlich lange in die Zwänge der kassenärztlichen Versorgung eingebunden, haben zu einem Großteil resignierend ihren Frieden mit dem bestehenden System geschlossen. Gelegentliche Protestaktionen, die ohne großes gesellschaftliches Echo verhallen, können diesen Eindruck nicht grundlegend korrigieren. Die bestehenden Strukturen, mögen sie noch so kritikwürdig sein, vermitteln doch für die meisten ein Gefühl der kollektiven Einbettung in ein System, das dem Einzelnen keine grundlegenden Entscheidungen abverlangt und das ihn mit hohem Sozialprestige versieht.

Die Führung einer Praxis geschieht als Reaktion auf die gegebenen Verhältnisse und nicht als aktives betriebswirtschaftliches Agieren. Finanztechnische Überlegungen sind für viele Kollegen mit dem ärztlichen Ethos unvereinbar.

Auf mangelnden finanziellen Zufluss wird mit personeller und räumlicher Reduzierung der Praxis reagiert; persönliche materielle Bedürfnisse werden zurückgestellt.

Nur eine Minderheit der Vertragsärzte zieht andere Konsequenzen aus den sich ständig verschlechternden wirtschaftlichen Rahmenbedingungen des geltenden Gesundheitswesens. Sie nimmt die seit Jahren sinkenden Realeinkommen nicht ohne Gegenwehr in Kauf, sondern überlegt sich aktive Strategien. Diese bestehen darin, ärztliche Leistungen, die das notwendige, ausreichende und wirtschaftliche Maß überschreiten, den Patienten auf einer marktwirtschaftlichen Grundlage außerhalb der kassenärztlichen Versorgung anzubieten. Hier wird in verantwortlicher Weise eine Aufgabe wahrgenommen, die unser Gesundheitssystem entlastet.

Patienten

Abgesehen von erhöhten Zuzahlungen, Umstellungen auf Generika sowie Restriktionen im Bereich der passiven physikalischen Therapie haben die Patienten die gravierenden Einschnitte auf der Seite der Leistungserbringer größtenteils unbeschadet überstanden. Ihr Anspruchsdenken wird bis zum heutigen Tag in den meisten Praxen trotz drohender materieller Nachteile für den Praxisinhaber (z. B. Budgethaftung bei Heilmitteln und Medikamenten) im Rahmen der kassenärztlichen Versorgung erfüllt. In allen Bereichen ihres täglichen Lebens müssen Patienten Überlegungen über die Finanzierbarkeit ihrer Ansprüche anstellen, nur im Gesundheitswesen scheint ein Freiraum zu bestehen. Auf Nachfrage entsteht ein unbegrenzter Versorgungsanspruch an ein System, das immer weniger in der Lage ist, diesem Anspruch gerecht zu werden.

Im Wirtschaftsleben müssen nach marktwirtschaftlichen Kriterien Angebot und Nachfrage über den Preis zusammengeführt werden. Nur so kann der Markt funktionieren. Im Gesundheitswesen werden diese Gesetzmäßigkeiten außer Acht gelassen. Die Nachfrage orientiert sich nach marktwirtschaftlichen Kriterien, d. h. alles, was in den Medien im weitesten Sinne als Gesundheitsleistung beworben wird bis hin zum Wellness-Bereich, wird in die Nachfrage einbezogen, während die Angebotsseite nach dirigistischen Kriterien der Planwirtschaft organisiert ist. Das Scheitern dieser Konstellation ist vorprogrammiert und bei unvoreingenommener Betrachtungsweise längst eingetreten. Nur durch das Duldungsvermögen und die Leidensbereitschaft der Kassenärzte konnte das System in seiner heutigen Form erhalten werden.

Perspektiven

Wer ist in der Lage, das bestehende System des Gesundheitswesens in Deutschland zu ändern? Mit dieser Frage können wir vielleicht eine große Anzahl philosophischer Diskussionen auslösen. Eine pragmatische Antwort mit praktikablen Lösungen werden wir jedoch vergeblich erwarten. Warum? Nach der eben angeführten Standortbestimmung sind viele Beteiligte an einer Änderung der gegenwärtigen Situation, wenn überhaupt, nur graduell interessiert.

Widerstände gegen eine Reform

Die Politik müsste Abschied nehmen von einer Sozialromantik, die nicht mehr in das 3. Jahrtausend passt. Allen alles zu einem garantierten Beitrag, ohne einen Gedanken zur Refinanzierung, kann nicht funktionieren. Die Erfahrungen der Vergangenheit haben für die Politik den Anschein erweckt, dass mit entsprechenden restriktiven Vorgaben für die Anbieterseite das System konsolidiert werden könnte. Häufig haben Minister erst nach gründlicher Einarbeitung in die Materie (leider erst am Ende ihrer Regierungstätigkeit, wie z. B. Minister Horst Seehofer) erkannt, dass mehr Marktwirtschaft vonnöten wäre. „Nicht alles, was die Medizin heute anbietet, muss zulasten der gesetzlichen Krankenkassen angeboten werden", ist die Aussage eines ministerialen Insiders, die nur von wenigen gehört und in die Tat umgesetzt wurde.

Die regierende rot-grüne Koalition sieht nach ihrer gegen den Widerstand der Opposition durchgepeitschten Gesundheitsreform 2000, die im Wesentlichen eine Fortschreibung der Reglementierung durch Budgets darstellt, in dieser Legislaturperiode keinen weiteren Handlungsbedarf. Parolen wie „Kein Einstieg in die Zweiklassenmedizin" sind populistische Polemik. Sie verhindern eine zwingend notwendige sachliche Diskussion unter Einbeziehung aller Beteiligten am Gesundheitswesen. Die längst erforderliche Definition dessen, was zu Beginn des neuen Jahrtausends an Gesundheitsleistungen zur Grundversorgung gehört und was der individuellen Gesundheitsversorgung zuzurechnen ist, wird als unbequeme Tatsache ausgeklammert. Dabei werden in anderen Bereichen unserer sozialen Sicherungssysteme zumindest in Teilaspekten solche Notwendigkeiten erkannt und umgesetzt (Altersversorgung mit staatlich und individuell finanzierten Anteilen).

Von den Monopolstrukturen Krankenkassen und Kassenärztliche Vereinigung, die mangels echten Wettbewerbs nicht marktwirtschaftlich strukturiert sind, können auch keine echten Impulse auf ein zukunftsorientiertes Gesundheitssystem ausgehen. Sie unterliegen aus den oben angeführten Gründen keinem Zwang zu Effizienz und Innovation. Ihre Energie und Gestaltungsmöglichkeit wird vornehmlich zur Erhaltung des bestehenden Systems eingesetzt

Wer also kann und soll es richten? Wer ist in der Lage, den Versicherten die unbequemen Wahrheiten nahe zu bringen? Wer soll über marktwirtschaftliche Zwänge in einem System berichten, das sich bislang als klimatisiertes Treibhaus der sozialen Gerechtigkeit, inmitten der rauen Wirklichkeit der Ellbogengesellschaft, dargestellt hat?

Wir haben erkannt, dass die großen Institutionen Krankenkassen und Kassenärztliche Vereinigung viel zu sehr mit ihrer Selbstwertfindung und deren Behauptung beschäftigt sind.

Die Politik wird sich davor scheuen, ihre Wähler neben gestiegenen Ölpreisen, der ideologisch motivierten Ökosteuer und dem über Jahre festgeschriebenen Solidaritätszuschlag mit zusätzlichen Ausgaben für die Gesundheit zu konfrontieren.

Wo also sollen die notwendigen Veränderungen herkommen? Die Antwort ist einfach und doch in ihrer Konsequenz so schwierig. Die Lösung muss aus der Gesellschaft kommen:
- nicht von oben verordnet,
- nicht von Monopolinstitutionen verwaltet,
- nicht von Kassenärzten exekutiert, die ihre Freiberuflichkeit einer Angestelltenmentalität geopfert haben,
- nicht von Patienten konsumiert, die individuelles Anspruchsdenken mit allgemeinen Krankheitsrisiken gleichsetzen.

Müssen wir also, um eine zukunftsweisende Lösung im Gesundheitswesen zu erreichen, erst die bestehende Gesellschaft von Grund auf ändern?

Die Antwort auf diese Frage ist für den aufmerksamen Beobachter der gesellschaftlichen Entwicklung der letzten Jahre in Deutschland einfach mit nein zu beantworten. Vernünftige Leute in der Politik, bei Kassen und Kassenärztlicher Vereinigung sowie in der Ärzteschaft haben begonnen, über die Grenzen der solidarisch finanzierten medizinischen Versorgung mehr oder weniger öffentlich nachzudenken. Gemeinsam ist diesen Überlegungen ein marktwirtschaftliches Denken nach Kriterien der Machbarkeit. Die solidarische Absicherung im Krankheitsfall steht dabei nicht zur Diskussion und soll weiter Kerninhalt der gesetzlichen Krankenversicherung bleiben.

Diskutiert wird darüber, wie das Mehr an kassenärztlicher Versorgung, das von Patienten als optimale Behandlung eingefordert wird, zu finanzieren ist. Dabei hat ein Teil der Bevölkerung, vielleicht ohne es zu wollen, durch seine Verhaltensweise schon eine Antwort auf diese Frage gegeben. Neben dem gesetzlich verordneten Gesundheitswesen hat sich ein Gesundheitsmarkt etabliert, der gesellschaftliche Bedürfnisse abdeckt, die im bisherigen System nur unter Schwierigkeiten zu erlangen waren. Dieser Markt konzentriert sich auf individuelle Ansprüche und funktioniert nach den Gesetzen von Angebot und Nachfrage. Die Hauptleistungserbringer des als Absicherung im Krankheitsfall in solidarischer Finanzierung ins Leben gerufenen Absicherungssystems der gesetzlichen Krankenversicherung, nämlich die Kassenärzte, kommen hier nur am Rande vor.

Vor diesem Hintergrund ist der große Wellness- und Fitnessbereich zu sehen. Privat finanzierte Kururlaube, Selbstmedikation mit Vitaminen, Mineralien, Nahrungsergänzungsmitteln, selbstverordnete Diäten und vieles mehr signalisieren ein Bedürfnis nach Gesundheitsleistungen. Die Ansprüche an diesen Markt werden reguliert vom persönlichen Bedürfnis, begrenzt nur durch die eigene Finanzkraft. Die Frage nach einer Refinanzierung über Beiträge stellt sich in diesem Markt nicht. Teile des „Heilens" haben sich aus dem Gesundheitswesen und von den ursprünglichen Heilern, den Ärzten, abgekoppelt.

Das Erstaunliche daran: Dieser neue Gesundheitsmarkt funktioniert ohne gesetzliche Reglementierung nach den Gesetzmäßigkeiten, nach denen die meisten gesellschaftlichen Bedürfnisse funktionieren. In Selbstverantwortung und unter Berücksichtigung des persönlichen Budgets werden die Entscheidungen zur Teilhabe an diesem Markt getroffen. Der mündige Bürger legt die Wertigkeiten fest.

Diese Überlegung wird vor dem Hintergrund getroffen, dass eine überschaubare und gesetzlich festgelegte Beitragszahlung den Zugang zu dem bestehenden Reparatursystem regelt, die Basisversorgung also eine sichere kalkulierbare Größe im Budget jedes Haushaltes darstellt.

Damit dies so bleibt, ist eine stabile Finanzierung dieser Basisversorgung nötig. Um diese zu gewährleisten, müssen die Limits der kassenärztlichen Versorgung,
- ausreichend,
- notwendig,
- wirtschaftlich,

viel stärker Beachtung finden. Deren Einhaltung sollte von den Kassenärzten und ihren Standesvertretern und von den Krankenkassen streng gehandhabt werden. Alle weitergehenden Gesundheitsleistungen sind der Eigenverantwortung und Eigenfinanzierung zu übertragen. Das ist im weitesten Sinn der IGEL-Markt.

Anfang der neunziger Jahre haben Kassenärzte, deren Praxen unter den Auswirkungen des EBM in eine finanzielle Schieflage geraten waren, nach Wegen gesucht, dem drohenden Ruin zu entkommen. Sie haben ihr Leistungsspektrum außerhalb der bestehenden Gebührenordnung erweitert und diese Leistungen den Patienten gegen Entgelt angeboten. In der damaligen kassenärztlichen Landschaft ein mutiger Schritt, der viele Patienten unvorbereitet traf und das Arzt-Patienten-Verhältnis stark belastete. Die Patienten, über Jahre an eine Rundumversorgung auf Krankenschein gewohnt, waren mit einer neuen Situation konfrontiert, die sie nicht so leicht akzeptieren wollten. Die juristischen Aspekte der Selbstzahlermedizin waren vielen Ärzten nicht geläufig. Verfahrensfehler machten das Verhalten der Ärzte durch die Krankenkassen und die ärztliche Standesvertretung anfechtbar. Trotz all dieser Geburtswehen war ein Einstieg in die Selbstzahlermedizin vollzogen, dessen Fortentwicklung sich nicht mehr aufhalten lässt.

Ein großes Verdienst in diesem Zusammenhang gebührt Rechtsanwalt Hans-Joachim A. Schade aus Wiesbaden, der als juristischer Geburtshelfer der Selbstzahlermedizin bezeichnet werden kann. Darüber hinaus entwickelte er, für einen Juristen nicht eben selbstverständlich, Strategien für ein Angebot auf dem Selbstzahlermarkt, das bis auf den heutigen Tag durch viele Fortbildungsveranstaltungen erweitert wird. Mit zunehmender öffentlicher Diskussion um Praxisbudgets und Punktwertverfall verbesserte sich das Verständnis in Teilen der Bevölkerung für die Notwendigkeit, den ausufernden Zugang zu medizinischen Leistungen zu reglementieren. Diese Erkenntnis musste jedoch in mühseligen Gesprächen von motivierten Ärzten am Patienten immer von Neuem vermittelt werden. Kritische Betrachtungen von Kollegen und Standesvertretern, die noch in den archaischen Strukturen der medizinischen Globalversorgung verhaftet waren, begleiteten die ersten Schritte in den Selbstzahlermarkt. Der Autor dieser Zeilen, der in seiner Praxisgemeinschaft zusammen mit einem Kollegen seit 1995 Selbstzahlerleistungen anbietet, erinnert sich an diese Zeit nicht nur mit freundlichen Pioniergefühlen zurück. Über Geld in der ärztlichen Praxis zu reden, ist bis heute für viele Kollegen mit einem Makel behaftet, der in ihren Augen mit dem ärztlichen Ethos nur schwer zu vereinbaren ist. Diese Ansicht ist sehr ehrenvoll, verhindert aber, dass die Eigenverantwortung der Patienten gestärkt wird. Nur mit dieser Eigenverantwortung kann das soziale Element im Sicherungssystem Gesundheitsversorgung erhalten und gefördert werden. Das gesamte Gesundheitswesen kann ohne Eigenverantwortung der Patienten nur über einen weiteren Punktwertverfall am Leben erhalten werden. Hier ist jedoch, das hat die Integration der Psychotherapie in die kassenärztliche Versorgung ohne Refinanzierungskonzept deutlich gezeigt, das Ende der Fahnenstange erreicht.

Im Jahre 1998 schrieb Lothar Krimmel, damals noch KBV-Vorstandsmitglied, sein Buch „Kostenerstattung und Individuelle Gesundheitsleistungen" und entfachte eine neue Diskussion um den Selbstzahlermarkt. Die Kernaussage lautet: Ohne Einbeziehung der individuellen finanziellen Verantwortung der Versicherten wird eine Rationalisierung von Gesundheitsleistungen unumgänglich. Nur die Abkehr vom Rundumversorgungsanspruch an alles Machbare in der Medizin kann uns davor bewahren, eines Tages unseren Patienten medizinisch notwendige Leistungen verweigern zu müssen. Schon heute melden sich besorgte Stimmen zu Wort, die z. B. im Rahmen der Schmerztherapie in Deutschland eine nicht länger tolerierbare Unterversorgung bei Medikamenten erkannt haben.

Durch das Buch von Lothar Krimmel wurde zumindest dem interessierten Teil der Mediziner sowohl ein Weg aus der persönlichen Praxismisere als auch ein Weg für eine Systemöffnung für mehr Leistungsgerechtigkeit und mehr Wettbewerb aufgezeigt.

Heute, mehr als zwei Jahre nach Erscheinen dieses Buches, ist die Mehrzahl der deutschen Kassenärzte immer noch weit davon entfernt, ihr Verhalten und ihren Praxisstil in die aufgezeigte Richtung zu entwickeln. Aus vielen persönlichen Gesprächen mit Kollegen wird deutlich, dass die vertragsärztliche Tätigkeit viele Ärzte unfähig zu eigenen betriebswirtschaftlichen Entscheidungen gemacht hat. Sie setzen weiterhin auf Lösungen unserer Standesvertreter oder hoffen auf die Einsicht der Politik, mehr Geld in das bestehende System zu bringen. Die Mehrzahl der Kollegen verhält sich systemkonform, obwohl sie täglich den wirtschaftlichen Niedergang ihrer Praxen beobachten muss. Die Teilnahme an der vertragsärztlichen Versorgung mit ihrer globalen Reglementierung verhindert, dass sie ihre Spielräume erkennen und nutzen. Der Budgetdruck und die seit Jahren sinkenden Realeinkommen haben viele Ärzte in der Unzufriedenheit vereint, ohne dass sie über Auswege selbst nachdenken. Dabei verlangt gerade die heutige Zeit nach individuellen Lösungen, um unsere Praxen für die kommenden Jahre mit höchster Kompetenz im gestiegenen Gesundheitsanspruch der Patienten zu verankern. Tun wir das nicht, werden wir erleben, dass sich die Patienten anderen Anbietern, die auf ihre gestiegenen Ansprüche besser eingehen, zuwenden.

Anstatt in der vertragsärztlichen Lethargie zu verharren, müssen wir aktiv auf die Ansprüche des Gesundheitsmarktes reagieren. Neben der vertragsärztlichen Nachfragemedizin, müssen wir attraktive Gesundheitsangebote formulieren. Diese können, losgelöst von der Vertragsarzttrias „notwendig, ausreichend, wirtschaftlich", unser ärztliches Tun auch wieder in den Augen einer bestimmten Patientenschicht attraktiver machen. Auch unsere Tätigkeit wird dadurch befriedigender und bekommt neue fortschrittliche Impulse. Es ist ein schönes Gefühl, den Patienten in vielen Bereichen nicht mit einer Verweigerungshaltung begegnen zu müssen, sondern auch über das notwendige, wirtschaftliche und ausreichende Maß hinaus wünschenswerte, innovative und ärztlich empfehlenswerte Behandlungsformen anbieten zu können. Dieser Bereich fordert unsere Kreativität und führt zurück in den Bereich der ärztlichen Therapiefreiheit, die wir in Teilen unter dem Druck der gedeckelten Finanzierung aufgeben mussten. Wenn wir diesen Weg gehen, können wir uns wieder zu Recht Freiberufler nennen.

Im Deutschen Ärzteblatt 95, Heft 11 vom 13. März 1998, wurde eine Definition von IGEL-Leistungen veröffentlicht, wie sie von der KBV und den Berufsverbänden vorgeschlagen wird. Unter der Überschrift „Mit dem IGEL aus der Grauzone" wird auf die Erfordernis hingewiesen, die ärztlichen Leistungsangebote jenseits der GKV-Zuständigkeit zu ordnen und aus der leistungsrechtlichen Grauzone herauszuholen. Abbildung 1.1 sowie Tab. 1.1 zeigen eine Übersicht mit entsprechenden Beispielen. Der Bereich „individuelle Gesundheitsleistungen" beginnt mit der ärztlichen Empfehlung und wird limitiert durch die ärztliche Vertretbarkeit einer Leistung. Als Nebenkriterium wird auf die Intensität von Patientenwünschen eingegangen.

Eigentlich wären somit die Kriterien für den Einstieg in einen zweiten Gesundheitsmarkt formuliert. Den Kollegen wird angeboten, was sie immer fordern: stabile Rahmenbedingungen und Richtlinien, zumindest für einen Teil des Gesundheitsmarktes. Vor diesem Hintergrund sollte man annehmen, dass in Deutschland ein blühender IGEL-Markt unter Beteiligung der Mehrzahl der Vertragsärzte entstanden ist.

Weit gefehlt. Unter stabilen Rahmenbedingungen wird weiterhin meist ein stabiler Punktwert verstanden, der durch Verhandlungen der Standesvertretung mit den Kassen unter Mitwirkung der Politik erreicht werden soll. Wer weiter diesen bequemen Träumen nachhängt, versäumt den Umstieg vom *Gesundheitswesen* in den *Gesundheitsmarkt*.

Von der KBV und auch von den einzelnen Bezirks-KVen werden keine aktiven Impulse in Richtung Selbstzahlermarkt ausgehen, um das eigene Selbstverständnis nicht zu gefährden. Hier ist also das Engagement jedes einzelnen Vertragsarztes gefragt. Die Antworten auf die Fragen des zweiten Gesundheitsmarktes sind nicht zur reinen Ausführung vorgegeben, sondern müssen für jede Praxis definiert und ausgestaltet werden. Hier können die Praxisinhaber zusammen mit ihren Angestellten neue Formen der freiberuflichen Berufsausübung gestalten. Zielgruppen und entsprechende Angebote müssen definiert werden. Für viele Vertragsärzte ist das eine völlig neue Situation, die sie in ihrer bisherigen Berufsausübung nicht oder nur in Teilaspekten berücksichtigt haben. Vielleicht

Unterscheidung von GKV-Leistungen und individuellen Gesundheitsleistungen		
GKV-Leistungen	z.B. Appendektomie, Knochenmarkpunktion	medizinisch notwendig
individuelle Gesundheitsleistungen	z.B. sportmedizinische Untersuchung, reisemedizinische Beratung	ärztlich empfehlenswert
	z.B. sonographischer Check-up, Entfernung von Tätowierungen	
Außenseiterleistungen	z.B. Ozontherapie, Elektro-Akupunktur	medizinisch machbar

Abb. 1.1 Unterscheidung von GKV-Leistungen und individuellen Gesundheitsleistungen. Aus: Deutsches Ärzteblatt. 1998; 95(11):A-578.

Tabelle 1.1 Inhaltliche Kriterien für die Aufnahme ärztlicher Leistungen in den Katalog der individuellen Gesundheitsleistungen. Aus: Deutsches Ärzteblatt 95, Heft 11, 13. März 1998 A-578

Aufnahmekriterium	Beispiele
Empfehlenswerte ärztliche Maßnahmen außerhalb der GKV-Zuständigkeit	Reisemedizinische Beratung Sportmedizinische Vorsorgeuntersuchung
Sinnvolle Erweiterung des GKV-Leistungsspektrums	Akupunkturbehandlung Umweltmedizinische Maßnahmen
Sinnvolle neue Leistung vor einer Entscheidung des Bundesausschusses	Orthopädische Stoßwellentherapie Mammographie zur Krebsfrüherkennung*
Rechtliche Verpflichtung des Arztes zum Hinweis auf Diagnosemöglichkeiten außerhalb der GKV-Zuständigkeit	Triple-Test auf Morbus Down Tonometrie zur Glaukomfrüherkennung
Souveräne Konsumentenentscheidung über die Inanspruchnahme von Wunschleistungen	Refraktive Hornhautchirurgie Glatzenbehandlung
Klarstellung einer häufigen Wunschleistung als Nicht-GKV-Leistung	Ärztliche Bescheinigungen für private Zwecke Osteodensitometrie zur Früherkennung

*Wurde aus ethischen Erwägungen nicht in den Katalog aufgenommen.

wird deshalb dieser neue Weg nur sehr zögerlich beschritten.

Die Zukunft wird zeigen, ob die Ärzteschaft in der Lage sein wird, im neuen Gesundheitsmarkt die Rolle zu spielen, die ihr von der Ausbildungskompetenz her normalerweise zufallen müsste, oder ob sie wieder in die Verliererrolle gedrängt werden wird wie im bestehenden System. Wenn wir in der Lage sind, unseren Patienten in ihrem individuell formulierten Anspruch auf Gesundheitsleistungen die entsprechenden Angebote zu machen, werden sie immer in erster Linie der ärztlichen Heilkunst den Vorzug vor anderen Anbietern geben. Ich wage die Behauptung, dass die nicht unbeträchtliche Rolle der Heilpraktiker in Deutschland darauf zurückzuführen ist, dass die bestehende Gebührenordnung als Grundlage der vertragsärztlichen Berufsausübung die Individualität unserer Patienten und ihre Wünsche nicht berücksichtigt. Die Aufgabe der Gebührenordnung besteht darin, innerhalb der GKV-Zuständigkeit die Leistungsflüsse nach starren Vorgaben durch die Anbindung an die Bruttolohnsumme zu regeln. Individuelle Gesundheitsbedürfnisse müssen zwangsläufig zur Kollision führen. Diese Kollision findet bisher in unseren Praxen statt und ist für Arzt und Patient von einer Stimmung der Ausweglosigkeit und Frustration geprägt. Die Berufsunzufriedenheit vieler Kollegen ist die direkte Folge.

Mit dem zweiten Gesundheitsmarkt eröffnen sich Möglichkeiten, dem Patienten Auswege aus dem bisherigen limitierten und Wege in ein neues System anzubieten. Da dieses nach marktwirtschaftlichen Gesichtspunkten funktioniert, werden die Patienten mit den finanziellen Konsequenzen ihrer Anspruchshaltung konfrontiert. Ein Teil der Patienten wird sein Anspruchsdenken zurücknehmen, da er vor einer ungewohnten persönlichen Finanzierung dieser Ansprüche zurückschreckt, während der andere Teil das neue Angebot nützen wird. Beide Patientengruppen entlasten das bestehende solidarisch finanzierte Gesundheitswesen. Die einen, indem sie die GKV-Versorgung als ausreichend erkennen und nicht weiter mit individuellen Forderungen überfrachten, die anderen, indem sie ihre persönlichen Ansprüche auch selbst finanzieren. *Die Provokation dieser Verhaltensweisen ist in höchstem Maße sozial und auch mit der ärztlichen Ethik vereinbar. Nur so ist auf Dauer die GKV in Deutschland auf ihrem hohen Niveau zu erhalten.*

Der Arzt, der IGEL-Leistungen anbietet, hat eine ordnungspolitische Funktion im Gesundheitswesen. Abgrenzung des Notwendigen vom Wünschenswerten ist eine gesellschaftliche Aufgabe, die hier den Ärzten aufgetragen wird. Soziale Aufgaben sind nicht, wie häufig von den Politikern dargestellt, eine Frage des guten Willens, sondern eine Frage der Finanzierbarkeit,

d. h. der Leistungskraft eines gesamten Wirtschaftssystems.

Ausblick

Es ist noch ein langer Weg, bis ein ausreichend großer Anteil der niedergelassenen Vertragsärzte in Deutschland zusammen mit den Patienten in ihren Praxen den neuen Gesundheitsmarkt erschließt. Erst wenn eine kritische Größe überschritten ist, wird diese Entwicklung gesellschaftspolitisch relevant und im Gesundheitswesen als ordnende Kraft spürbar. Ordnungskraft insofern, als von Ärzten und Patienten gemeinsam im Konsens eine Abgrenzung und Ausgrenzung von Gesundheitsleistungen aus der GKV vorgenommen wird, die den Fortbestand unseres solidarisch finanzierten Gesundheitswesens sicherstellen. Wenn dann die Politik im Gegenzug eine Positivliste mit den Inhalten der medizinischen Grundversorgung definiert, ist sogar eine weitgehende Beitragsstabilität zu verwirklichen.

Je konsequenter alle Leistungen, die über die Grundversorgung hinausreichen, aus dem GKV-Leistungskatalog ausgenommen werden, umso schneller ist wieder ein stabiler Punktwert zu erreichen. Diese prognostizierte Entwicklung enthält somit auch ein versöhnliches Element für alle Ärzte, die sich nicht hin zum neuen Gesundheitsmarkt entwickeln wollen. *Der Arztberuf ist von der Definition her ein freier Beruf. An dem Scheideweg, an dem das soziale Sicherungssystem gesetzliche Krankenversicherung heute steht, brauchen wir mehr denn je konfliktbereite Ärzte mit Entscheidungs- und Entschlusskraft.*

Literatur

Krimmel L. Kostenerstattung und Individuelle Gesundheitsleistungen. Köln: Deutscher Ärzteverlag, 1998.

1.2 Die Bedeutung der IGEL für die Wirtschaftlichkeit der Arztpraxis

B. Sadler

Vorbemerkung

Bevor auf die Wirtschaftlichkeit der Individuellen Gesundheitsleistungen eingegangen werden kann, sind einige grundsätzliche Betrachtungen zur gesamtwirtschaftlichen Sicht einer Vertragsarztpraxis erforderlich. Hierzu ist die Kenntnis einiger essenzieller Merkmale unserer ärztlichen Berufsausübung wichtig.

In seinem Wesen ist der Arztberuf ein freier Beruf. Somit ist auch die Arztpraxis ein freies Unternehmen. Für die Vertragsarztpraxis ist dies aber nicht zu erkennen.

Ein freies Unternehmen orientiert sich im Gegensatz zur Praxis mit seinem Angebot an der Nachfrage und wirbt in der Öffentlichkeit für seine Ideen oder Produkte. Die Akzeptanz des Angebotes bestimmt den Erfolg am Markt und prägt den Unternehmensstil.

Ein erfolgreich platziertes Angebot, das vom Markt angenommen und nachgefragt wird, trägt zur Verbesserung der wirtschaftlichen Situation des Unternehmens bei.

Im freien Wirtschaftsunternehmen steht das *Angebot* im Mittelpunkt, in der Vertragsarztpraxis die *Nachfrage* nach Gesundheitsleistungen, deren Inhalte in den entsprechenden Aus- und Weiterbildungsverordnungen durch die Ärztekammern vorgegeben sind. Der Zugang zu diesen Gesundheitsleistungen erfolgt ohne Kontrollen (Chipkarte) und die Finanzierung solidarisch im Zusammenschluss der GKV-Versicherten. Der Nachfragende hat ebenso wie der Anbieter keinen direkten Einfluss auf das Angebot. Eine direkte Bezahlung nach Leistungserbringung erfolgt nicht. Es fehlt die Transparenz von Preis- und Leistungsgestaltung.

Dem öffentlichen Gesundheitswesen und somit auch der Vertragsarztpraxis fehlen wesentliche Elemente der Marktwirtschaft. Es ist ein System der Planwirtschaft.

Das Prinzip der Planwirtschaft ist Zuteilung und Verteilung begrenzter Ressourcen nach einem bestimmten oder variablen Verteilungsschlüssel.

Um eine scheinbare Verteilungsgerechtigkeit herzustellen, werden im Gesundheitswesen Schwerpunkte und Wertigkeiten bei der vertragsärztlichen Leistungserbringung gesetzt. Häufig werden die Verteilungsschlüssel durch politische Vorgaben (z. B. Stärkung der hausärztlichen Versorgung) oder durch unterschiedliche Zusammensetzung und Meinungsbildung in den Vertreterversammlungen (z. B. Honorarverteilungsmaßstäbe) bestimmt. Diese im System vorgesehenen Steuerungsmechanismen verursachen Unterschiede in der vertragsärztlichen Honorierung, die oft nicht nachvollziehbar sind.

Sowohl die politischen Vorgaben als auch die Verwaltungsakte der KVs haben in den letzten Jahren durch schnell aufeinander folgende Änderungen dafür gesorgt, dass die Rahmenbedingungen für die Vertragsarztpraxis immer unkalkulierbarer geworden sind.

Voraussagen über die künftige finanzielle Entwicklung einer Praxis sind vor diesem Hintergrund nicht möglich.

Wirtschaftlichkeitsbetrachtung

Jedes Wirtschaftsunternehmen ist in der Lage, mit berechenbaren Eckdaten eine betriebswirtschaftliche Betrachtung sowohl retrospektiv für die Gegenwart als auch prospektiv für die Zukunft anzustellen.

Erfahrungswerte aus dem zurückliegenden Geschäftsgang, in Kombination mit der Auftragslage und der Stellung des Unternehmens am Markt, erlauben Aussagen über die Kostensituation und die Ertragslage. Personal- und Investitionspolitik können somit jederzeit und rechtzeitig den Gegebenheiten angepasst werden. Erfolg oder Misserfolg eines Unternehmens hängen somit weitgehend vom betriebswirtschaftlichen Geschick seiner Führung ab.

Grundsätzlich anders dagegen liegen die Verhältnisse in der Vertragsarztpraxis. Einen berechenbaren Auftragsbestand gibt es ebenso wenig wie vorausschaubare Investitionsberechnungen. Die erbrachten Leistungen werden erst mit einer zeitlichen Verzögerung nach unterschiedlichen Vergütungssystemen erstattet. Erst nachdem die Leistungen in ihrer Gesamtheit feststehen, erfolgt quartalsbezogen die Punktwertberechnung.

Eine kalkulierbare Schlusszahlung in DM erfolgt, abgesehen von Abschlagszahlungen, erst nach Monaten. Änderungen der Gebührenordnungen, Honorarverteilungsmaßstäbe, politische Vorgaben (zuletzt die Einbeziehung der Psychotherapie in die Honorare der Fachärzte) sowie Nachberechnungen der KVen mit Zuschlägen oder Kürzungen vervollständigen die Unkalkulierbarkeit der Einnahmenseite.

Globale Wirtschaftlichkeitsberechnungen oder die Berechnung einzelner Kostenstellen innerhalb einer Arztpraxis sind daher nur mit einer unzumutbaren zeitlichen Verzögerung möglich. Kaum erstellt, sind sie, durch neue Entwicklungen in der Honorarpolitik, oft schon wieder überholt.

Während die Arzthonorare im Rahmen einer finanziellen Mangelverwaltung nach planwirtschaftlichen Kriterien ausbezahlt werden, funktioniert die Ausgabenseite streng nach marktwirtschaftlichen Gesetzen. Die Bezahlung der Mitarbeiter erfolgt meist auf tariflicher Basis mit entsprechender Angleichung an die gesamtwirtschaftliche Lage und die Teuerungsrate. Die Mietpreise werden entsprechend der ortsüblichen Mietspiegel den gewerblichen Mieten angepasst. Unsere Produktionsmittel, d. h. medizinische Geräte, Verbrauchsartikel, Praxis-EDV, Kommunikationseinrichtungen und vieles mehr, müssen von der Praxis zu Marktpreisen erstanden werden.

Die Gegensätze von *unkalkulierbaren planwirtschaftlich gesteuerten Einnahmen* auf der einen und *marktwirtschaftlich kalkulierten Ausgabenanforderungen* auf der anderen Seite prallen in der Arztpraxis in voller Härte aufeinander.

Nicht wenige Praxen scheitern in diesem Konfliktfeld. Die Zahl der Kollegen, die unter Bankaufsicht stehen oder Konkurs angemeldet haben, steigt laufend.

Betriebswirtschaftliche Orientierung war noch nie eine Stärke der Ärzteschaft. Deshalb haben wir auch den schleichenden Prozess der finanziellen Austrocknung unsere Praxen nicht oder erst sehr spät registriert. Die finanzielle Zukunft der Arztpraxis im bestehenden System ist aufgrund fehlender Vorhersehbarkeit und dem Mangel an verlässlichen Rahmenbedingungen gefährdet.

Eine modern ausgestattete Facharztpraxis, die mit hohen Anfangsinvestitionen gegründet wurde und sich mit Nachfolgeinvestitionen und adäquatem Personalbestand bemüht, moderne, patientenorientierte Medizin zu machen, gerät in der gegenwärtigen Situation leicht in finanzielle Turbulenzen. Eine grundlegende Besserung ist hier auch vom neuen EBM nicht zu erwarten.

Ausblick

Einen Systemausstieg können sich die wenigsten von uns vorstellen. Die Mehrzahl der Ärzte liebt ihren Beruf und opfert sich für ihre Patienten auf. Das soll auch in der Zukunft so bleiben können. Hierfür ist jedoch auch eine wirtschaftlich konsolidierte Praxisführung erforderlich.

Diese ist zum Beispiel dadurch zu erreichen, dass neben der finanziell unsicheren vertragsärztlichen Tätigkeit ein zweites, wirtschaftlich orientiertes Standbein geschaffen wird. Dadurch lassen sich die Härten im bestehenden System kompensieren oder zumindest abfedern.

Dieser wirtschaftlich orientierte Teil der Praxisausübung muss folgende Kriterien erfüllen:
1. Patientenorientierung/Marktorientierung,
2. Berechenbarkeit/Steuerbarkeit,
3. Investitionssicherheit.

Kriterium 1 ist die Voraussetzung, die eine Praxis erfüllen muss, während die anderen Kriterien das positive betriebswirtschaftliche Feedback darstellen.
- *Patienten/Marktorientierung:* konkretes Leistungsangebot an den Patienten, das über das GKV-Nachfragespektrum hinausreicht und dort einsetzt, wo die notwendige, ausreichende und wirtschaftliche Behandlung und Diagnostik endet: von der Nachfragepraxis zur Angebotspraxis.
- *Berechen-/Steuerbarkeit:* Durch zeitnahe Rechnungsstellung und Inkasso folgt das Geld der Leistung. Erfolg oder Misserfolg des neuen Praxisteilkonzeptes können im Rahmen eines Controlling schnell analysiert werden. Erforderlich werdende Korrekturen können erkannt und ohne zeitliche Verzögerung umgesetzt werden.
- *Investitionssicherheit:* Investitionen in der Vertragsarztpraxis sind mit hohen Unsicherheitsfaktoren und somit einem hohen Risiko belastet. Nicht nur einmal ist in der Vergangenheit durch Wegfall von Abrechnungsziffern oder Änderung von Zugangskriterien

zur Abrechnungsfähigkeit einer teuren Geräteinvestition die betriebswirtschaftliche Grundlage entzogen worden. Beispielhaft sei hier nur an die Ziffer 5151 sowie an die Ziffer 5300 erinnert.

Im Selbstzahlerbereich ist die Patientenakzeptanz das wichtigste Kriterium für eine Investitionsentscheidung. Honorarpolitische Unwägbarkeiten spielen hier keine Rolle.

Für die gesamtwirtschaftliche Situation einer Vertragsarztpraxis wird der IGEL-Markt in Zukunft eine zunehmende Rolle spielen.

Freiberuflichkeit muss auch unter wirtschaftlichen Gesichtspunkten gesehen werden. Nur durch finanzielle Unabhängigkeit ist sie überhaupt denkbar. Die Freiberuflichkeit besteht zum Beispiel darin, in der Vertragsarztpraxis neben Kassenpatienten auch Privatpatienten zu behandeln. Das Gleiche gilt für die Behandlung von Kassenpatienten sowohl im Rahmen der GKV als auch als Selbstzahler.

Wenn wir Ärzte einen neuen Sinn für die Freiberuflichkeit entdecken und unseren Patienten neue Behandlungsformen anbieten, bleibt das nicht ohne wirtschaftliche Auswirkung auf das Unternehmen Arztpraxis.

Ein vom Patienten im Selbstzahlerbereich akzeptiertes Praxisangebot führt über seine Berechenbarkeit zum wirtschaftlichen Erfolg.

Analysen

Vor dem Einstieg in ein neues Praxis- und Versorgungskonzept sollte eine Bestandsaufnahme erfolgen, die die Chancen und Risiken der betriebswirtschaftlichen Praxisführung im Selbstzahlermarkt analysiert. Nur so kann das Unternehmen Arztpraxis mit kalkulierbarer Aussicht auf Erfolg seine Rolle im neuen Gesundheitsmarkt definieren.

Neben einer betriebswirtschaftlichen Bestandsaufnahme der Praxis, die lediglich die Ausgangssituation aufzeigt, ist zwingend eine in die Zukunft gerichtete *Potenzialanalyse* erforderlich. Diese besteht aus zwei Teilen: der Praxispotenzialanalyse und der Patientenpotenzialanalyse.

■ Praxispotenzialanalyse

Nur wenn die Praxis in ihrer Gesamtheit in der Lage ist, sich den Herausforderungen des neuen Gesundheitsmarktes zu stellen, besteht langfristig Aussicht auf Erfolg.

Arzt. Bestehen Neigungen, Liebhabereien und Vorlieben des Praxisinhabers mit entsprechendem Fortbildungshintergrund, die bislang keine vertragsärztliche Umsetzung gefunden haben (z. B. Akupunktur, Naturheilverfahren, Osteopathie, Anti-Aging etc.)?

Für den Teil der Kollegen, die sich im engen Korsett der vertragsärztlichen Verweigerungshaltung unwohl gefühlt haben, tun sich bei genauer Analyse ihrer schwierigen wirtschaftlichen Situation in der vertragsärztlichen Versorgung und ihres Potenzials auf dem neuen Gesundheitsmarkt befreiende Wege auf. Die freie Berufsausübung ist in Teilaspekten wieder realisierbar.

Personal. Ist die Mehrheit der Angestellten in der Lage und willens, ein neues Versorgungskonzept mitzutragen und als Dienstleistung am Patienten zu erbringen? Häufig sind hier innere Widerstände gegen neue, nicht gelernte Aspekte der Berufsausübung vorhanden.

Eine ausführliche Information und Schulung sind vor der Einführung des neuen Konzeptes erforderlich, sonst ist ein Scheitern im Praxisalltag vorprogrammiert.

Ausstattung. Kann mit der vorhandenen apparativen und räumlichen Ausstattung (Praxisambiente) das entsprechende Selbstzahlerklientel angesprochen werden oder sind hier Investitionen erforderlich?

Zeitmanagement. Hat die Praxis freie Zeitvalenzen für ein neues Versorgungsangebot oder müssen diese durch Reorganisation erst geschaffen werden?

Das Zeitmanagement am Patienten, d. h. die exakte Einhaltung von Terminen, ist eine wichtige Vorgabe, über deren Stellenwert im neuen Gesundheitsmarkt sich jeder im Klaren sein muss (Behandlungskomfort).

Patientenpotenzialanalyse

Die Patientenpotenzialanalyse ist das Kernstück der analytischen Vorbereitung auf den neuen Gesundheitsmarkt. Von ihrer sorgfältigen Durchführung hängt der künftige Erfolg oder Misserfolg einer Praxis ab. Anhand eines individuellen Screenings wird das Gesundheitsbewusstsein und die Bereitschaft zur Selbstzahlung für individuelle Gesundheitsleistungen eruiert.

Je nach Praxisstruktur und -angebot werden die Screening-Parameter variieren. Hier seien nur beispielhaft einige genannt:
- Forderung nach Wunschleistungen,
- Nachfrage nach unkonventionellen Behandlungsmethoden,
- Maximalversorgungsansprüche,
- soziologische Zusammensetzung,
- Altersquerschnitt.

Das vorhandene Patientenklientel wird anhand der Patientenkartei oder der EDV analysiert und bestimmten *Kategorien* zugeordnet. Zuvor wird eine Unterscheidung zwischen Stamm- und Gelegenheitspatienten getroffen. In die Analyse sollten zunächst nur Stammpatienten einbezogen werden.
- *Kategorie I:* Patienten mit durchschnittlichem Gesundheitsbewusstsein, die mit dem GKV-Leistungsangebot notwendiger und ausreichender Versorgung unter den vom Vertragsarzt geforderten Kriterien der Wirtschaftlichkeit in der Vergangenheit zufrieden waren.
- *Kategorie II:* Patienten mit überdurchschnittlichem Gesundheitsbewusstsein und hohem Anspruchsniveau, die von der Indikation für individuelle Gesundheitsleistungen auch als Selbstzahler infrage kommen.
- *Kategorie III:* Patienten, die in der Vergangenheit versucht haben, mit überdurchschnittlichem Anspruchsdenken Leistungen innerhalb der GKV zu erlangen, die über das notwendige, ausreichende und wirtschaftliche Maß hinausgehen, aber nicht bereit sind, diese Ansprüche individuell zu finanzieren.

Patienten der *Kategorie I* bleiben bei der Potenzialanalyse unberücksichtigt. Auf dem Zeitstrahl werden nur wenige dieser Patienten durch spezielle Lebenserfahrungen oder Lebensumstände ihre Einstellung zu ihrer Gesundheit ändern.

In *Kategorie II* steckt das vorhersehbare Potenzial für die Selbstzahlerpraxis, das durch ein entsprechendes Leistungsangebot erschlossen werden kann.

Patienten der *Kategorie III* sind prospektiv sehr schwierig zu beurteilen. Sie sollten zu einer ersten Potenzialanalyse, von der eine verlässliche Risikoabschätzung erwartet wird, nicht herangezogen werden. Als Selbstzahler treten sie erst auf, wenn in allen Praxen die Vertragsarztkriterien der ausreichenden, notwendigen und wirtschaftlichen Behandlungsweise durchgesetzt werden.

Mit der Praxis- und Patientenpotenzialanalyse ist eine Aussage zu den individuellen Chancen einer Praxis im neuen Gesundheitsmarkt möglich.

In einer schon mehr als 3 Jahre alten Emnid-Umfrage haben knapp 85% der Bevölkerung ein Informationsbedürfnis für individuelle Gesundheitsleistungen geäußert. Annähernd 77% der Bevölkerung sind nach der selben Umfrage bereit, für individuelle Gesundheitsleistungen auch privat zu bezahlen.

In diesen Zahlen steckt das Gesamtpotenzial des neuen Gesundheitsmarktes.

Wer den Weg in den neuen Gesundheitsmarkt beschreitet und dies nach einer vernünftigen Analyse seiner Praxis mit einem entsprechenden Angebot tut, wird auch wirtschaftlich davon profitieren.

Die Ausrichtung einer Praxis auf den Selbstzahlermarkt darf nicht kurzfristig zur wirtschaftlichen Kompensation der vertragsärztlichen Honorarmisere erfolgen. Wer hier den schnellen kostenneutralen Erfolg sucht, wird wirtschaftlichen Schiffbruch erleiden und das Vertrauen seiner Patienten verspielen.

Neue patientenorientierte, marktwirtschaftliche Strukturen müssen wachsen. Eigene Erfahrungswerte sind erforderlich, um eine Entscheidung für neue Wege der Berufsausübung zu treffen. Für viele von uns sind die neuen Freiheiten ungewohnt und gewöhnungsbedürftig. Es sind die Freiheiten eines freien Berufes.

Ertragsvorschau

Je nach Angebotsstruktur der Praxis können mit dem IGEL-Konzept zwischen 10–30% der Patienten angesprochen werden. Ein Umsatzvolumen von 20–50% des Kassenumsatzes ist erreichbar.

Die Erträge dagegen müssen für jede einzelne Praxis auf dem Hintergrund ihrer individuellen Kostenstruktur berechnet werden.

In die Ertragsberechnung aus Selbstzahlerleistungen fließen somit sehr viele Komponenten ein. Dennoch ist hier eine Gewinnvoraussage bei entsprechender betriebswirtschaftlicher Analyse möglich. Alle Komponenten sind nämlich kalkulatorisch zu berechnen. Die planwirtschaftliche Steuerung mit Budget, Honorarverteilungsmaßstab und Punktwertverfall, wie wir sie aus der vertragsärztlichen Tätigkeit kennen, greift in dem bilateralen Vertragsverhältnis zwischen Selbstzahlerpatient und Arzt nicht.

Investitionen in Technik und Fortbildung können mit einer verlässlichen Vorausberechnung getätigt werden, weil in diesem Bereich das vertragsärztliche Honorarroulett keine Rolle spielt.

Die GOÄ als Grundlage der Abrechnung im Selbstzahlerbereich ist mit ihren festgelegten DM-Beträgen eine verlässlichere Grundlage für Ertragsberechnungen als der EBM mit seinen floatenden Punktwerten. Die zeitnahe Rechnungsstellung oder das Inkasso mit elektronischen Abrechnungssystemen sind weitere Vorteile für die Liquidität des Unternehmens Arztpraxis.

Investitionen

Spitzenumsätze im neuen Gesundheitsmarkt sind nur mit Spitzeninvestitionen zu erreichen. Diese Investitionen müssen gleichermaßen im technischen Bereich als auch im persönlichen Bereich getätigt werden. Praxen, die im IGEL-Bereich ihre überwiegenden Umsätze erzielen wollen, sind im Bereich der *apparativen Ausstattung* und im Bereich der *Fortbildung von Arzt und Personal* mit einem hohen Anspruch konfrontiert.

Auf der einen Seite erfolgt ein zusätzlicher Honorarzufluss, der im Gegensatz zu den KV-Einnahmen zeitnah der Leistung folgt. Andererseits erfordert die Erbringung von IGEL-Leistungen nicht selten erst die Schaffung apparativer personeller und *räumlicher Voraussetzungen*, die mit Investitionen an Geld und Zeit erst geschaffen werden müssen.

Für Praxen, die ohne große Investitionsvorlage, d. h. ohne finanzielles Risiko, den Selbstzahlermarkt testen wollen, empfiehlt sich der Einstieg über medikamentöse Therapien. In diesem Buch werden beispielhaft zwei Möglichkeiten angeführt. Nach Abschluss einer Therapieserie erfolgt die Rechnungsstellung und die Honorierung durch den Patienten. Hier ist das Prinzip: „Geld soll der Leistung folgen" verwirklicht. Ein wirtschaftlicher Erfolg oder Misserfolg lässt sich für jede Praxis sehr schnell erkennen.

Zeigt sich für eine Praxis die Tragfähigkeit des Konzeptes, ist der weitere Ausbau zur Angebotspraxis mit den erforderlichen Investitionen eine rein marktwirtschaftliche Überlegung. Diese folgt anderen Gesetzmäßigkeiten als die Führung einer reinen Vertragsarztpraxis.

In den Kapiteln dieses Buches, in dem einzelne IGEL-Leistungen besprochen werden, wird auf diese Investitionen und die zu erfüllenden Praxisvoraussetzungen gesondert abgehoben.

Wichtig für einen dauerhaften wirtschaftlichen Erfolg auf dem Selbstzahlermarkt ist neben dem Behandlungsangebot auch der *Behandlungsstil*. Die neue Patientenklientel darf zu Recht einen besonderen Behandlungskomfort erwarten, wenn man bedenkt, dass sie bereit ist, neben den Pflichtbeiträgen für die gesetzlichen Krankenkassen für ihre individuellen Gesundheitsansprüche selbst zu bezahlen. Dies stellt für die Praxisorganisation eine neue Herausforderung dar. Insbesondere im Bereich des Zeitmanagements müssen hohe Qualitätsstandards eingeführt werden.

Individuelle Gesundheitsleistungen heißen nicht nur deshalb so, weil sie individuellen Gesundheitswünschen entsprechen, sondern sie sollten auch individuell erbracht werden. Ebenso wie die Gesundheitsnachfragen der Selbstzahlerpatienten das notwendige, ausreichende und wirtschaftliche Maß übersteigen, sollte auch der Behandlungsstil und -komfort, den die Praxis anbietet, über diese Kriterien der medizinischen Grundversorgung hinausreichen.

Die Voraussetzungen für diesen individuellen Behandlungsstil sind mit zeitlichem und personellem Aufwand verbunden. *Zeit und Personal* kosten Geld. Insofern findet der neue Praxisstil seinen Niederschlag auch auf der Ausgabenseite.

Zusammenfassung

Grundsätzlich unterscheidet sich die Leistungserbringung im Selbstzahlermarkt von der vertragsärztlichen Tätigkeit durch ein Hauptmerkmal: *echte freiberufliche Tätigkeit mit plan- und berechenbarem wirtschaftlichem Ergebnis.*

An der Bandbreite der angegebenen möglichen Umsatz- und Ertragszahlen lässt sich ablesen, dass auf diesem Gesundheitsmarkt die Nivellierung, wie wir sie aus unserer vertragsärztlichen Tätigkeit kennen, nicht stattfindet. Wir befinden uns auf dem betriebswirtschaftlich strukturierten Gesundheitsmarkt und nicht mehr in der planwirtschaftlichen Mangelverwaltung des öffentlichen Gesundheitswesens.

1.3 IGEL und Recht

J. Messner

Gerade weil die gesetzlichen Krankenkassen das Konzept der individuellen Gesundheitsleistungen weitgehend ablehnen, müssen niedergelassene Fachärzte für Orthopädie mit vertragsärztlicher Zulassung auf eine saubere Abgrenzung von vertragsärztlichen Leistungen einerseits und privatärztlichen Leistungen bei Kassenpatienten andererseits achten. Der Umfang der Leistungspflicht der vertragsärztlichen Versorgung ist im Sozialgesetzbuch geregelt (§ 12 SGB V). Danach müssen die Leistungen ausreichend, zweckmäßig und wirtschaftlich sein und dürfen das Maß des Notwendigen nicht überschreiten, wobei der Leistungsumfang der vertragsärztlichen Versorgung (§ 72 Abs. 2 SGB V) im Rahmen der gesetzlichen Vorschriften und Richtlinien der Bundesausschüsse durch schriftliche Verträge der Kassenärztlichen Vereinigung mit den Verbänden der Krankenkassen geregelt wird. Zu diesem vertragsärztlich geregelten Leistungsumfang gehören nicht die individuellen Gesundheitsleistungen, da diese nach der Definition durch die Kassenärztliche Bundesvereinigung solche Leistungen sind, die nicht zum Leistungsumfang der gesetzlichen Krankenversicherung gehören und die von Patienten nachgefragt und ärztlich empfehlenswert bzw. ärztlich vertretbar sind.

Anhaltspunkte für solche Leistungen sind sehr ausführlich bei Lothar Krimmel, „Kostenerstattungen – Individuelle Gesundheitsleistungen", aufgeführt. Der Vorteil dieser IGEL-Liste ist, dass sich ein niedergelassener Orthopäde relativ rasch einen Überblick über Leistungen verschaffen kann, die auch vertragsärztlich versicherte Patienten selbst, also Privatpatienten, bezahlen müssen.

Dementsprechend muss ein niedergelassener Orthopäde auch bei der Durchführung individueller Gesundheitsleistungen bei vertragsärztlich versicherten Patienten einige Regularien beachten, damit er sich im Rahmen einer rechtlich zulässigen Privatbehandlung bei Kassenpatienten bewegt. Es empfiehlt sich, wie bei jeder privatärztlichen Behandlung, der Abschluss eines schriftlichen Behandlungsvertrages zwischen Arzt und Patient. Wichtig ist, dass eine schriftliche Vereinbarung der Inanspruchnahme individueller Gesundheitsleistungen durch vertragsärztlich versicherte Patienten sowohl vom behandelnden Arzt als auch vom Patienten unterschrieben wird (Abb. 1.**2**).

Weitere Erklärungen dürfen in einer solchen Vereinbarung nicht enthalten sein. Der niedergelassene Orthopäde muss dem Patienten einen Abdruck der Vereinbarung aushändigen.

Gerade bei der Abrechnung der IGEL-Leistungen ist darauf hinzuweisen, dass pauschale Honorarvereinbarungen über eine bestimmte Summe verboten sind. Darüber hinaus sind insbesondere auch die Vereinbarungen über eine abweichende Punktzahl bzw. über einen abweichenden Punktwert unzulässig.

Erlaubt ist die Vereinbarung eines höheren Multiplikators, wenn vor Erbringung der ärztlichen Leistung schriftlich Folgendes zusätzlich vereinbart wurde:
- Nummer und Bezeichnung jeder einzelnen Leistung,
- Steigerungssatz für jede eigene Leistung,
- vereinbarter Betrag,
- Feststellung, dass die Erstattung durch Erstattungsstellen möglicherweise nicht in vollem Umfang gewährleistet ist.

Verboten sind:
- Pauschale Honorarvereinbarungen über eine bestimmte Summe,
- Abdingung für alle Leistungen der Abschnitte A (Gebühren in besonderen Fällen), E (physikalisch medizinische Leistungen), M (Labor) und O (Radiologie),
- Honorarvereinbarungen bei Notfällen und akuter Schmerzbehandlung,
- Honorarvereinbarungen bei einem nicht rechtswidrigen Schwangerschaftsabbruch,
- Honorarvereinbarungen über eine abweichende Punktzahl oder Punktwert.

Erlaubt sind:
- Vereinbarung eines höheren Multiplikators, wenn vor Erbringung der ärztlichen Leistung mit dem Patienten *schriftlich* Folgendes vereinbart ist:

Abb. 1.2 Mustervereinbarung

Mustervereinbarung über gewünschte Privatbehandlung bei gesetzlich krankenversicherten Personen

Name des Versicherten: _____

Geburtsdatum: _____

wohnhaft: _____

versichert in der gesetzl. Krankenkasse: _____

Ich wünsche die Erbringung der unten aufgeführten Leistung insgesamt als Privatpatient. Es handelt sich um vertragsärztlich medizinisch nicht notwendige Leistungen, die in meinem Fall nicht von der gesetzlichen Krankenversicherung umfasst sind. Dennoch möchte ich die Leistungen in Anspruch nehmen, weil ich sie für sinnvoll halte.

Ich bin darauf hingewiesen worden, dass ich die mit dieser Behandlung entstehenden Kosten nach der amtlichen Gebührenverordnung für Ärzte (GOÄ) selbst tragen muss und eine Erstattung seitens meiner gesetzlichen Krankenversicherung ganz oder teilweise nicht erfolgen kann.

Ich bin mit der Abrechnung dieser Leistungen über die privatärztliche Verrechnungsstelle ausdrücklich einverstanden.

Leistungen nach GOÄ:

_____, den _____

_____

Unterschrift des Versicherten bzw. bei Minderjährigen des/der Erziehungsberechtigten bzw. des Betreuers im Sinne des Betreuungsgesetzes

Stempel/Unterschrift Arzt

- Nummer und Bezeichnung jeder einzelnen Leistung,
- Steigerungssatz für jede einzelne Leistung,
- vereinbarter Betrag,
- Feststellung, dass die Erstattung durch Erstattungsstellen ggf. nicht in vollem Umfang gewährleistet ist.

Weitere Erklärungen dürfen in der Honorarvereinbarung nicht enthalten sein! Der Arzt muss dem Zahlungspflichtigen einen Abdruck der Vereinbarung aushändigen.

Wichtig ist, dass in dieser Vereinbarung die gewünschten privatärztlichen Leistungen eindeutig definiert werden, um nachträgliche Schwierigkeiten bei der eigentlichen Honorarabrechnung nach GOÄ zu vermeiden. Wird die privatärztliche Behandlung durchgeführt, so muss der niedergelassene Orthopäde alle Bestimmungen der GOÄ beachten und sich insbesondere auch im Gebührenrahmen (§ 5 GOÄ) bewegen. In der Regel empfiehlt es sich, bei der Festlegung der Höhe der ärztlichen Vergütung darauf Rücksicht zu nehmen, dass die Patienten auch gesetzlich krankenversichert sind und ärztliche Privatleistungen zu sozial verträglichen Honoraren abzurechnen. Dies bedeutet jedoch nicht, dass alle Privatleistungen zum einfachen

Abb. 1.3 Honorarvereinbarung

> **Honorarvereinbarung
> über die Anwendung von Gebührensätzen
> abweichend von § 5 GOÄ**
>
> zwischen
>
> | Patient: (Name, Anschrift) | |
> |---|---|
> | Arztpraxis: (Name, Anschrift) | |
>
> | GOÄ-Nr. | Bezeichnung der Leistung | Steigerungsfaktor | Betrag |
> |---|---|---|---|
> | | | | |
>
> **Hinweis:** Die Erstattung der vereinbarten Leistungen durch private Krankenversicherungen, Beihilfestellen oder sonstige Erstattungsstellen ist möglicherweise nicht in vollem Umfang gewährleistet!
>
> _____, den _____
>
> _____   _____
> Unterschrift des Patienten, des/der   Stempel/Unterschrift Arzt
> Erziehungsberechtigten, Betreuer

GOÄ-Satz abgerechnet werden müssen. Es wird auch Leistungsangebote geben, bei denen unter Berücksichtigung der Schwierigkeit der ärztlichen Leistung, Zeitaufwand usw., insoweit von dem Gebührenrahmen des § 5 GOÄ abweichende Vereinbarungen getroffen werden.

Soll von den Regelgebührensätzen des § 5 GOÄ abgewichen werden, so empfiehlt sich, eine Honorarvereinbarung zwischen Arzt und Patient abzuschließen (Abb. 1.3).

Zusätzlich ist darauf hinzuweisen, dass der von der KBV aufgestellte IGEL-Katalog bzw. die IGEL-Liste, die auch fachgruppenspezifische Zuordnungen enthält, nicht in dem Sinne für alle Fachgruppen verbindlich ist, sondern jeder Orthopäde für seine Praxis einen individuellen Katalog der in der Praxis erbrachten Gesundheitsleistungen anbieten kann.

Diese Freiheit wird jedoch gerade bei Fachärzten dadurch beschränkt, dass sie nur solche Leistungen erbringen und abrechnen dürfen, die nicht „fachfremd" sind.

Gebietsärzte, also Fachärzte, müssen sich an ihr Fachgebiet halten. Fachfremde Leistungen dürfen von ihnen nicht erbracht und abgerechnet werden. Die jeweiligen Facharztordnungen der Ärztekammern enthalten solche Verbote. Eine starre Grenze kann aber zwischen den einzelnen Fachgebieten nicht gezogen werden; vielmehr verlangt die Praxis eine gewisse Toleranzbreite, die auch rechtlich unbedenklich ist. Fortdauernde ärztliche Tätigkeit außerhalb der Grenzen des Fachgebiets ist jedoch unzulässig.

Im Zusammenhang mit IGEL-Leistungen ist auf eine Stellungnahme von KV und Ärztekammer Nordrhein zur Erbringung und Abrechnung von privatärztlichen Leistungen bei gesetzlich Krankenversicherten (Rheinisches Ärzteblatt 2/2000) hinzuweisen, die zum Thema Öffentlichkeitsarbeit, Werbung und Abrechnung der IGEL-Leistungen Stellung nimmt.

Existieren diagnostische oder therapeutische Möglichkeiten, die für die Patientenbehandlung von Vorteil sind, aber nicht zum Bestandteil des GKV-Leistungskatalogs zählen, so kann der Vertragsarzt hierüber seine Patienten in der Praxis informieren. Der Patient erwartet vom Arzt eine präzise Aufklärung über den Nutzen und die Kosten dieser Leistung. Er ist darauf hinzuweisen, dass die Krankenkasse diese Leistung nicht erstattet.

Der Patient muss aufgeklärt frei entscheiden. Die Information über die Möglichkeit zusätzlicher sinnvoller diagnostischer oder therapeutischer Leistungen ist so zu geben, dass der Patient zu einer freien Entscheidung gelangt. Dies setzt voraus, dass jede Form der unwahren, irreführenden, unvollständigen, anpreisenden oder täuschenden Information unterbleibt.

Die Information muss in Form und Zeitpunkt so erfolgen, dass der Patient jederzeit vom Angebot Abstand nehmen kann. Die Nichtinanspruchnahme darf keine Folgen für das Behandlungsverhältnis haben.

Auszug Stellungnahme KV Nordrhein, Ärztekammer Nordrhein (Hinweise, beschlossen auf den Sitzungen 01.12.99, 08.12.99):

Es ist Ärzten und Ärztinnen gestattet, ihre Patientinnen und Patienten mit sachlichen Informationen auch unaufgefordert zu versorgen, wenn dies in zurückhaltender und unaufdringlicher Weise erfolgt (Informationsblatt) und erkennbar wird, dass der allgemeinen Information eine spezielle und individuelle Beratung nachfolgen muss.

Dieses Recht stützt sich auf die Berufsordnung. Sachliche Informationen medizinischen Inhalts in Praxisinformationsschriften sind gestattet, wenn sie bestimmte medizinische Vorgänge beschreiben, die in der Praxis des Arztes zur Vorbereitung des Patienten auf die spezielle Untersuchungs- oder Behandlungsmaßnahme für zweckmäßig erachtet werden oder aber Hinweise auf einzelne, besondere Untersuchungs- und Behandlungsverfahren des Arztes im Rahmen seines Fachgebiets gegeben werden, die nicht den Kern der Weiterbildung ausmachen.

Die allgemeine und individuelle Information über die Notwendigkeit einer ärztlichen Leistung muss vollständig und richtig sein. Jede unsachliche Beeinflussung hat zu unterbleiben. Patienten sind geneigt, aus Unwissenheit, Angst, Leichtgläubigkeit, oder verzweifelter Hoffnung Aussagen zu medizinischen Methoden, Verfahren, Einsatz besonderer medizinischer Geräte zur Qualifikation oder Qualität nicht auf ihren Wahrheitsgehalt hin zu überprüfen. Sie sollen daher darauf vertrauen dürfen, dass Ärzte sich nicht von Gewinnstreben leiten lassen, sondern sich in den Dienst ihrer Aufgabe stellen.

Patienten sind über die Kosten solcher Leistungen vollständig aufzuklären. Verträge sind auf Grundlage der GOÄ zu schließen. Den Patienten ist Gelegenheit zur Einsichtnahme in die GOÄ zu gewähren.

Unzulässig ist es, Patienten dahingehend zu beeinflussen, dass sie sich in einer vom Arzt bestimmten Weise verhalten, insbesondere bei Ausnutzung einer Notlage, Zeitdruck oder dem Angebot zusätzlicher Leistungen während der Ausführung von Untersuchungs- und Behandlungsleistungen.

Berufswidrig ist das Verhalten, wenn die gegebenen mündlichen oder schriftlichen Informationen insbesondere unsachlich, unwahr, unwürdig, unseriös, vergleichend, täuschend oder zur Täuschung geeignet, anpreisend primär auf einen Werbeeffekt abzielend sind.

Bei Beachtung der vorstehend genannten Grundsätze sollte ein niedergelassener Arzt bei der Durchführung von Selbstzahlerleistungen keine rechtlichen Probleme haben.

Literatur

Krimmel L. Kostenerstattung und Individuelle Gesundheitsleistungen. Köln: Deutscher Ärzteverlag, 1998.

Nützliche Adressen

www.igelarzt.de (Download von Mustervereinbarungen u. v. m.)

1.4 Lösungen zum Problem des Zahlungsverkehrs bei Selbstzahlerleistungen

P. Leithoff

Individuelle Gesundheitsleistungen sind per definitionem ärztliche Heilkundeleistungen, die nicht von der gesetzlichen Krankenversicherung, sondern vom Patienten selbst bezahlt werden. IGEL sind also zunächst immer Selbstzahlerleistungen. Das Besondere bei Selbstzahlerleistungen ist, dass der Kassenpatient, der normalerweise von den wirklichen Kosten seiner Gesundheitsleistungen keine Kenntnis hat, nun erstmalig mit Arztrechnungen zu tun hat. Das ist zunächst ungewohnt, sowohl für den Patienten als auch für den Arzt und sein Personal. Denn bei den „echten" Privatpatienten kann man noch davon ausgehen, dass die Kosten letztendlich von deren privater Krankenversicherung übernommen werden, also keine echten Selbstzahlerleistungen darstellen. Hier aber kauft der Kassenpatient eine nicht notwendige/ausreichende/wirtschaftliche Wunschleistung und muss diese irgendwann selbst bezahlen.

Je normaler und entkrampfter dieser Geldverkehr abgewickelt wird, desto eher besteht die Aussicht, dass der IGEL-Bereich ein Teil des normalen Praxisbetriebs wird, und zwar im Sinne eines wachsenden Sektors. Das Detail Rechnungserstellung und Wege der Bezahlung ist daher nicht zu unterschätzen.

Da die Selbstzahlerleistungen der Kassenpatienten nach der GOÄ abgerechnet werden, ist es nahe liegend, die Verwaltung und den Zahlungsverkehr genau wie bei den privat versicherten Patienten zu organisieren – nahe liegend, aber nicht optimal. Sie führen beispielsweise eine außervertragsärztliche Vorsorgeuntersuchung oder sportärztliche Beratung als IGEL durch, wofür der Patient später, nehmen wir an, DM 27,80 einmalig bezahlen soll. Die beiden häufigsten Abwicklungen sehen so aus:
- Man lässt die für diesen Kassenpatienten parallel angelegte Privatkarteikarte wie alle anderen „echten" Privatkarteikarten in der Abrechnung abwickeln und schickt vier bis sechs Wochen später entweder
  - selbst eine Rechnung zum Patienten oder
  - beauftragt hierfür eine privatärztliche Verrechnungsstelle.

Oder
- Man lässt den Patienten den Betrag DM 27,80 bar an der Rezeption bezahlen, die Helferinnen stellen eine handgeschriebene Quittung aus und deponieren das Geld in der Barkasse (häufig identisch mit der Kaffeekasse). Insgeheim hofft die Rezeptionistin, dass diesmal auch Wechselgeld vorhanden ist.

Während im letzteren Fall eine offensichtlich improvisatorische und somit unprofessionelle und für den IGEL-Ausbau ungünstige Handhabung deutlich wird, ist im ersteren Fall die Verwaltung unnötig aufwändig und teuer (ein Brief muss zugestellt werden; evtl. wird eine externe Verrechnungsstelle mit Kostenaufwand beauftragt; der Patient wird gezwungen, wegen eines Kleinstbetrags zur Bank zu gehen).

Günstiger wäre folgendes Szenario: Das Personal fragt den Patienten, z. B. im Zusammenhang mit der gemeinsamen, schriftlichen IGEL-Vereinbarung, wie er bezahlen möchte (alternativ wird die Frage in dem IGEL-Fragebogen gestellt): bar, mit EC/Kreditkarte an der Rezeption oder gegen per Post zugestellte Rechnung. Eventuell sagt man dem Patienten auch, dass er den Betrag beim nächsten Arztbesuch begleichen kann.

Es sei nochmals betont: Man wird nur dann einen umfangreichen IGEL-Bereich bekommen, wenn man für Normalität und Komfort bei der Abrechnung und beim Zahlungsverkehr sorgt. Das beinhaltet das Anbieten von verschiedenen Bezahlungsmöglichkeiten als zeitgemäßem Kundenservice.

Die Art der Rechnungsstellung und des Zahlungsverkehrs muss den Besonderheiten der jeweiligen Dienstleistungen angepasst sein. Das bedeutet:
- Bei einmaligen, niedrigpreisigen Dienstleistungen, etwa Vorsorgeuntersuchungen oder Reiseimpfungen, ist eine sofortige Rechnungsstellung mit Bar- oder Kreditkartenzahlung an der Rezeption Mittel der ersten Wahl. Der Rechnungsbogen muss dann mit Stempel „Betrag dankend erhalten" o. Ä. versehen oder, noch besser, gleich mit dem Zahlungs-

vermerk ausgedruckt werden.[1] Der Vorgang muss mühelos ablaufen können. Wenn andere an der Rezeption wartende Patienten den Zahlungsverkehr wahrnehmen, hat man zugleich ein Stückchen IGEL-Marketing betrieben: Es wird anderen Patienten deutlich, dass in dieser Praxis neben der Kassenmedizin auch eine professionelle IGEL-Medizin angeboten wird.

- Bei einer Serie von IGEL-Behandlungen dürften viele Patienten lieber monatsweise oder erst nach Abschluss der Gesamtbehandlung bezahlen wollen. Man sollte entsprechende Bezahlungsmöglichkeiten anbieten. Zu bedenken ist aber, dass auch in diesem Fall einige Patienten bevorzugen, sofort oder beim nächsten Arztbesuch jede einzelne Behandlung zu bezahlen.

Natürlich kann man nicht nur auf die vielfältigen Wünsche nach unterschiedlichen Bezahlungsmöglichkeiten der Patienten Rücksicht nehmen. Es müssen selbstverständlich auch die eigenen personellen, verwaltungstechnischen und liquiditätsbezogenen Begrenzungen berücksichtigt werden. Das Thema ist ernst zu nehmen und man muss ein wenig experimentieren, bis sowohl der Arzt als auch die Patienten zufrieden sind. Letzteres erfährt man häufig nur durch Fragebogenaktionen (oder durch das Ausbleiben des erwarteten IGEL-Umsatzes …).

---

[1] Ein Anruf bei den größten Praxissoftwareanbietern hat gezeigt, dass die Option, Bezahlungsvermerke und Quittungen zu drucken, noch nicht bei allen Abrechnungssystemen möglich ist. Bei den Softwaresystemen von Medistar können auf Wunsch Quittungen mit frei zu wählenden Texten programmiert und ausgedruckt werden (z. B. auf dem Privatrezept). Die Rechnungen können auch mit Bezahlungsvermerk sofort ausgedruckt werden. Dagegen sind bei manchen anderen Anbietern derartige Optionen nicht vorhanden, sodass die Rechnungen nur gestempelt oder handschriftlich vermerkt werden können.

2 Selbstzahlerleistungen im orthopädischen Bereich

2.1 Akupunktur ☯

M. Stohrer

Der Mensch
hat dreierlei Wege
klug zu handeln:
Erstens durch Nachdenken,
das ist der edelste.
Zweitens durch Nachahmung,
das ist der leichteste.
Drittens durch Erfahrung,
das ist der bitterste.
(Konfuzius)

Akupunktur und Schulmedizin

In China, dem Ursprungsland der Akupunktur, besteht heute zwischen der Traditionellen Chinesischen Medizin (TCM) und der westlichen Medizin (Schulmedizin) eine staatlich gesicherte Koexistenz; beide Medizinsysteme werden komplementär genutzt.

Zur Auswahl des jeweiligen Systems gilt die Faustregel: westliche Medizin bei organischen und akuten Störungen („Reparaturmedizin"), traditionelle chinesische Medizin bei funktionellen und chronischen Störungen („Regulationsmedizin").

In vielen westlichen Ländern vollzieht sich ein ähnlicher Trend (offizielle Anerkennung einiger Akupunkturindikationen, u. a. Rückenschmerzen, durch FDA und NIH in den USA 1997), der sich auch zunehmend in Deutschland manifestiert: So bieten derzeit ca. 35 000 Ärzte (entsprechend ca. 10 % der deutschen Ärzte, Tendenz steigend) Akupunkturleistungen an; die Krankenkassen erstatten dafür ca. 600 Millionen Mark jährlich.

Am Beispiel der teuersten Zivilisationskrankheit Rückenleiden zeigt sich, wie erforderlich eine Alternative zur Schulmedizin ist: Trotz intensiver Diagnostik wird bei ca. 80 % der Patienten mit Rückenschmerzen keine spezifische Ursache gefunden.

Eine nach TCM-Kriterien durchgeführte Akupunktur bietet als Ganzheitslehre (eine TCM-Diagnose, das so genannte „Disharmoniemuster", beschreibt die gesamte holistische Gestalt des Patienten und umfasst das komplette Bild,

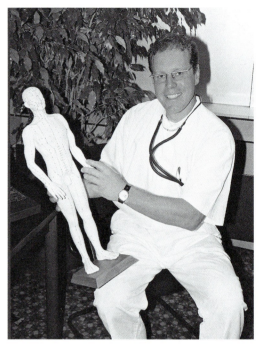

Abb. 2.1 Akupunkturpunkte am menschlichen Modell

das ein Patient bietet) eine hilfreiche Ergänzung zur Schulmedizin in der Differentialdiagnostik und Therapie.

Wissenschaftliche Grundlagen der TCM-Akupunktur

■ Funktionelle Morphologie der Akupunkturpunkte

Anatomisch entsprechen die 409 klassischen Akupunkturpunkte Perforationen der oberflächlichen Körperfaszie, die das subkutane Bindegewebe von der Muskulatur abgrenzt; durch diese Lücken tritt jeweils ein in lockeres Mesenchym gehülltes Gefäß-Nerven-Bündel einschließlich Lymphgefäßen. Verglichen mit ihrer Umgebung weisen im Punktbereich das perforierende Gefäß-Nerven-Bündel und dessen wasserreiches Mesenchym eine erheblich höhere elektrische Leitfähigkeit auf – hier werden „Umwelt- und Inweltverhältnisse" aufeinander abgestimmt.

Der elektrische Hautwiderstand an Akupunkturpunkten ist niedriger als an der umgebenden Haut; dieser Effekt wird bei den Punktsuchgeräten genutzt. Fast 80% der Akupunkturpunkte entsprechen Triggerpunkten.

■ Existenz der Meridiane

Bei dem Meridiansystem handelt es sich nach chinesischer Vorstellung um ein Netzwerk von Leitbahnen, in denen das Qi (die „Lebensenergie") durch den gesamten Körper zirkuliert und alle Organe und inneren sowie äußeren Strukturen versorgt und ernährt; Akupunkturmeridiane können mittels radioaktiver Tracers szintigraphisch dargestellt werden.

■ Analgetisches Potenzial der Akupunktur

- Stimulation der Endorphinproduktion,
- Einflussnahme auf verschiedene Neurotransmitter und Hormone – gesichert für Serotonin und Cortisol,
- Hemmung der Schmerzafferenz auf Rückenmarksebene: Gate-Control-Theorie,
- segmentale Wirkung durch neuroanatomische Entsprechungen von Akupunkturpunkten und inneren Organen,
- Akupunktur ist deutlich stärker wirksam als Plazebo.

■ Extern angewendete Kräuterheilkunde im Rahmen der Akupunkturbehandlung

Es handelt sich um Kräuterpack-Produkte (trockenes Kräutervlies in einer „Fertigbandage") nach Rezepturen der traditionellen chinesischen Kräuterheilkunde; diese sog. Original 505 China Kräuterpacks für Kopf und Nacken, Schulter, Ellenbogen, Rücken und Knie zeigen erfahrungsheilkundlich gute Wirksamkeit bei Beschwerden des Stütz- und Bewegungsapparates.

Akupunktur – praktikable stufenweise Anwendung für den westlichen Arzt

Eine korrekte Umsetzung der TCM erfordert vom Schulmediziner die Anwendung kulturfremder Paradigmen. Aus eigener Erfahrung mit über 1500 ärztlichen Kollegen unterschiedlicher Fachgebiete, die bei mir ihre Akupunktur-Weiterbildung erfahren haben, weiß ich, wie schwer der Zugang zu diesem traditionellen fernöstlichen Medizinsystem fällt; für viele ist die TCM „Pagodenromantik" und mutet sehr viel mehr esoterisch als logisch an.

Für orthopädische Fragestellungen hat sich deshalb ein funktionell anatomisch geprägter Ansatz zur TCM als hilfreich, rationell und praktikabel erwiesen; die Akupunktur wird demnach in 3 unterschiedlich komplexen Schritten umgesetzt:

■ 1. Schritt (einfachste Therapieform)

Die Therapie erfolgt durch Nadelung lokaler Akupunkturpunkte (wichtig ist die Kenntnis der genauen Lage dieser Punkte) der jeweilig schmerzhaften Region und/oder das Stechen so genannter „Ashi-Punkte" (individuelle „Aua-Druckschmerzpunkte" bzw. „tender points" am Locus dolendi, „Dawos-Methode").

■ 2. (Fort-)Schritt

Die Therapie erfolgt durch Nadelung segmentaler Punkte und Fernpunkte; hierfür sind Kenntnisse der Leitbahnen (Meridiane) und deren systematischen Zusammenhänge erforderlich.

Dieses Vorgehen in den Schritten 1 und 2 führt zum Einsatz der TCM nach „Rezepten"; hierbei zeigen sich insbesondere bei akuten Schmerzsyndromen therapeutische Erfolgsquoten bis zu 70%.

In der Folge habe ich eine kombinierte Behandlung der häufigsten Krankheitsbilder in einer orthopädischen Praxis „rezeptartig" mittels Körperakupunktur (Punktauswahl mit 14 von 409 klassischen Akupunkturpunkten), Akupunktur im Mikrosystem Ohr (insgesamt 11 französische und chinesische Akupunkturpunkte), chinesischer Kräuterpackbandagen und weiteren Tipps aus der naturheilkundlichen Praxis beschrieben; das dargestellte Wissen soll den Ein-

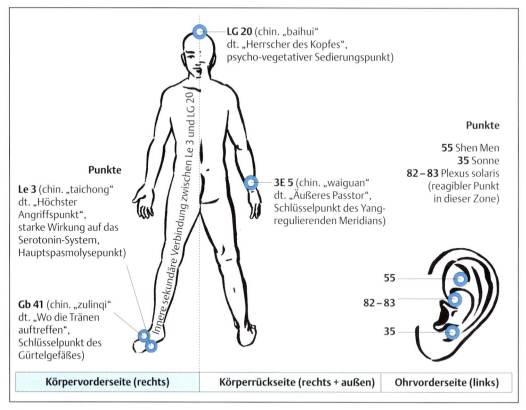

Abb. 2.2 Akupunkturpunkte bei Migräne

stieg und die Umsetzung der TCM am Patienten durch praktische Beispiele erleichtern.

Migräne

Rp-Akupunktur:
- *Körper:* 3E 5 + Gb 41 + Le 3 + LG 20
- *Ohr:* Shen Men (55) + Plexus solaris (82–83) + Sonne (35)

Original 505 China Kräuterkissenauflage für Kopf und Nacken erreicht lokal mehr als 14 Akupunkturpunkte z. B.:
- *Bl 10:* chin. „tianzhu" zu dt. „Säule des Himmels": gilt als Punkt mit parasympathischer Wirkung
- *Gb 20:* chin. „fengchi" zu dt. „Teich des Windes", gilt als Punkt mit sympathischer Wirkung (Bl 10 und Gb 20 werden auch „vegetative Basis/Ausgleich" genannt)
- *LG 14:* chin. „dazhui" zu dt. „Punkt aller Strapazen", ist Verbindungspunkt mit allen Yang-Leitbahnen

Weitere Tipps:
- Mikroaderlass am Punkt Taiyang (Ex 2/dt. „Sonne") im Anfall als ausleitende Therapie
- Orthomolekulare Therapie: Substitution von Vitamin B_6 (Pyridoxin-HCL) 100–200 mg täglich oder Kyberg Magnesium plus Vitamin-B-Komplex

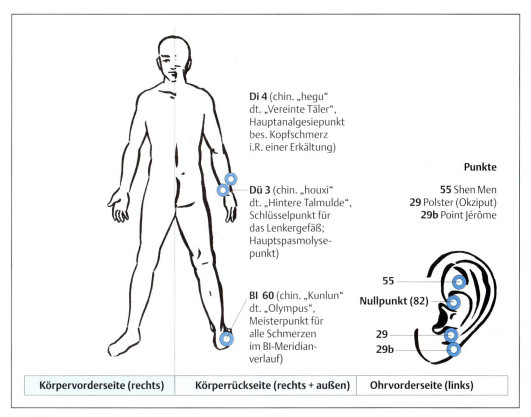

Abb. 2.3 Akupunkturpunkte bei Spannungskopfschmerz

Spannungskopfschmerz

Rp-Akupunktur:
- Körper: Dü 3 + Bl 60 (+ evtl. Di 4)
- Ohr: Shen Men (55) + Polster (Okziput/29) + Point Jérôme (29b)

Original 505 China Kräuterkissenauflage für Kopf und Nacken (Erklärung zu den wichtigsten Akupunkturpunkten s. unter Migräne)

Weitere Tipps:
- Selbsthilfeakupressur mittels „Zangengriff" über der postantitragalen Furche (Ohrpunkt 29 + 29b)
- Konzentrative Atem- und Entspannungsübungen z. B. „Progressive Muskelrelaxation nach Jacobson" oder „Qi Gong" ...
- Bewegungstherapie (z. B. 3-mal wöchentlich 45 Minuten Laufen, Radfahren oder Schwimmen mit Pulsfrequenz 180 – Lebensalter)

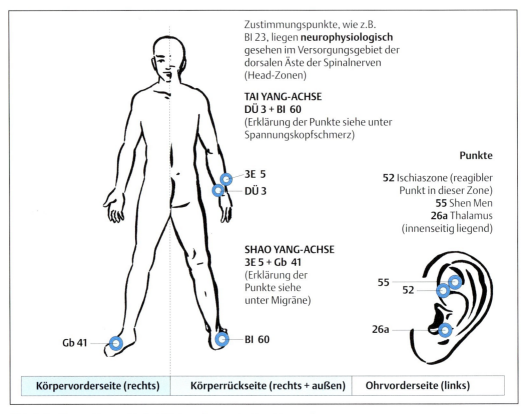

Abb. 2.4 Akupunkturpunkte bei Rückenschmerz, Ischias, Hexenschuss

Rückenschmerz, Ischias, Hexenschuss

Rp-Akupunktur:
  Differenzierung: Schmerzhafte Bewegungseinschränkung:
- Körper: Beugung/Streckung oder/und Dermatom L 5/S 1 betroffen deutet auf die Tai Yang-Achse, also Dü 3 + Bl 60, Seitneigung/Rotation oder/und Dermatom L 4/5 betroffen deutet auf die Shao Yang-Achse, also 3 E 5 + Gb 41 (sind beide Achsen betroffen, ist eine Kombination der Punkte möglich)
- Ohr: Ischiaszone (52) + Shen Men (55) + Thalamus (26a)

Original 505 China Kräutergürtel für den Rücken erreicht lokal mehr als 16 Akupunkturpunkte z. B.
- *Bl 23:* chin. „shenshu", dt. „Einflusspunkt des Nierenfunktionskreises", gilt als Hauptpunkt zur Stärkung der Nieren und der gesamten Lebenskraft (nach traditioneller Aussage ist ein Lendenschmerz immer mit einer „Nierenschwäche" verbunden ...)
- *LG 4:* chin. „Mingmen", dt. „Pforte des Lebensloses", nährt das „Ursprungs-Qi" und stärkt die Lumbalregion bes. bei Kälte und Schwächegefühl, außerdem direkter Einfluss auf die Nebennierenrinde.

Weitere Tipps:
  Manuelle Therapie und Krankengymnastik!

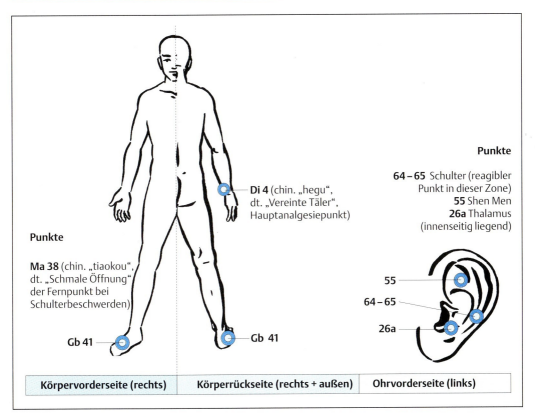

Abb. 2.5 Akupunkturpunkte bei Schulterschmerz

Schulterschmerz ("Periarthropathia humeroscapularis")

Rp-Akupunktur:
- Körper: Ma 38 + Di 4
- Ohr: Schulter (64–65) + Shen Men (55) + Thalamus (26a)

Original 505 China Kräuter-T-Shirt für Schulter und Nacken erreicht lokal mehr als 12 Akupunkturpunkte z. B.:
- Di 15: chin. „jianyu", dt. „Schulterknochen", gilt als führender Schulterpunkt bes. lokoregional bei ventralem Schulter-Arm-Syndrom
- 3E 14: chin. „jianliao", dt. „Schultergrube", lokoregional bei lateralem Schulter-Arm-Syndrom
- 3E 15: chin. „tianliao", dt. „Kellerloch des Himmels", gilt als Meisterpunkt der Arme und als hygrometrischer Punkt (= Punkt der „Wetterfühligkeit") und ist bei Verschlechterung durch Wind, Kälte und Nässe indiziert
- Dü 9: chin. „jianzhen", dt. „Standhafte Schulter", lokoregional bei dorsalem Schulter-Arm-Syndrom

Weitere Tipps:
- Subakromiale Injektion von lateral mit einer Mischung aus Lidocain 1 % und einem homöopathischen Mittel wie Dularell Classic
- Cantharidenpflaster bei hartnäckigen/degenerativ bedingten Beschwerden
- bei Therapieresistenz Ausschluss von Störfeldern (z. B. Weisheitszähne, Tonsillen/auch Narben, Cholezystopathie …)

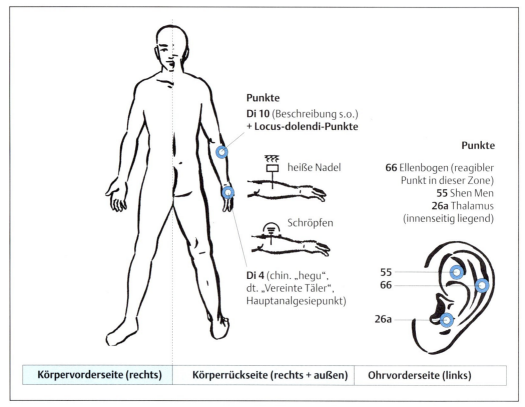

Abb. 2.6 Akupunkturpunkte bei Tennisarm

Tennisarm
("Epicondylopathia humeri radialis")

Rp-Akupunktur:
- Körper: Ma 36 + Di 4
  - "heiße Nadel" (+ Moxa) auf Di 10 (nach dem Abbrennen Schröpfen)
  - "dry needling" (i. B. der Insertionstendopathie, "Ashi-Punkte")
- Ohr: Ellenbogen (66) + Shen Men (55) + Thalamuspunkt (26a)

Original 505 China Kräuterbandage für den Ellenbogen erreicht lokal mehr als 12 Akupunkturpunkte z. B.
- Di 10: chin. "shou-sanli", dt. "Dritter Weiler der Hand", gilt als Hauptpunkt zur Behandlung aller Muskelprobleme des Unterarms, "europ. Meisterpunkt der Obstipation"; metamerisch gesehen handelt es sich beim Di 10 um den "Ma 36-sanli des Armes"
- Di 11: chin. "quchi", dt. "Teichbucht", ist Tonisierungspunkt, gilt als "Yang-senkend"
- Dü 8: chin. Xiaohai, dt. "Kleines Meer", verstärkt aus traditioneller Sicht die distal von ihm liegenden Meridianpunkte
- 3E 10: chin. "tianjing", dt. "Brunnen des Himmels", ist Sedierungspunkt des Meridians

Weitere Tipps:
- Fernpunkt beim Golferarm (Epicondylopathia humeri ulnaris) ist der Dü 3
- Stretching der Unterarmstreck- und -beugemuskulatur; Querfriktionsmassagen
- Verbesserung der Technik in der jeweiligen Sportart
- evtl. HWS-Mitbehandlung; Ausschluss einer Kolonerkrankung (z. B. Dysbiose) bei Therapieresistenz

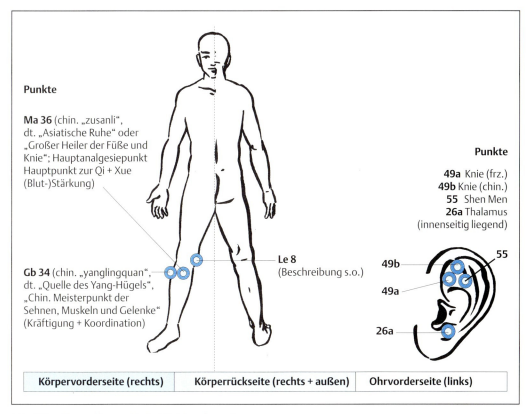

Abb. 2.7 Akupunkturpunkte bei Kniebeschwerden

Kniebeschwerden

Rp-Akupunktur:
- Körper: Ma 36 + Gb 34 + Le 8
- Ohr: Knie 49a (frz.)/49b (chin.) + Shen Men (55) + Thalamuspunkt (26a)

Original 505 China Kräuterbandage für das Knie erreicht mehr als 20 Akupunkturpunkte z. B.
- *Le 8:* chin. „ququan", dt. „Quelle in der Krümmung", ist Tonisierungspunkt, gilt als stark psychisch und somatisch kräftigender Punkt („Rehapunkt")
- *Bl 40:* chin. „weizhong", dt. „Vollkommenes Gleichgewicht", Sekundärgefäße gehen von Bl 40 direkt in das Kniegelenk (gilt deshalb als „Testpunkt für alle Gonarthralgien"), Stoffwechselpunkt, „europ. Meisterpunkt der Lumbago"
- *Ni 10:* chin. „yingu", dt. „Tal des Yin", lokoregional bei innenseitigen Knieschmerzen und Steifigkeit
- *MP 9:* chin. „yinlingquan", dt. „Quelle am Yin-Hügel", reguliert die Wasserwege
- *Ma 35:* chin. „dubi", dt. „Kalbsnase", vertreibt aus traditioneller Sicht Wind, Kälte und Feuchtigkeit; dieser Punkt wird in der Akupunktur häufig zusammen mit einer lokalen Punktekombination nach Bachmann gestochen: 1 Nadel senkrecht in die Mitte der Patella + 1 Nadel über die Mitte des Oberrandes der Patella (PaM 156) + 1 Nadel in das „innere Knieauge" (PaM 145)

Weitere Tipps:
- „binrendai", in China trad. tiefer vertikaler Stich bis zu den Kreuzbändern bei Patellaspitzensyndrom
- Injektion in das Kniegelenk – Zugang (unter sterilen Bedingungen!) von ventromedial (Na-

del: 0,5 × 40, z. B. Sterican) mit einer Mischung aus Lidocain 1 % und einem homöopathischen Mittel wie Dularell Classic; in schweren Fällen auch Hyalart
- Intensive Moxibustion bei chronischen Beschwerden (v. a. Ma 36 – „heiße Nadel", Moxazigarre als Selbsthilfe)

■ 3. Schritt (eigentliche TCM)

Der Einsatz der Akupunktur erfolgt nach den Lehrsätzen der TCM. Dies erfordert jahrelanges Studium und Erfahrung, benötigt ständige Supervision (am besten durch einen „Meister") und setzt die Kenntnis der originären Schriften voraus.

Eine solch traditionelle Akupunktur mit ihren differentialdiagnostischen Möglichkeiten kann ich in diesem Ratgeber lediglich in Grundzügen erläutern und damit die Komplexität der TCM aufzeigen.

Kommt es zu einem Schmerzsyndrom, ist aus Sicht der TCM die freie Zirkulation des Qi durch das Meridiansystem behindert; Schmerz stellt immer eine Stagnation des Qi oder des vom Qi bewegten Blutes-Xue in der betroffenen Region dar.

Um eine chinesische Diagnose zu stellen, sollten mindestens drei Fragen möglichst abgeklärt werden:
1. Welche Meridiane versorgen das schmerzhafte Areal?
   Je nach beteiligtem Meridian/Achsen usw. werden Akupunkturpunkte ausgewählt.
2. Besteht ein Fülle- oder Leeresyndrom?
   Bei einem *Füllesyndrom* verursacht eine Ansammlung von pathologischem Qi eine Blockade in den Meridianen und damit Schmerzen (z. B. akute Lumbalgie nach äußerem Kälteeinfluss). Therapeutisch werden eine sedierende Nadeltechnik, evtl. Schröpfen und Mikroaderlass eingesetzt.
   Bei einem *Leeresyndrom* ist nicht genug Energie-Qi und/oder Blut-Xue vorhanden, um eine ungestörte Zirkulation durch das Meridiansystem zu liefern; es kann zu Stagnationen und somit auch zu Schmerzen kommen (z. B. chronische Lumbalgie nach jahrelanger Überlastung). Therapeutisch wird eine tonisierende Nadeltechnik eingesetzt; auch Moxibustion kann indiziert sein.
3. Ist ein äußerer pathogener Einfluss beteiligt?
   Nach traditioneller Vorstellung führen der Befall von äußerer Nässe, Kälte, Wind, aber auch Hitze (Abhängigkeit der Schmerzen vom Wetter in der Anamnese!) zum so genannten „Bi-Syndrom"; beteiligt sind Gelenke, Knochen, Sehnen und Weichteile.
   Es werden vier Bi-Syndrome unterschieden:
   - *Wind-Bi:* Der Schmerz wechselt plötzlich die Lokalisation, auch die Qualität und Intensität. Ein wichtiger Akupunkturpunkt zur „Windausleitung" ist Gb 20.
   - *Kälte-Bi:* Der Schmerz ist fixiert und stark mit stechendem Charakter; Wärme und Bewegung lindern. Ein wichtiger Akupunkturpunkt zur „Kälteausleitung" ist LG 4.
   - *Nässe-Bi:* Der Schmerz ist dumpf lokalisiert und neigt nach schleichendem Beginn zur Chronifizierung; typische Begleitsymptome sind Ödeme, Schwellungen oder Gelenkergüsse. Ein wichtiger Akupunkturpunkt zur „Feuchtigkeitsausleitung" ist Ma 36.
   - *Hitze-Bi:* Der Schmerz zeigt eine Mischsymptomatik der o. g. Bi-Syndrome mit zusätzlichen Hitzesymptomen wie Überwärmung, Rötung und Schwellung; Kälte und Ruhe lindern. Ein wichtiger Akupunkturpunkt zur „Hitzeausleitung" ist Di 4.

Abrechnung der Akupunktur

■ Privatpatient

Die Akupunktur ist als Schmerztherapie vom Bundesministerium für Gesundheit als offizielle Behandlungsmethode in die neue Gebührenordnung für Ärzte (GOÄ vom 1.1.1996) aufgenommen worden.

Auszug aus der GOÄ:

C. Sonderleistungen

269 Akupunktur (Nadelstichtechnik) zur Behandlung von Schmerzen, je Sitzung.

Gebührensätze	1,0	2,3	3,5
DM West	22,80	52,44	79,80
DM Ost	19,40	44,62	67,90

269a Akupunktur (Nadelstichtechnik) mit einer Mindestdauer von 20 Minuten zur Behandlung von Schmerzen, je Sitzung.

Gebührensätze	1,0	2,3	3,5
DM West	39,90	91,77	139,65
DM Ost	33,95	78,09	118,83

Neben der Leistung nach Nummer 269a ist die Leistung nach Nummer 269 nicht berechnungsfähig.
Weitere GOÄ-Ziffern im Rahmen einer Akupunktur nach TCM-Kriterien

GOÄ-Nr.	Betrag in DM	Faktor	Leistung
15	78,66	2,3	Einleitung und Koordination flankierender therapeutischer und sozialer Maßnahmen ... (nur einmal im Kalenderjahr)
34	78,66	2,3	Erörterung (mind. 20 min) lebensverändernde Erkrankung ... (höchstens zweimal innerhalb von 6 Monaten)
76	18,35	2,3	Schriftlicher Diätplan, individuell für den einzelnen Patienten
548	7,60	1,8	Kurzwellen-, Mikrowellenbehandlung
549	11,29	1,8	dto., verschiedene Körperregionen (je Sitzung)
747	11,54	2,3	Schröpfkopfbehandlung (je Sitzung)
dto.	17,56	3,5	Blutiges Schröpfen („erhöhter Arbeitsaufwand")
829	41,95	2,3	Sensible Elektroneurographie mit Oberflächenelektroden ... (z. B. Punktsuche mittels Gerät)
831	20,98	2,3	Vegetative Funktionsdiagnostik ... (z. B. Zungen- und Pulsdiagnostik)
849	60,31	2,3	Psychotherapeutische Behandlung bei psychosomatischen Störungen
3305	9,71	2,3	Chiropraktische Wirbelsäulenmobilisierung (je Sitzung)
3306	38,80	2,3	Chirotherapeutischer Eingriff an der Wirbelsäule (mehrfach je Eingriff; 3306 und 3305 nicht nebeneinander)

Abrechnungsempfehlung analog nach GOÄ-Ziffern/§ 6 (2)

GOÄ-Nr.	Betrag in DM	Faktor	Leistung
A 30	235,98	2,3	Erstanamnese (mind. 1 Std.) nach TCM-Kriterien (nur einmal innerhalb von einem Jahr)
A 31	117,99	2,3	Anamnese (mind. 30 min) nach TCM-Kriterien (höchstens dreimal innerhalb von 6 Monaten)
A 56	20,52	1,0	Verweilen bei überlanger Beratung (je angefangene halbe Stunde)
A 75	34,09	2,3	Detaillierte Begründung zur Kostenerstattung
A 77	39,33	2,3	Schriftliche, individuelle Planung und Leitung einer TCM-phytotherapeutischen und/oder gesundheitserzieherischen Kur
A 551	9,85	1,8	Elektrische Nadelstimulation
A 567	18,67	2,3	Phototherapie mit Laserbestrahlung
A 271	31,46	2,3	Moxabehandlung (ohne Akupunktur)

Versichertenstatus: Nach § 5b GOÄ dürfen Ärzte für Leistungen bei Patienten, die im „Standardtarif" versichert sind (im Gegensatz zum „vollversicherten Privatpatienten"), Gebühren nur bis zum 1,7fachen des Gebührensatzes für ärztliche Leistungen berechnen (1,3facher Satz bei physikalisch-medizinischen Leistungen).

■ Kassenpatient

Die Akupunktur gehört nicht zum Leistungskatalog der GKV; im EBM gibt es keine analogen Ziffern zu den GOÄ-Ziffern 269 und 269a.

Die Krankenkassen dürfen Akupunkturleistungen im Rahmen eines Modellversuchs (Evaluierung über 3 Jahre seit 01.01.2000) erstatten; die Bezuschussung der Behandlungskosten ist auf 3 Indikationen beschränkt:
- chronische Kopfschmerzen,
- chronische LWS-Schmerzen,
- chronische Arthoseschmerzen.

Laut Bundessozialgericht haben Patienten, die bei einer gesetzlichen Krankenversicherung versichert sind (auch die freiwilligen Mitglieder), bei einer Heilbehandlung nur dann Aussicht auf eine Kostenerstattung, wenn sie sich von zugelassenen Vertragsärzten (d. h. Ärzten, die an der Kassenärztlichen Versorgung teilnehmen) behandeln lassen.

Nur 6,3 % der Deutschen glauben, dass eine notwendige Eigenbeteiligung an den Kosten der Akupunktur ein wichtiger Grund für die unzureichende Nutzung der Akupunktur sei.

In jedem Fall sollte vor der Akupunktur zwischen dem Arzt und dem Patienten eine (die Bezahlung sichernde) schriftliche Vereinbarung getroffen werden. Bei Kassenpatienten empfiehlt sich eine Erklärung mit folgendem Wortlaut:

„Ich ... (Name) möchte anstelle der vertragsärztlichen Versorgung privatärztlich mit ... (z. B. Akupunktur) behandelt werden. Ich bin darüber aufgeklärt worden, dass ich eine Privatrechnung erhalte und selbst bezahlen muss."

Es folgen Ort und Datum sowie die Unterschrift des Patienten.

Die Rechnung erfolgt nach den gleichen Kriterien wie beim Privatpatienten (s. o.). Laut Bundessozialgericht ist die Abrechnung eines Pauschalhonorars unzulässig.

Akupunkturausbildung

Akupunktur kann als postgraduierte Weiterbildung bei anerkannten Fachgesellschaften in Wochenend- und Blockkursen von Ärzten erlernt werden. Diese Ausbildung vollzieht sich in zwei Stufen.

■ 1. Stufe

Erwerb des „A-Diploms" (Grundausbildung ärztliche Akupunktur) über die Dauer von 140 Stunden mit abschließender Prüfung.

Ziel der A-Diplomausbildung ist es, dass der Arzt mit der „europäischen Rezept-Akupunktur" sicher umgehen kann. Ein Patient soll nach „westlicher Diagnosestellung" mit „erfahrungsgemäß wirksamen Akupunkturpunkten – z. B. Meisterpunkten" – sicher behandelt werden können. Darüber hinaus sollen aber auch schon Kenntnisse in der östlichen Diagnosestellung und deren therapeutischen Umsetzung vorhanden sein.

■ 2. Stufe

Erwerb des „B-Diploms" (Vollausbildung ärztliche Akupunktur) über die Dauer von 350 Stunden (A-Diplom mit 140 Stunden + zusätzliche 210 Stunden) mit abschließender Prüfung.

Ziel der B-Diplomausbildung ist es, dass der Arzt über den Standard hinausgehende Grundrezepte für den Patienten individuell nach den Lehrsätzen der TCM umsetzt und beginnt, die Akupunktur als Bestandteil der chinesischen Heilkunst in ihrer Gesamtheit logisch zu erfassen.

Nicht unerwähnt soll bleiben, dass der in TCM ausgebildete Arzt in China sich mehr als 2500 Stunden mit der TCM in seinem Studium an der Universität beschäftigt.

Für den Orthopäden ist es ratsam, sich besonders mit der Akupunktur der Mikrosysteme (ECIWO = „embryo containing information of the whole organism") zu beschäftigen. Es handelt sich um Somatotope, d. h. Abbildungen des Körpers auf einen Teil von sich selbst, wobei Reflexzonen des Somatotops bestimmten Reflexzonen des Körpers entsprechen. Am bekanntesten sind die französische Ohrakupunktur nach Dr. Nogier und die neue Schädelakupunktur nach Dr. Yamamoto; sehr gute Ergebnisse bei der Schmerztherapie am Stütz- und Bewegungsapparat lassen sich auch mit der koreanischen Handakupunktur nach Prof. Yoo erreichen. Die Akupunktur dieser Mikrosysteme ist bei den Ärzten aus folgenden praktischen und theoretischen Gründen beliebt: Die Körperregionen sind beim Patienten leicht zugänglich; die Grundlagen erfordern keine tief reichenden philosophischen Kenntnisse, was die Lernbarkeit und Akzeptanz erleichtert. Mikrosystemakupunktur macht heute ca. 50 % der angewandten Akupunktur außerhalb Chinas aus.

Die Akupunktur ist nicht als Zusatzbezeichnung anerkannt; das Bundesverwaltungsgericht beschäftigt sich derzeit mit der Frage, ob Akupunktur auf Praxisschildern als Arbeitsbereich angegeben werden darf.

Verschiedene Krankenkassen fordern seit dem 1.07.2001 für eine eventuelle Bezuschussung der Akupunktur vom Arzt als Qualifikationsnachweis das B-Diplom.

Beim MDK in Hessen besteht eine „Akupunktur-Clearingstelle", die sich mit solchen Themen auseinandersetzt.

Praxisinterview

mit Dr. med. Matthias Stohrer

Frage: Soll die Kassenpraxis zugunsten einer Privatpraxis aufgegeben werden?

Antwort: Hier sollte zunächst eine dezidierte Abwägung der einzelnen Vor- und Nachteile erfolgen. Vorgaben wie Präsenzpflicht, hoher bürokratischer Aufwand und vieles mehr hindern den Kassenarzt schmerzlich an seiner freien Berufsausübung. Trotz zunehmender Zechprellerei durch die Krankenkassen verfügt der Kassenarzt dennoch über ein geregeltes Einkommen; darüber hinaus besteht eine sehr gute Möglichkeit, mit gekonntem Marketing Klientel für Selbstzahlerleistungen aus der Schar der betreuten Kassenpatienten zu rekrutieren. Zu dem Privatarzt kommen die Patienten nicht „einfach so", sondern mit gezielten Ansprüchen; dies funktioniert gut bei gelungener Superspezialisierung und damit hoher Kernkompetenz in den jeweiligen Bereichen; außerdem wollen diese Patienten in „ihrer Befindlichkeit" empathisch aufgenommen werden, was eine entwickelte Sozialkompetenz und vor allem eine positive Lebenseinstellung von Seiten des Arztes erfordert. Die Entscheidung „Kasse" oder „privat" hängt also vor allem vom Typus des jeweiligen Arztes ab; klären Sie deshalb ihr Selbstprofil in allen Facetten und fragen Sie sich ehrlich, was insbesondere Sie selbst wollen und was Sie von ihrem weiteren Arztdasein erwarten!

Eignen sich Naturheilverfahren und insbesondere die Akupunktur zum Aufbau einer Privatpraxis?

Ja. Akupunktur ist eine von fünf Säulen der Traditionellen Chinesischen Medizin. Die TCM ist eine Ganzheitsmedizin. Patienten haben die Sehnsucht, von ihrem Arzt ganzheitlich erfasst zu werden. Die Wahrnehmung ihres subjektiv empfundenen Krankseins ist ihnen mindestens genauso wichtig wie die objektive Erkenntnis der Medizin zu ihrer Krankheit. Als Regulationsmedizin schließen naturheilkundliche Verfahren die psychosomatischen Aspekte und die Befindlichkeit des Patienten in die Diagnostik und Therapie mit ein. Bessert diese sich, ist der Patient auch bereit, dafür selbst zu bezahlen.

Soll man als Arzt Schulmedizin oder Alternativmedizin betreiben?

Ein guter Arzt macht hier keine Trennung. Er wird die einzelnen Medizinformen nach ihren Stärken in Abhängigkeit vom Zustandsbild und dem Erkrankungsmuster des Patienten einsetzen. Idealerweise arbeiten die in verschiedenen Fachgebieten kompetenten Ärzte zum Wohle des Patienten vertrauensvoll zusammen.

Nützliche Adressen

Prof. (Shanghai University of TCM) Dr. med. Matthias Stohrer
Facharzt für Allgemeinmedizin,
Naturheilverfahren, Sportmedizin
Lehrbeauftragter für Akupunktur
an der Universität Ulm
Lehrbeauftragter der Staatlichen Hochschule für Darstellende Kunst und Musik, Stuttgart
Kleiststraße 5
73033 Göppingen
Tel. 07161 – 28291, Fax 07161 – 969658

Vertrieb der Original 505 China Kräuterpack-Produkte:
Kyberg Pharma Vertriebs-GmbH & Co.KG
c/o Herrn X. Steiner
Keltenring 8
82041 Oberhaching
Tel. 089 – 6138090
Fax 089 – 61380929

Sanorell Pharma GmbH & Co.
Daimlerstr. 17
77815 Bühl/Baden
Tel. 07223 – 9337 – 0
Fax 07223- 9337 50

Akupunktur-Bedarf Peter Nawrot
Meergrubenstraße 5
63762 Großostheim
Tel. 06026 – 996801
Fax 06026 – 996803

China Purmed
Vertrieb von Akupunkturprodukten
Sophienstraße 13
76133 Karlsruhe
Tel. 0721 – 36040
Fax 0721 – 36080

Akupunkturausbildung
A- und B-Diplom-Kurse, Internetkurse
Medikolleg
Gustav-Freytag-Straße 10
65189 Wiesbaden
Tel. 0611 – 166690
www.medicolleg.de

2.2 Naturheilverfahren

F. Milz

In den letzten Jahre ist ein stark zunehmendes Interesse von Ärzten an nichtkonventionellen Therapieformen zu beobachten, während zugleich mehr und mehr Patienten nach wirkungsvollen und doch risikoarmen Behandlungsmöglichkeiten verlangen. Aus demoskopischen Befragungen geht hervor, dass über 80 % der Bevölkerung Naturheilverfahren positiv gegenüberstehen. Eine besonders rege Nachfrage scheint den Umfragen zufolge bei Patienten mit orthopädischen Krankheiten nach „sanfter Medizin" und alternativer Schmerztherapie zu bestehen.

Synonyme Begriffe für Naturheilverfahren sind: naturgemäße, biologische, komplementäre, alternative, ganzheitliche, unkonventionelle oder autoregulative Heilverfahren, aber auch Erfahrungsheilkunde und schlicht Naturheilkunde. International gebräuchlich ist heute der Begriff „komplementäre Medizin" bzw. „complementary medicine", deren wesentlicher Schwerpunkt die klassischen Naturheilverfahren sind.

Definition Naturheilverfahren: „Naturheilverfahren umfassen im Rahmen der Gesamtmedizin die Anregung der individuellen körpereigenen Ordnungs- und Heilkräfte durch Anwendung nebenwirkungsarmer oder -freier, natürlicher Heilmittel bzw. Reize."

Durch die curriculären Weiterbildungsrichtlinien der *Bundesärztekammer* von 1965 wurden die klassischen Naturheilverfahren inhaltlich definiert (Tab. 2.1) und die Zusatzbezeichnung geschaffen.

Damit ist die Anerkennung durch die ärztlichen Standesorganisationen erfolgt und insofern auch ein grundsätzlicher Konsens über ihre „Wissenschaftlichkeit". Seit 1989 sind die Naturheilverfahren Prüfungsgegenstand im zweiten Teil der ärztlichen Prüfung, wobei allerdings nur an wenigen Universitäten ein praxisorientierter, studienbegleitender Unterricht durchgeführt wird.

Wie aus Tab. 2.1 ersichtlich wird, ist die Definition der Naturheilverfahren sehr weit gefasst worden und beinhaltet eine heterogene Gruppe von Verfahren, die nicht alle als typische Naturheilverfahren gelten und in verschiedenen Fachbereichen schon seit langem fester Bestandteil der herkömmlichen Therapien sind.

Dazu zählen u. a. Entspannungsverfahren, physikalische Therapie, manuelle Medizin, Massageverfahren und Bewegungstherapie. Sie können insofern im weiteren Sinne als Schnittstelle zur Hochschulorthopädie angesehen werden. Diesen „übenden" Verfahren lassen sich, wie die tägliche Erfahrung bei vielen Erkrankungen der Bewegungsorgane in Klinik/Praxis immer wieder zeigt, die eigentlichen Naturheilverfahren als Ergänzung zur konventionell-medikamentösen Therapie und den operativen Maßnahmen sinnvollerweise vorschalten.

Neuere Naturheilverfahren

Neben den klassischen gibt es einige neuere, praxiserprobte und für die Orthopädie bestens geeignete Methoden, die ebenfalls zu den Naturheilverfahren gerechnet werden können, wie z. B. die Neuraltherapie, Enzymtherapie, orthomolekulare Therapie und verschiedene Sauerstofftherapien etc. Abzugrenzen von den Naturheilverfahren im eigentlichen Sinne sind v. a. die

Tabelle 2.1 In der Weiterbildungsordnung festgeschriebene klassische naturheilkundliche Verfahren

- Hydro- und Thermotherapie
- Bewegungstherapie, Atemtherapie
- Massageverfahren, manuelle Diagnostik, physikalische Therapie
- Ernährungstherapie
- Phytotherapie
- Ordnungstherapie, inkl. Entspannungsverfahren
- Ausleitende Verfahren
- Elektrotherapie, Klima- und Balneotherapie
- Neuraltherapie, Regulationstherapie
- Andere Therapieprinzipien (z. B. Reiztherapien)

Homöopathie und die Akupunktur bzw. die traditionelle chinesische Medizin als Teil der Erfahrungsheilkunde des fernöstlichen Kulturkreises.

Ganzheitsmedizin

Im Zusammenhang mit Naturheilverfahren wird häufig von Ganzheitlichkeit gesprochen. Im allgemeinen Verständnis, auch in der Darstellung dem Patienten gegenüber, gehört dazu die Integration von Hochschulmedizin, Naturheilkunde und Psychotherapie. Das Paradigma einer „holistischen" Medizin verbindet Naturwissenschaft, Kybernetik und Erfahrungsheilkunde, deren wichtigster Bestandteil wiederum die Naturheilkunde ist. Auf dem Boden gesicherter hochschulmedizinischer Erkenntnisse fließen in eine solche Gesamtmedizin auch bewährte komplementärmedizinische Therapieverfahren mit ein, die oft noch als Außenseitermethoden gelten. Wie schnell sich allerdings die offizielle und öffentliche Meinung im Bereich der Ärzteschaft ändern kann, zeigt das Beispiel der Chirotherapie, die vor gar nicht so langer Zeit ebenfalls noch in dieser Form abgewertet wurde und heute von der Behandlung orthopädischer Funktionsstörungen nicht mehr wegzudenken ist.

Regulationsmedizin

Die konventionelle Orthopädie beschäftigt sich vorwiegend mit zerstörten Strukturen einzelner Bewegungsorgane und ihrer operativen Korrektur. Dem gegenüber stehen in der täglichen Praxis reversible Funktionsstörungen mit weit über 80% im Vordergrund. Betrachtet man diese häufigen und oftmals komplexen funktionellen Beschwerden in diesem ganzheitlichen Sinne, so stößt man unweigerlich auf das Konzept der regulativen Therapie von gestörten Funktionskreisen, speziell durch Naturheilverfahren.

Kausalanalytisches Denken ist zur Lösung spezieller Probleme geeignet und notwendig, z. B. der Gelenkersatz bei einer konservativ nicht mehr therapierbaren Arthrose. Dem gegenüber ist zur adäquaten Therapie eines Großteils struktureller und funktioneller Krankheiten der Bewegungsorgane eine synthetische Betrachtungsweise erforderlich, die auf einem *fachübergreifenden, kybernetischen Denken* beruht. Es findet seinen Ausdruck sowohl in der diagnostischen Erfassung komplexer pathogener Kausalfaktoren, als auch in der therapeutischen Umsetzung auf verschiedenen, miteinander vernetzten Regulationsebenen (s. u.).

Gerade bei Krankheiten der Bewegungsorgane ist der Therapieansatz mit regulationsaktivierenden Naturheilverfahren den konventionellen Strategien häufig überlegen, weil er meist viel kausaler und nicht nur symptomatisch wirksam ist. Nicht verschwiegen werden soll andererseits, dass auch mit Naturheilverfahren durchaus eine rein symptomatische Therapie möglich ist und häufig praktiziert wird.

Die multifaktorielle Genese von Krankheiten und ätiologische Komplexität von Beschwerden an den Bewegungsorganen lässt sich am besten durch ein *holistisches Modell* darstellen (Abb. 2.**8**). In diesem Schema wird deutlich, wie aus kybernetischer Sicht das Konzept der naturwissenschaftlich orientierten Orthopädie, das Denkmodell der manuellen Medizin, psychotherapeutische Aspekte und tradierte naturheilkundliche Vorstellungen ineinander greifen und sich gegenseitig sinnvoll ergänzen.

Der Vielfalt historisch gewachsener und neuerer Naturheilverfahren liegen pathogenetische Ansätze der Erfahrungsheilkunde, neuere Krankheitsmodelle und unterschiedliche Wirkprinzipien zu Grunde:

- System der Grundregulation nach Pischinger und Heine,
- Säure-Basen-Haushalt (Übersäuerung des Bindegewebes),
- Verschlackung (mangelnde Elimination von Stoffwechselmetaboliten),
- Störfeldtheorie,
- energetische Blockaden (Meridiansystem etc.),
- Psychogenese etc.

Sie machen die Unterschiedlichkeit der Konzepte und der Verfahren verständlich, auf die hier nicht weiter eingegangen werden kann.

Mit naturheilkundlicher Therapie lässt sich ein großer Bereich orthopädischer Funktionsstörungen und Erkrankungen der Praxis abdecken. Viele Methoden und Strategien bieten zugleich auch adäquate *Präventionsmöglichkeiten* in der Orthopädie und sind hier eigentlich unverzichtbar.

Zur therapeutischen Umsetzung eignen sich für den Orthopäden nicht alle Naturheilverfah-

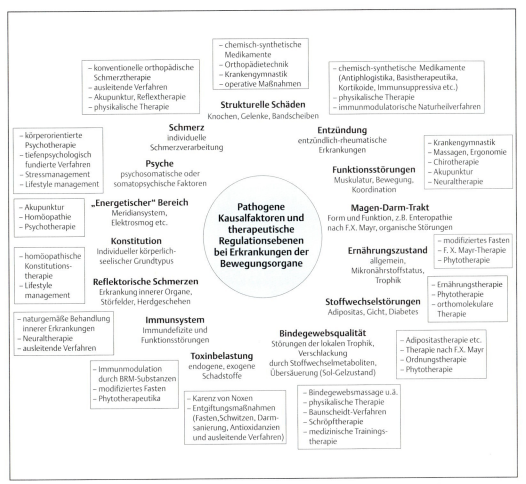

Abb. 2.**8** Pathogene Kausalfaktoren und therapeutische Regulationsebenen bei Erkrankungen der Bewegungsorgane. Modifiziert nach Milz et al. 1998.

ren. Zum einen reichen die durch die theoretische Weiterbildung erworbenen Kenntnisse in Naturheilverfahren keinesfalls für eine effiziente Therapie aus, zum anderen ist ein Teil der curriculären Verfahren für die orthopädische Praxis nicht relevant. In Tab. 2.**2** werden Methoden vorgestellt, die erfahrungsgemäß effizient, leicht erlernbar, praxisrelevant und nützlich sind.

Weitere für die Bewegungsorgane geeignete Verfahren der Naturheilkunde sind: systemische Enzymtherapie, orthomolekulare Therapie, naturgemäße Nahrungsergänzung, Sauerstoffmehrschritttherapie und andere Sauerstofftherapien. Auf sie wird im Folgenden nicht gesondert

Tabelle 2.**2** Für die orthopädische Praxis besonders geeignete Verfahren der Naturheilkunde

- Ausleitende Heilverfahren
- Neuraltherapie
- F.X.-Mayr-Medizin, Heilfasten
- Ernährungstherapie, Adipositastherapie
- Ordnungstherapie, „lifestyle management"
- Phytotherapie, inkl. Komplexhomöopathie

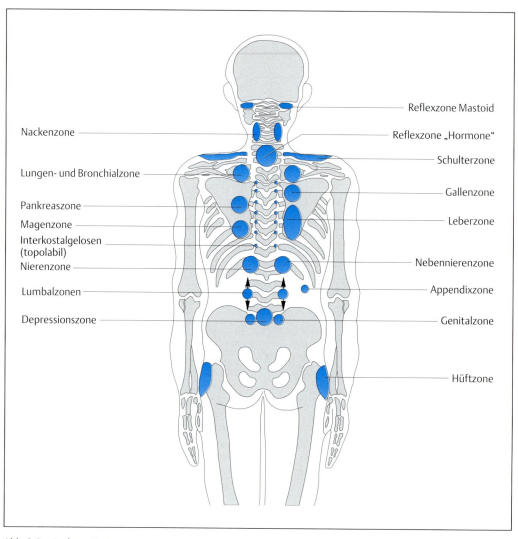

Abb. 2.9 Aschner-Zonen

eingegangen; die Adipositastherapie ist in einem speziellen Kapitel dieses Buches beschrieben.

Bezüglich der orthopädierelevanten *Diagnostik mit Verfahren der Naturheilkunde* sollen stellvertretend die umfassende naturheilkundliche Anamnese, F.X.-Mayr-Diagnostik, Schröpfzonendiagnostik (Abb. 2.**9**) und apparative Verfahren wie die Thermoregulationsdiagnostik genannt werden.

Integrative Orthopädie

Gemeinsam mit den Bereichen Akupunktur, Chirotherapie, physikalische Therapie und Homöopathie bilden die Naturheilverfahren in der orthopädischen Praxis einen wesentlichen therapeutischen Schwerpunkt. In einem synergistischen Therapiekonzept potenzieren sich die einzelnen Bestandteile in ihrer Wirkung. Klassische Hochschulorthopädie, die bewährte komplementäre Heilverfahren und psychotherapeutische Strategien einbindet, führt zu einer

Erweiterung der konventionellen Orthopädie im Sinne einer ganzheitlich umfassenden Orthopädie.

Indikationen

Aus einer pragmatischen und praxisorientierten Sicht können konservativ therapierbare orthopädische Krankheiten in funktionelle, degenerative, entzündliche und sog. weichteilrheumatische Erkrankungen – als heterogene Krankheitsgruppe bei schmerzhaften extraartikulären Prozessen – eingeteilt werden. Mit Ausnahme der akut entzündlichen Veränderungen sind *fast alle Erkrankungen der Bewegungsorgane* einer naturheilkundlichen Therapie gut bis sehr gut zugänglich, sodass sich eine detaillierte Indikationsliste erübrigt.

Die häufige Diskrepanz zwischen den Ergebnissen bildgebender Verfahren und der Beschwerdeintensität ist gerade bei Krankheiten des Bewegungsorganes bekannt. Die besonders gute Wirksamkeit der meisten Naturheilverfahren auf die periartikulären Weichteile kann mit ihrer Wirkung hinsichtlich Durchblutung, lokalem Stoffwechsel, Trophik und Trainingszustand erklärt werden.

Wie die Akupunktur eignet sich auch ein Teil der Naturheilverfahren ganz hervorragend zur (biologischen) *Schmerztherapie*, deretwegen der überwiegende Anteil der Patienten ja die orthopädische Sprechstunde aufsucht. Dadurch eröffnet sich für Naturheilverfahren ein weites Feld an Indikationen.

■ Indikationsliste einzelner Verfahren

Schröpftherapie. Meist blutige Schröpfung an den typischen Schröpfzonen, unblutige Schröpftherapie paravertebral. Triggerzonen bzw. Myogelosen, insbesondere im Bereich der Wirbelsäule, z. B. im Rahmen eines myofaszialen Syndroms oder adjuvant bei Blockierungen.

Canthariden-Pflaster. Lokale, radikuläre und pseudoradikuläre Wirbelsäulensyndrome im Bereich der HWS bis zum SIG, Gonarthrosen, Vorfußarthrosen, auch Hallux valgus, Supraspinatus- bzw. Impingementsyndrom, verschiedene Formen von Epikondylitis, Morbus Bechterew.

Baunscheidt-Verfahren. Flächige, pseudoradikulär geprägte, muskuläre Schmerzsyndrome an Wirbelsäule und Gelenken, Interkostalneuralgien mit Muskelhartspann; degenerative Gelenkveränderungen, Tendovaginitis, Achillodynie, Infektarthritiden, Morbus Scheuermann, adjuvant bei Osteoporose, c. P. im nicht floriden Stadium, Morbus Bechterew, auch bei verschiedenen vegetativen Dysregulationen (z. B. chronisch kalte Füße).

Aderlass. Beschwerden bei varikösem Symptomenkomplex, phlebarthrotischer Komplex der Knie; alle zerebrovaskulären Störungen bedingt durch eine Polyglobulie (HK-Kontrolle!); Mikroaderlass bei lokalen Stauungen.

Blutegel. Arthrosen der großen und kleine Gelenke, v. a. Gonarthrose, Heberdenarthrose; Arthritis urica; Beschwerden bei varikösem Syndrom, Tendovaginitis stenosans.

F.X.-Mayr-Therapie: Enorm wichtige Basisbehandlung orthopädischer Schmerztherapie durch mechanische Entlastung der Gelenke (bei Übergewicht), Wirkung auf abdominell induzierte Fehlhaltung (biomechanischer Effekt), Muskeltonus, Bindegewebskonsistenz und Gelenkbeweglichkeit. Wie beim Heilfasten, der einfachsten Form einer F.X.-Mayr-Therapie, kommt es darüber hinaus zu einer generellen Schmerzreduktion (v. a. bei chronischen Kopfschmerzen und Migräne) sowie zu einer Steigerung von körperlicher Vitalität und Hirnfunktionen.

Phytotherapie. Adjuvante Behandlung bei chronischen Schmerzsyndromen mit Teufelskralle, Brennnessel und Weidenrinde. Enzyme und pflanzliche Immunmodulatoren sind bei immunologisch geprägten Krankheitsbildern sinnvoll. Topische Segmenttherapie mit Externairritanzien und psychisch ausgleichende Phytotherapeutika (Kava-Kava, Johanniskraut) ergänzen das Spektrum.

NB: Pflanzliche Analgetika beeinflussen überwiegend den Arachidonsäure-Stoffwechsel und damit die Prostaglandinsynthese. Eine Analgesie kann auch über eine Gegenreizung mit Irritanzien (Spanisch Pfeffer etc.) im entsprechenden Hautsegment erreicht werden.

Eine therapeutische Variante sind Injektionen oder *Infusionen* mit homöopathischen Einzel- oder Komplexmitteln in niederer Potenz, z. B. zur

Arthrosebehandlung, Leberentgiftung und Stoffwechselentlastung.

Ordnungstherapie – modernes „lifestyle management". Sie ist bei fast allen Patienten mit chronischen orthopädischen Krankheiten angezeigt (s. u.), da die positive Regulierung von Ordnungsfaktoren die Heilungsvorgänge entscheidend beeinflusst. Ordnungstherapie ist ein spezifisches Merkmal des Ganzheitsaspektes naturheilkundlicher Therapie und durch ihre therapeutische Breite fachspezifisch und gleichzeitig fachüberschreitend wirksam.

Sauerstoffmehrschritttherapie. Unterstützend bei Durchblutungs- und Trophikstörungen, bei allen Befindlichkeitsveränderungen orthopädischer Patienten, Vitalitätsverlust, chronischen Kopfschmerzen etc.

■ Kontraindikationen

Die grundsätzlichen Kontraindikationen für eine Therapie mit naturgemäßen Heilverfahren leiten sich von ihren Wirkungsprinzipien ab. Eine reaktivierende Therapie ist nicht mehr indiziert, wenn die körpereigenen Regulationssysteme nicht mehr ansprechen, wie z. B. bei Verletzung der Bewegungsorgane und nichtbeherrschbaren Entzündungen.

Therapieplanung und Therapiekombinationen

Die meisten der beschriebenen Naturheilverfahren sind als Monotherapien gut wirksam, lassen sich aber auch ganz pragmatisch miteinander kombinieren; ihre synergistischen Wirkungen potenzieren sich sogar in der Kombination miteinander um ein Vielfaches. Aus diesem Grund empfiehlt sich bei naturheilkundlicher Therapie meist eine gezielte „Polypragmasie". Eine solche Vorgehensweise ist durchaus geläufig, aber nicht immer ausreichend.

Da an der Entstehung von Funktionsstörungen und Krankheiten der Bewegungsorgane meist mehrere Kausalfaktoren mitwirken (s. Abb. 2.**8**), ist es seit Hippokrates Ziel *naturheilkundlicher Logistik*, möglichst schon vor Beginn einer spezifischen Behandlung alle beeinflussbaren Störfaktoren auf den verschiedenen Ebenen des Leib-Seele-Organismus zu erfassen und zu eliminieren. Erfahrungsgemäß spricht der Organismus dann auf jeden Reiz auf unterschiedlichen Regulationsebenen wieder viel besser an. Die Schwierigkeit besteht nun darin, die Wertigkeit einzelner Faktoren für jeden Patienten diagnostisch genau herauszuarbeiten und hinsichtlich ihrer therapeutischen Konsequenzen behutsam zu analysieren.

Als konkrete Vorgehensweise bei einem Patienten mit orthopädischen Beschwerden erfolgt zunächst eine umfangreiche somatopsychische Anamnese mit Ganzkörperstatus. Durch die akribische naturheilkundliche Diagnostik werden fast immer mehrere Ordnungsdefizite beim Patienten entdeckt, die wiederum spezielle Therapiemöglichkeiten eröffnen. Die therapeutische Umsetzung hängt nun von der Überzeugungskraft, Kompetenz und Kommunikationsfähigkeit des Orthopäden bzw. der Krankheitseinsicht des Patienten ab.

Anschließend erfolgt zuerst eine umfassende Beratung zur Lebensstiländerung und für sinnvolle gesundheitspräventive Maßnahmen, deren Durchführung in der Kompetenz des Patienten liegt (Ernährungsumstellung, Bewegungstraining etc.). Schließlich wird in einem Therapieplan ein Bündel von therapeutischen Maßnahmen festgelegt, das Schritt für Schritt umgesetzt wird, z. B. Schmerztherapie, Entschlackungstherapien, Immuntherapie etc.

Dieser prozessorientierte, fachübergreifende und für eine ganzheitliche Naturheilkunde charakteristische Vorgang steht am Beginn jeder Therapie, zumindest bei allen chronischen Beschwerden und therapierefraktären Störungen; er wird als klassische *naturheilkundliche Ordnungstherapie* bezeichnet bzw. heute auch als modernes *„lifestyle management"*.

Besonders bedeutsam ist bei vielen orthopädischen Krankheiten der *psychosomatische Hintergrund*. Im Rahmen einer kausalen Ordnungstherapie haben deshalb psychotherapeutische Interventionen einen großen Stellenwert. Sie erfordern einen enormen Zeitaufwand, setzen eine gute Arzt-Patienten-Beziehung und eine ausreichende Fachkompetenz im psychoorthopädischen Bereich voraus.

Ordnungstherapie ist als Basistherapie jeder echten Naturheilkunde anzusehen. Eine so verstandene Naturheilkunde bringt die orthopädische Praxis weg vom Image einer bloßen Reparaturwerkstatt, da sie die konventionelle

Orthopädie durch ihren kybernetisch-regulationstherapeutischen Aspekt erweitert.

Ganzheitliche Lebensführungsberatung und -betreuung führt gerade im Selbstzahlerbereich zu einer besonders engen Bindung der Patienten an die Praxis.

Beispiel Gonarthrose. Pathogene Promotoren sind neben den bekannten degenerationsfördernden mechanischen Faktoren häufig: Übergewicht, metabolisches Syndrom, einseitige Ernährung mit Mikronährstoffdefiziten und Zahnherde; begleitend dazu können oft berufliche Überlastungen und persönliche Konfliktsituationen als zusätzliche Aspekte eruiert werden. Die entsprechende ordnungstherapeutische Umsetzung in Ergänzung zur speziellen Gonarthrosetherapie könnte innerhalb von ca. sechs Monaten folgendermaßen aussehen:

Eine Serie von 10 Akupunkturbehandlungen (falls nicht schon durchgeführt) und ein Canthariden-Pflaster zur Schmerztherapie und lokalen Entlastung; parallel dazu Beginn der Gewichtsreduktion (Einzeltherapie oder in einer Gruppe), Ernährungsumstellung mit basischer Kost und Mikronährstoffsubstitution zur Besserung der Trophik; bei Beschwerdepersistenz, Zahnsanierung mit begleitender biologischer Therapie. Stressmanagement durch Bewegungstraining, z. B. Fahrradergometer zum Stressabbau, psychotrope Homöopathie, Phytotherapie und Entspannungsübungen; eine ressourcenorientierte Psychotherapie entlastet den Patienten seelisch und eröffnet ihm neue Optionen mit seiner Krankheit umzugehen, aber auch durch seine zukünftige Lebensgestaltung mehr Zufriedenheit und Lebensfreude zu erhalten.

Nutzen der Ordnungstherapie speziell für die IGEL-Sprechstunde

Durch Erfassung vielschichtiger Krankheitsfaktoren wird meist eine Vielzahl von medizinisch sinnvollen, kurativen Behandlungsmöglichkeiten, aber auch gesundheitspräventiven Maßnahmen angeregt. Sie sind in ihrer therapeutischen Zielrichtung und in ihrer Wirkungsweise eng verbunden mit den Bereichen psychosoziale Lebensqualität, Wellness und Anti-Aging.

Die Ordnungstherapie ist als naturheilkundliche Strategie quasi der logistische Engpass, der zwangsläufig zu ärztlich sinnvollen, qualitativ hochwertigen und ethisch einwandfreien IGEL-Angeboten führt. Bezüglich des praxisinternen Marketings der IGEL-Praxis wird damit letztlich eine gezielte Nachfrage nach neuen Selbstzahlerleistungen induziert. Durch ordnungsdiagnostische Fragen kann der Orthopäde bei jeder kurativen (IGEL-)Tätigkeit, z. B. einer Akupunkturbehandlung in der orthopädischen Sprechstunde, gezielt Interesse nach weiteren IGEL-Angeboten auslösen. Da Naturheilverfahren mit wenigen Ausnahmen eindeutig außerhalb der GKV anzusiedeln sind, eignen sie sich somit vom praxisinternen Marketing her bestens für die Selbstzahlerpraxis. Leider erwecken einige gesetzliche Krankenkassen immer noch den gegenteiligen Anschein bei ihren Mitgliedern.

Ordnungstherapie bietet also Patient und Arzt einen vielschichtigen und vielfachen Nutzen, d. h. einen *„multiple level benefit"*. Sie fordert allerdings vom Patienten viel Verantwortung und Kooperationswilligkeit und vom Arzt eine enorme, sehr breit gefächerte Fachkompetenz, Einfühlungsvermögen und Motivationsfähigkeit.

Fortbildung Naturheilverfahren

Im Rahmen der naturheilkundlichen Fortbildung ist zunächst die *Weiterbildung* Naturheilverfahren für die *Zusatzbezeichnung* zu besprechen.

Die Weiterbildung ist durch das Curriculum der Ärztekammer vorgegeben. Der theoretische Teil beträgt 160 Stunden in 4-mal 5 Tagen und wird von verschiedenen anerkannten Veranstaltern von etwa gleicher Qualität angeboten. Dazu zählen:
- Ärztliches Fortbildungszentrum des Kneipp-Bundes Bad Wörishofen, Sebastian-Kneipp-Akademie, Adolf-Scholz-Allee 6, 86825 Bad Wörishofen;
- NIDM-Geschäftsstelle, Keplerstr. 13, 93047 Regensburg;
- Zentralverband der Ärzte für Naturheilverfahren (ZÄN), Alfredstr. 21, 72250 Freudenstadt.

Darüber hinaus wird für die Zusatzbezeichnung eine *praktische Weiterbildung* über drei Monate verlangt, die meist berufsbegleitend vor, während oder nach dem o. g. Theorieteil erfolgen kann. Das konkrete Vorgehen besteht darin, bei der zuständigen Landesärztekammer die Liste der weiterbildungsberechtigten niedergelassenen Ärzte oder Kliniken zu erfragen und sich dort um eine entsprechende Weiterbildungsstelle zu bewerben.

Achtung: Erfahrungsgemäß ist es in einigen Bundesländern enorm schwer, überhaupt einen Weiterbildungsplatz in einer Praxis/Klinik zu erhalten. Insbesondere scheinen die Landesärztekammern Niedersachsen, Hessen und Berlin der Nachfrage ihrer Mitglieder nach praktischen Weiterbildungsstellen nicht in ausreichendem Maße entsprechen zu können. Die Gründe dafür sind vielfältig und den zuständigen Gremien der Landesärztekammer wohl sicher gut bekannt!

In Anbetracht des für die orthopädische IGEL-Tätigkeit mit Naturheilverfahren so wichtigen praktischen Know-hows, das ausschließlich am Patienten erlernt werden kann, sollte man sich als Orthopäde aber nur um eine Weiterbildungsstelle bemühen, in der wirklich ein breites Verfahrensspektrum sehr häufig zur Anwendung kommt und wo möglichst auch ein orthopädischer Praxisschwerpunkt besteht.

Im Hinblick auf den Umfang der naturheilkundlichen Fachkompetenz der ermächtigten Kollegen, v. a. ihre generelle Weiterbildungswilligkeit, muss in diesem Zusammenhang ebenfalls zur Vorsicht geraten werden. Ein weiterzubildender Kollege kostet den Weiterbilder, der seine Aufgabe ernst nimmt, enorm viel Zeit und damit Geld. Verständlich also, dass es bei Weiterbildungsplätzen oft Engpässe gibt.

Leider führen einige Anbieter in wenig seriöser Art eine praktische Weiterbildung in Gruppenform mit bis zu 80 Teilnehmern durch, d. h. sie machen de facto eine rein theoretische Massenfortbildung, oft obendrein noch meist von Fremdreferenten durchgeführt. Was hier an konkreter Erfahrung und praktischem Nutzen für den weiterbildungswilligen Arzt übrig bleibt, ist unschwer abzuschätzen. Es ist reine Zeit- und Geldverschwendung, an solchen Veranstaltungen überhaupt teilzunehmen.

Adressen von qualitativ hochwertigen, nützlichen und dabei Zeit sparenden praktischen Weiterbildungsmöglichkeiten (z. B. in Kleingruppenform) können vom Autor nachgefragt werden. Auch empfiehlt es sich, am besten sog. orthopädieorientierte *Kompaktpraktika* zu belegen, zumal sich durch Einbeziehung von Wochenenden die erforderlichen 12 Wochen auf ca. 7 Wochen reduzieren lassen.

Ob für den Orthopäden aufgrund des relativ hohen zeitlich und finanziell erforderlichen Aufwandes der Erwerb der Zusatzbezeichnung überhaupt in jedem Falle sinnvoll ist, muss vor diesem Hintergrund in Frage gestellt werden. Der vermeintliche Marketingvorteil durch die Zusatzbezeichnung Naturheilverfahren am Praxisschild existiert mit Sicherheit nur, wenn diese „Hülle" auch Inhalt enthält, d. h. wenn der Orthopäde über eine hohe naturheilkundliche Kompetenz verfügt und die Verfahren auch intensiv anwendet.

Es kann als ein Grundprinzip des ärztlichen Selbstzahlermarktes gelten, dass es de facto keine bürokratisch vorgegebenen, formellen Vorschriften oder Anforderungen der Ärztekammer gibt, sondern nur den radikalen Anspruch des zahlenden Kunden auf hohe fachliche Qualität des Arztes, seine menschliche Zuwendung und die professionelle Präsentation seiner Angebote. Wenn also IGEL mit Naturheilverfahren, dann konsequent, seriös und authentisch!

In Anbetracht all dieser Schwierigkeiten ist vielen Orthopäden deshalb eher eine naturheilkundliche Fortbildung für bestimmte Themenbereiche (z. B. ausleitende Verfahren etc.) anzuraten, bei der auch die Investitionskosten geringer sind. Hierfür eignen sich, als Minimalprogramm sozusagen, der Weiterbildungskurs Nr. 4, der von einem einzigen Veranstalter auch speziell für orthopädische Krankheiten angeboten wird, kombiniert mit einer zweiwöchigen Hospitation, z. B. als Kompaktpraktikum mit dem Schwerpunkt orthopädische Krankheiten (Adresse s. u.).

Für die Durchführung der *F.X.-Mayr-Diagnostik und -Therapie* in Form einer ambulanten F.X.-Mayr-Kur in der orthopädischen Praxis ist zumindest eine 2-wöchige, besser noch eine 3-mal 2-wöchige Fortbildung in der F.X.-Mayr-Medizin erforderlich (weitere Informationen: s. u.).

Die *Neuraltherapie* kann durch ca. 5 Fortbildungen von 1–2 Tagen bei mehreren Fachgesellschaften in Deutschland erlernt werden. Sie empfiehlt sich für den Orthopäden schon wegen der inhaltlichen Überschneidung mit der therapeutischen und diagnostischen Lokalanästhesie.

80 Stunden Fortbildung in *psychosomatischer Grundversorgung* sind jedem niedergelassenem Arzt grundsätzlich zu empfehlen und stellen eine hervorragende Ergänzung zur Ordnungstherapie dar. Sie ermöglicht ein gewisses Verständnis für den psychotherapeutischen Hintergrund

orthopädischer Beschwerden, dient der besseren Patientenbindung und ist nicht zuletzt für die eigene Psychohygiene hilfreich. (Anm. des Hrsg.: Wenn der 80-Std.-Kurs nach den Richtlinien der zuständigen KV absolviert wird, kann die Genehmigung eines gelben Zusatzbudgets beantragt werden.)

Räumliche Voraussetzungen und strukturelle Veränderungen in der Praxis

Die Anwendung der orthopädisch wichtigsten Naturheilverfahren erfolgt erfahrungsgemäß am besten im Rahmen einer privatärztlichen Selbstzahlersprechstunde („grüne Sprechstunde"), z. B. an 2–3 Nachmittagen der Woche, in denen ausschließlich IGEL angeboten werden. Je klarer dort das individuelle Behandlungskonzept und die langfristige Vorgehensweise dem Patienten gleich zu Beginn in Ruhe erläutert werden, desto problemloser gestaltet sich die weitere Zusammenarbeit zwischen Arzt und Patient im Selbstzahlerbereich.

Kleinere naturheilkundliche Beratungen oder eine richtige ordnungstherapeutische Sprechstunde, die Zeit für das ärztliche Gespräch erfordern, können nur in solchen Spezialsprechstunden seriös durchgeführt werden.

Dagegen lassen sich die ausleitenden Verfahren, Neuraltherapie, Phytotherapie (Rezepte mit nichtkassenfähigen Medikamenten) oder Infusionen mit Immunstimulanzien, Vitaminen, leberentgiftenden Präparaten oder homöopathischen Medikamenten auch während der Kassensprechstunde, sozusagen als „kleine IGEL", jederzeit elegant einplanen.

Apparative Voraussetzungen

Technisches Zubehör für die ausleitenden Verfahren:
- Etwa 10 Schröpfgläser, Durchmesser 5,5 cm, 10 Schröpfgläser mit Durchmesser 4,5 cm und 10 Schröpfgläser mit 3,5 cm Durchmesser (zu bestellen, bei der Firma Noz, Eberhardstr. 56, 71679 Asperg),
- Baunscheidt-Roller mit Zubehör (ebenfalls Fa. Noz) und Baunscheidt-Öl, das vom Apotheker nach vorgegebener Rezeptur (s. Fachliteratur) hergestellt wird. Achtung: Das darin enthaltene Crotonöl ist seit zwei Jahren in Deutschland nicht mehr erhältlich, jedoch noch über die Schweiz zu beziehen. Leider ist das Baunscheidt-Verfahren ohne Crotonöl nicht ausreichend wirksam.
- Der für Schröpfgläser und Baunscheidt-Geräte obligatorische Dampfdrucksterilisator sollte in jeder orthopädischen Praxis vorhanden sein.
- Bezug der Canthariden-Salbe über die Apotheke. Rezeptur in der einschlägigen Fachliteratur der Naturheilkunde.
- Blutegel am besten bei Bedarf einfach telefonisch bestellen: Firma Zaug GmbH, Giessener Str. 52, 35444 Biebertal, Tel: 06409–2376. Dadurch erübrigt sich eine größere Bevorratung.
- Für die übrigen Naturheilverfahren sind keine besonderen Voraussetzungen notwendig.

Personelle Voraussetzungen

Die Schulung zumindest einer Praxismitarbeiterin ist unerlässlich, z. B. für die allgemeine Aufklärung der Patienten über die IGEL-Angebote der Praxis (Kosten, Formulare, Vorgehensweise), Vorinformationen über die einzelnen Verfahren und die therapeutischen Möglichkeiten. Auch einzelne Techniken, z. B. trockene Schröpfung oder auch das Baunscheidt-Verfahren sind problemlos delegierbar. Für die praktische Schulung der Arzthelferin im Selbstzahlerbereich gibt es Sonderkurse.

Finanzen

Investitionskosten fallen vor allem durch die Weiter- und Fortbildung an. Ausgehend von der kompletten Weiterbildung für die Zusatzbezeichnung Naturheilverfahren, einer Basisausbildung in Neuraltherapie mit ca. 5 Tagen und einem zweiwöchigen F.X.-Mayr-Kurs ist mit etwa DM 30000 bis 40000,– zu rechnen. Einkalkuliert sind hier bereits die Kosten der praktischen Weiterbildung (ca. DM 15000,–), die für den Niedergelassenen das zeitliche Nadelöhr darstellt (vgl. Fortbildung, s. o.).

Das orthopädische Minimalprogramm für Naturheilverfahren ist mit einer 5-tägigen Theorieweiterbildung (Kurs 4, am besten der o. g. Spezialkurs 4 für Orthopäden) und einem

Kompaktpraktikum bzw. einer zweiwöchigen Hospitation mit ca. DM 5000,– zu veranschlagen.

Nicht berücksichtigt sind in beiden Kalkulationen der Praxisausfall und die Kosten für einen Praxisvertreter.

Die technische Ausstattung für die ausleitenden Verfahren ist insgesamt mit vielleicht DM 2000,– anzusetzen, wobei die laufenden Materialienkosten relativ gering sind (letztlich nur Ersatz der fehlenden Schröpfgläser).

■ Arzthonorare

Die Honorarhöhe hängt, wie bei allen IGEL, vom vorher mit dem Patienten frei zu vereinbarenden Betrag ab. Die entscheidenden Fragen hierzu lauten:
- Wie viel ist dem Patienten der Erfolg der Behandlung wert?
- Ist der Orthopäde von der Qualität und Effektivität, d. h. vom Erfolg seiner naturheilkundlichen Therapie wirklich überzeugt?
- Ist das Honorar angemessen und sozialverträglich?
- Hat der Patient tatsächlich eine bleibende und erkennbare Besserung, d. h. einen wirklichen Nutzen gehabt?

Die Rechnungsstellung erfolgt nach GOÄ, wobei manche naturheilkundliche Leistungen durch die GOÄ definiert sind und für einige Leistungen Analogziffern zur Anwendung kommen. Neben der technischen Leistung kann die Honorarhöhe durch die stets erbrachte Beratungsleistung variabel gestaltet werden.

■ Wichtige Leistungsbeschreibungen

- Ordnungstherapie:
  - große ganzheitliche Erstanamnese: GOÄ A 30
  - Ganzkörperstatus: GOÄ 8
  - ausführliche, naturheilkundliche Beratung: GOÄ A 804 oder 806
  - ausführliche ordnungstherapeutische Beratung: GOÄ A 817
  - schriftliche individuelle Planung und Leitung einer Kur: GOÄ 77
- Schröpftherapie trocken: GOÄ 747
- Schröpftherapie blutig: GOÄ 747 + 748
- Baunscheidt-Therapie: GOÄ A 748
- Cantharidin-Pflaster: GOÄ A 209
- Nachbehandlung Cantharidin-Plaster: GOÄ A 2006
- Infusionen >30 min: GOÄ 272
- Aderlass: GOÄ 285 a
- F.X.-Mayr-Therapie: Bauchbehandlung (ca. 20 min): GOÄ 505 + 510 + 523 + 846
- Neuraltherapie: u. a. GOÄ 252, 253, 255, 266, 267, 268, 497
- Ernährungstherapie: s. Kap. 2.4
- Phytotherapie: Beratungsziffer abrechenbar
- orthomolekulare Therapie: Beratungsziffer
- Sauerstoffmehrschritttherapie: GOÄ A 600

■ Ertrag bei geringer bis intensiver Umsetzung

Aufgrund der Heterogenität der Verfahren, der speziellen naturheilkundlichen Logistik (relativ großer Beratungsaufwand zu Beginn) und des unterschiedlichen Kosten-Nutzen-Aufwandes der einzelnen Verfahren lässt sich hier keine generelle Aussage machen. Tatsache ist, dass sich bei professioneller Durchführung der gesamte Aufwand für Naturheilverfahren (Fortbildung, Weiterbildung, Materialien, Praxisintegration) für die meisten Praxen in wenigen Monaten bereits rentiert hat. Langfristig können Naturheilverfahren heute allen Erfahrungen nach geradezu als Basis für ein wirtschaftlich erfolgreiches zweites Standbein bezeichnet werden!

Bilanzen aus naturheilkundlich arbeitenden Orthopädenpraxen haben folgende Resultate ergeben: Bei ca. 10 Stunden IGEL-Tätigkeit pro Woche mit den o. g. Verfahren (aber ohne Akupunktur!), die zu über 50 % in der grünen Sprechstunde durchgeführt wurden, wurde im Schnitt ein Honorar von etwa DM 15 000,– pro Monat erzielt. Davon wurden wiederum durch Delegationsleistungen mindestens 5000,– DM erwirtschaftet. Bei einem errechneten Honorar von DM 300 bis 400,– pro Stunde muss auch an die deutlich reduzierten Unkosten (zwei Arzthelferinnen reichen für die Selbstzahlersprechstunde!) gedacht werden. Nicht zu vergessen dabei ist die zusätzliche Akquise von weiteren, in diesem Buch beschriebenen IGEL durch das ordnungstherapeutische Gesamtkonzept!

Fazit

Naturheilverfahren sind, wenn eine zielorientierte Fort- oder Weiterbildung nicht gescheut und das entsprechende IGEL-Management beherrscht wird, sehr vielseitig in der Orthopädenpraxis einsetzbar, ja ein zukunftsorientierter und absolut stabiler Markt. Naturheilverfahren ergeben eine hervorragende Rendite und eignen sich deshalb ausgezeichnet für den orthopädischen Selbstzahlermarkt.

Praxisinterview

mit Dr. F. Milz

Wie wurde das neue Verfahren bekannt gegeben?

Praxisbroschüre, Plakate, direkte Information durch den Arzt in der Kassensprechstunde, repetitive Informationen durch die Arzthelferin, öffentliche Vorträge, praxisinterne Vorträge.

Wie wurden die Mitarbeiter geschult?

Für die Neuraltherapie reicht eine Schulung über max. eine Stunde, für die Naturheilverfahren sollten technische Leistungen (auch als Motivation der Mitarbeiter für IGEL!) wie die Schröpftherapie delegiert und genau erklärt werden.

Für das gesamte Selbstzahlerkonzept der Privatpraxis, über den Sinn und die Möglichkeiten der Naturheilverfahren wurde eine eigene Schulung des Praxisteams an 2-mal 2 Tagen durchgeführt.

Wie wurde in der Verwaltung die Abrechnung umgestellt?

Es gab verschiedene Formblätter als Aufklärung für die einzelnen Naturheilverfahren. Die Abrechnung von IGEL erfolgt über ein naturheilkundlich spezialisiertes Abrechnungsbüro (Adresse s. u.).

Wie spricht man mit Kassenpatienten über neu eingeführte Selbstzahlerleistungen?

Dies ist in meiner Privatpraxis nicht relevant.

Ist die IGEL-Leistung einfach ein attraktives Angebot oder hat sie zu Veränderungen im GKV-Bereich geführt?

Sie ist vorwiegend ein additives Angebot.

Wie sieht Ihr momentanes IGEL-Angebot aus, was planen Sie?

Orthopädische Schmerztherapie, "lifestyle management", verschiedene kurative Naturheilverfahren (humoralmedizinische Verfahren), F.X.-Mayr-Therapie, biologische Revitalisierungsinfusionen, neue Hormonersatztherapie („multiple hormone replacemency therapy"), Hormoniontophorese, Adipositastherapie einzeln und in Gruppen, dazu Ernährungsberatung, Raucherentwöhnung, als gesundheitspräventive Maßnahme die Mayr-Kur, Ordnungstherapie als Basis der Schönheitsmedizin. Geplant ist der Ausbau der sanften Schönheitsmedizin.

Literatur

Milz F, Schirmer K-P, Pollmann A, Wiesenauer M. Naturheilverfahren bei orthopädischen Erkrankungen. Stuttgart: Hippokrates, 1998.

Augustin M, Schmiedel V. Praxisleitfaden Naturheilkunde. München: Urban & Fischer, 1999.

Boessmann U, Peseschkain N. Positive Ordnungstherapie. Gebrauchsanleitung für die ganzheitsmedizinische Praxis. Stuttgart: Hippokrates, 1995.

Rauch E. Lehrbuch der Diagnostik nach F. X. Mayr. Stuttgart: Haug-Verlag, 1999.

Schäfer P. Praxisleitfaden Phytotherapie. Stuttgart: Haug-Verlag, 1996.

Nützliche Adressen

- Praktische Weiterbildung Naturheilverfahren in Form von orthopädiespezifischen und zeitsparenden Kompaktpraktika:
  Dr. Franz Milz, Ziegelberger Str. 3,
  87730 Bad Grönenbach, Tel: 08334/98 48 48,
  Fax: 08334/98 48 49,
  Internet: www.dr-milz.de
- Abrechnung von Naturheilverfahren:
  Frau Hildegard Fuchs, Paradiesstr. 44 b,
  87727 Babenhausen,
  Tel + Fax: 08333/94 65 59
- Die Arzthelferin im Selbstzahlerbereich.
  Dr. Franz Milz, Ziegelberger Str. 3,
  87730 Bad Grönenbach, Tel: 08334/98 48 48,
  Fax: 08334/98 48 49,
  Internet: www.dr-milz.de
- synDoc-Erfolg! mit Selbstzahlermedizin:
  Ärzteteam zur Schulung, Beratung und Training in allen Bereichen der Selbstzahlermedizin
  Kruchenhausen 35,
  83246 Unterwössen
  Fax: 08641/69 89 39
  Internet: www.syndoc.de
- F. X. Mayr-Gesellschaft in Österreich,
  Dellach/Wörthersee, Tel: 0043 – 4273/25 11 44

- Psychosomatische Grundversorgung: Panoramaklinik, Dr. Peter Dogs, Kurstr. 22, 88175 Scheidegg, Tel:08381/80 20.
Dort ist auch eine praktische Weiterbildung in Naturheilverfahren möglich.
- Orthomolekulare Therapie: FOM, Elviarastr. 29, 80636 München
- Thermoregulationsdiagnostik: Firma W. Eidam, Schöne Aussicht 8 a, 61348 Bad Homburg

2.3 Sportmedizinische IGEL-Leistung

Der sportmedizinische IGEL

L. Schoener

Aktiv, dynamisch, athletisch, sportlich, in und geil sind Adjektive, die aktiv und passiv uns umschwirren und belagern. In allen Heiratsannoncen ist das meist gebrauchte Prädikat: „sportlich". Selbst der gesetzte Herr wird beim Betreten eines Bekleidungsgeschäftes vor die Alternative gestellt, ob der Artikel mehr elegant oder sportlich sein sollte. Es finden heute keine Bergturnfeste oder Gaumeisterschaften mehr statt. Niemand geht mehr zum Dauerlaufen, Marschieren oder Schwimmen. Jogging, Walking, Strongwalking, Climbing, Carving, Skating und Aquapower sind die Trends und Events, die sich in unserer Freizeitgesellschaft den Weltanschauungen Fitness, Wellness, Aerobic und Anti-Aging unterordnen.

Vom Baby-swimming bis zum Seniorenwalking scheint die ganze Gesellschaft in Bewegung und auf Trab zu sein. Ob Funsportart, Freeclimbing und Manpower bis zu den Passiva wie Yoga, Qi-Gong, Akupressur und Meditation, jeder scheint mit sich und anderen im Bewegen, Fühlen, Sich-Produzieren und Absorbieren beschäftigt zu sein.

Periodisch schwappen die Wellen vorwiegend aus Amerika zu uns herüber, wobei am Anfang die imaginäre Idee existiert, in deren Gefolge Outfit und Event im Studio stehen.

Frisch, fromm, fröhlich, frei gilt nach wie vor und überall, doch bitte sehr kein Sportverein und keine regelmäßige Veranstaltung und nur nichts auf Deutsch.

In dieser Vielfalt von Ideen und Angeboten sucht der übergewichtige Freizeitmensch nach einem Strohhalm, um Orientierung, Aufklärung und fachkundiges Wissen zu finden. Im weitesten Sinne hat dies doch alles mit Sport zu tun und wer, wenn nicht der Sportmediziner, ist neben den Masseuren, Krankengymnasten und Physiotherapeuten der kompetente Ansprechpartner. Ein ungeheurer Markt tut sich nicht nur, aber vor allem im Bereich der Sportmedizin auf.

Wer teilhaben will am Geschehen und Nutznießer an Spaß, Freude und Gewinn sein möchte, der muss seine Strategie auf drei Beinen fußen lassen:
- Kompetenz
- Nachfrage
- Angebot

■ Kompetenz

Kompetenz schaffen ist der erste und damit auch wichtigste Baustein, um Angebot, Nachfrage, Therapie und damit die Teilnahme an neuen Ressourcen nicht zu verpassen. Kompetenz heißt vor allem, sich über die Ziele und Motive der älteren und auch aller neu ankommenden Trendwellen im Klaren zu sein und die Risiken und Nutzen zu analysieren.

Das Wissen in der Sportmedizin hat derzeit eine Halbwertszeit von 1,5 Jahren. Fort-, Aus- und Weiterbildung ist die Grundvoraussetzung, um Kompetenz zu erhalten. Wissen ist Macht!

Eine unter vielen Fortbildungsmöglichkeiten ist der Erwerb der Zusatzbezeichnung Sportmedizin. Nach erfolgreicher Weiterbildung sind Sie berechtigt, „Sportmedizin" neben Ihrer Arztbezeichnung auf dem Praxisschild und allen anderen werbeträchtigen Ankündigungsmöglichkeiten – Briefpapier, Visitenkarte, Wiederbestellzettel – zu führen. Wenden Sie sich hierfür an zertifizierungsberechtigte Institutionen (Ärztekammer, Akademie Deutscher Orthopäden, Deutscher Sportärzteverband).

Der Kurs kann in Teilbereiche fraktioniert werden, von stundenweise über tageweise bis zu Wochenkursen. Er gliedert sich in einen praktischen und theoretischen Teil. Die Vorgaben sind in den verschiedenen Landesärztekammern noch unterschiedlich.

Der Nachweis einer einjährigen Betreuung eines Sportvereins kann zudem gefordert werden.

■ Nachfrage

Wenn die Kompetenz und das Wissen nur im Verborgenen blühen, können sie marktwirtschaftlich keinen Nutzen hereinfahren. Es ist deshalb wichtig, mit der Kompetenz eine entsprechende Nachfrage auszulösen. Gelegenheit dazu geben Ihnen Vorträge bei Sportvereinen, der VHS, den Krankenkassen und bei Gesundheitszirkeln; werden Sie Mitglied in Sportvereinen, verfassen Sie Zeitungsartikel in der lokalen Presse, im Wochenblatt, stellen Sie sich zur Verfügung im Lokalradio und im lokalen TV. Nehmen Sie teil an Events wie „BR-Radltour", „Eine Stadt fastet", „Die Gemeinde ist in Bewegung". In Ihrem Wartezimmer informieren Sie durch Aushänge, Werbeprospekte und auch eine professionelle Wartezimmerzeitschrift. Führen Sie regelmäßig Informationsabende in Rehazentren, Fitnesszentren und bei jungen Events durch.

Scheuen Sie sich nicht, kostenpflichtige Kurse anzubieten und Ihr gesamtes Leistungsspektrum im Rahmen der erlaubten Werbung auch im Internet und auf Ihrer Visitenkarte und Ihrem Briefbogen darzustellen.

Achten Sie darauf, dass die Nachfrage durch Sie wohl initiiert wird, sie letztendlich aber vom Patienten und Sportler selbst kommen muss.

Verprämien Sie ihre Nachfrage elitär; was nichts kostet und für jedermann frei ist, ist auch nichts wert!

■ Angebot

Wenn Sie sich die Kompetenz hart erarbeitet und alles getan haben, dass eine Nachfragewelle auf Sie zukommt, dann ist es Zeit, Ihr gesamtes Angebot darzulegen. Die folgenden aufgeführten Möglichkeiten sind nicht Bestandteil der Kassenleistung und werden dies auch in den nächsten Jahren mit Sicherheit nicht werden. Sie sind Bestandteil der neuen Lebensphilosophie, die aus dem Circulus vitiosus herausführen soll – weniger Arbeit, weniger Adrenalin, mehr Depression. Statt Stress Anti-Aging.

Bescheinigung

Sämtliche sportmedizinischen Bescheinigungen sind gebührenpflichtig, sei es Befreiung vom Sportunterricht, Befreiung von bestimmten Tätigkeiten, Tauglichkeitsbescheinigungen, z. B. für
- Fliegen,
- Sport-Leistungskurs,
- Tauchen,
- Fallschirmspringen etc.

■ Untersuchungen

Falls Bescheinigungen für die Tauglichkeit – Sportleistungskurs, Fliegen, Tauchen – oder Empfehlungen für irgendwelche Trendsportarten ausgesprochen werden sollen, so sind hierfür diverse obligate Untersuchungen kostenpflichtig anzubieten. Zu nennen sind hier
- EKG,
- Ergometrie,
- Podogramm,
- Lungenfunktionsprüfungen,
- Laktatbestimmung,
- Densitometrie,
- Körperfettanalyse,
- Größe, Gewicht, Blutdruck, Visus, Gehör,
- Laufbandschule,
- Muskelfunktionstest etc.

■ Kurse

Bieten Sie in Ihrer Praxis kostenpflichtige Kurse an, z. B. 8 Stunden á 200,00 DM für jeweils 10–20 Teilnehmer. Die Kurse können sowohl als Prävention als auch als Therapie oder als reine Informationskurse angeboten werden. Hierbei sind zu nennen
- Rückenschule,
- Knie-, Ellenbogen-, Schulterschule,
- Sportartenberatung,
- pulskontrollierte Bewegung,
- Gewicht und Sport,
- Lebensführung und Ernährung.

Vergessen Sie nie, zum Abschluss Ihres Kurses ein Diplom auszustellen, und führen Sie während des Kurses Kontrolluntersuchungen durch und dokumentieren Sie Parameter wie Verbesserung der Muskelkraft, Lungenfunktionsprüfung oder individuelle Schmerzskalen.

■ Gewichtsreduktion

Gerade im Bereich der Gewichtsreduktion werden wir mit zahlreichen Fragen konfrontiert. Hierbei sollte nach kostenpflichtiger Eingangsuntersuchung am Ende die Aufnahme in einen Kurs stehen, dessen Ziel die Wahl einer geeigneten Sportart ist, wie auch die Empfehlung weiterführender therapeutischer Maßnahmen, z.B.
- Erstellung von Diätplänen,

- Körperfettanalyse,
- Einweisung in pulskontrollierte Bewegung,
- operative Möglichkeiten wie Lipolyse oder chirurgische Interventionen (Absaugen, Abtragen von Fettschürzen, plastische Operationen, Magenraffungen).

■ Therapie

Stellen Sie anhand von kostenpflichtigen Vorträgen, Videos oder Wartezimmerbroschüren die verschiedensten Therapiemöglichkeiten zusammen. Falls Sie die Leistungen nicht selbst erbringen können, sichern Sie den Erfolg durch Apparategemeinschaften, Zusammenarbeit mit anderen Kollegen sowie Reha- und Fitnesszentren. Zu nennen wären hier

- ESWT,
- Laser,
- Kältekammer,
- Hyperthermie,
- lokale Unterdruckbehandlung,
- Sauna,
- Akupunktur,
- plastische Chirurgie.

■ Nahrungsergänzung

Der körperlich Aktive hat eine stärkere Beziehung zu Output und Input und stellt somit noch häufiger die Frage nach adäquater Ernährung.

Gerade im Anti-Agingprogramm gibt es zahlreiche Anbieter von Nahrungsergänzung, die eine fruchtbare Zusammenarbeit mit dem Hersteller erlauben. In den Rahmen dieser Palette reihen sich ein die Empfehlung, der Vertrieb oder auch nur die Firmierung der verschiedensten Produkte:

- Nahrungsergänzung,
- Sportlergetränke,
- Salben (Orangenhaut, Bräunungscremes, hyperämisierende Einreibungen),
- Saunakonzentrat,
- Badezusätze,
- Sonnenschutzcremes,
- Antimoskitosprays.

■ Bekleidung

Große Sportartikelhersteller bieten Ihnen eine Zusammenarbeit in der Sportbekleidung und bei Sportschuhen an. In einem von der Praxis getrennten Teil, z. B. einer Firma der Ehefrau, können Sie einen Teil der Handelsspanne einbehalten und einen Teil des Katalogpreises weitergeben. Die Handelsspanne in dieser Branche sind mit bis zu 50% taxiert, z. B. Sportkleidung von Wellness, Aerobic, Fischerei, Jagd, Golf, Tennis, Jogging und vieles andere.

■ Wettkampfbetreuung

Die Betreuung von Sportlern, Bewegungssuchenden bis hin zum Leistungssportler im Training und während des Wettkampfs ist eine besondere Herausforderung.

Es beginnt im Kinderturnverein, führt über die lokale Fußballmannschaft bis zu den höheren Weihen in einem Bundesligaclub oder der Nationalmannschaft.

Hierbei ist Ihre Arbeit liquidationsberechtigt und je nach Popularität der Einzelperson oder des Vereins ist ein hoher Werbeeffekt gegeben.

Abhängig von der Werbeträchtigkeit, die Ihr Klientel bietet, sind insbesondere zwei Qualitätsmerkmale gefordert. Zum einen ein hohes Einfüllungsvermögen in psychosomatische Zusammenhänge, zum anderen ein Formulieren der Diagnose in der richtigen Wertigkeitsskala. Hängen Sie Ihre Diagnose nie zu tief. So wird Ihnen sicher klar, dass trotz eines Formtiefs Ihr Sportler nach einem Innenbandriss bereits nach drei Wochen wieder im Leistungssport Höchstleistungen vollbringt.

Zur Wettkampfbetreuung gehört von der Eingangsuntersuchung, den Leistungskontrollen, die Beratung, der Trainingsplan, die Ernährungsberatung bis hin zur Akutversorgung die gesamte Palette der oben angegebenen Leistungen.

■ Innovation

Der gesamte sportmedizinische Igel fußt auf Ihrer fachlichen Kompetenz. Nachfrage zu erzeugen und Angebote zu offerieren bedeutet, dass eine Absicherung auf einer breiten Basis eines fundierten Wissens steht, von dem Sie selbst überzeugt sind. Bei langfristigen Strategien bauen Sie suffiziente, kostenpflichtige Erfolgskontrollen ein, die auch eine gewisse Patientenbindung bedeuten. Arbeiten Sie zusammen mit privaten Anbietern, staatlichen Stellen wie Gesundheitsämtern, Krankenkassen, Gemeindeverwaltung, Pfarrgemeinderat, Hausfrauenverband und Ähnlichem.

Für Ihre Untersuchungen, Tests, Therapien und Kurse entwerfen Sie Programme, Formblätter, Testbögen und Diplome oder beziehen diese von einschlägigen Fachgesellschaften.

Wer die Nase mitten im Wind hat, der spürt den Trend, tut Gutes für sich und seine Patienten und hat den Schlüssel zum Erfolg.

Von dem Großteil dieser Angebote, die als Ideen zu verstehen sind, die Sie verwirklichen können, suchen Sie sich bitte nur einen Teil aus. Es ist schlecht, der Hansdampf in allen Gassen zu sein. Viel besser ist Klasse statt Masse.

Sportmedizinische Tauglichkeitsuntersuchung

L. Geiger, F. Möckel, H. Pabst

Untersuchungsbögen hierfür können in der Geschäftsstelle gegen einen Kostenersatz angefordert werden. Diese Untersuchung beinhaltet:
- Ausführliche allgemeine und sportartspezifische Anamnese, die je nach Leistungsstand auch einen größeren zeitlichen Aufwand erfordert,
- eingehende Untersuchung mit sportartspezifischen Schwerpunkten,
- Beurteilung, evtl. Überweisung zu einem Facharzt,

GOÄ 29	DM 50,16 (1fach)
DM 115,37 (2,3fach)	DM 175,56 (3,5fach)

oder

GOÄ 8, A 34	DM 63,84 (1fach)
DM 146,83 (2,3fach)	DM 233,44 (3,5fach)

- ein Belastungs-EKG (Fahrrad/Laufband),

GOÄ 652, A 796*	DM 68,06 (1fach)
DM 134,19 (2,3fach)	DM 194,89 (3,5fach)

(* ergometrische Funktionsprüfung DM 17,33 immer einfach)

- fakultativ Laborwerte,
- bei entsprechender Symptomatik Spirometrie (dann evtl. als Kassenleistung).

GOÄ 605	DM 27,59 (1fach)
DM 49,66 (2,3fach)	DM 68,97 (3,5fach)

Leistungsdiagnostik

Gleiche Leistungen wie oben, dazu werden berechnet:
- Laktatbestimmung und Bestimmung der Trainingsbereiche und Schwellenwerte (Computerauswertung); der gleiche Satz gilt für Labor und Feldtest: Es gibt hierfür keine eigentliche Abrechnungsziffer in der GOÄ = pauschal zwischen DM 50,- und DM 110,-
- Für die Erstellung eines Trainingsplans: je nach Zeitaufwand, pro Stunde pauschal DM 180,-.

Spiroergometrie zur Leistungsdiagnostik

Zusätzlich zu den anderen Leistungen

GOÄ 606	DM 43,21 (1fach)
DM 77,77 (2,3fach)	DM 108,02 (3,5fach)

GOÄ 617 (Gasanalyse)	DM 38,87 (1fach)
DM 69,97 (2,3fach)	DM 97,19 (3,5fach)

Nur im Hochleistungssport sinnvoll anwendbar.

Gesundheitsorientierter Sportunterricht

Schule, Vereine, Studios, Reha-Anstalten etc., nicht für kommerzielle Anbieter: Beratungen, Vorträge, Sportunterricht (mit entsprechender Qualifikation), andere gesundheitsbildende Maßnahmen: orientiert an A 34 (mindestens 20 Minuten zu DM 78,66; je Stunde DM 180,-)

Trainingsberatung für sportlich Aktive

- Allgemeine Trainingsempfehlungen: mindestens DM 70,– bis maximal DM 180,–
- Spezifische Trainingsempfehlungen: pro 10 Minuten DM 40,–

Ernährungsberatung, sportartspezifisch

- Mündliches Beratungsgespräch

GOÄ A 33 (Zeitdauer)	DM 34,20 (1fach)
DM 78,66 (2,3fach)	DM 119,70 (3,5fach)

- Ernährungsanalyse (mindestens 60 Minuten, bei geringerem Zeitaufwand ist die Gebühr entsprechend zu kürzen)

GOÄ A 30	DM 102,60 (1fach)
DM 235,98 (2,3fach)	DM 359,10 (3,5fach)

Sporttauglichkeit für den „Leistungskurs Sport"

- Wie sportmedizinische Tauglichkeitsuntersuchung

GOÄ 29	DM 50,16 (1fach)
DM 115,37 (2,3fach)	DM 175,56 (3,5fach)

- oder

GOÄ 8, A 34	DM 63,84 (1fach)
DM 146,83 (2,3fach)	DM 233,44 (3,5fach)

- oder bei kurzer Beratung und Ausfüllen des vorgefertigten Formulars,

GOÄ 8, 70	DM 34,20 (1fach)
DM 78,66 (2,3fach)	DM 119,70 (3,5fach)

- aber Belastungs-EKG* nur bei Indikation,

GOÄ 652, A 796*	DM 68,06 (1fach)
DM 134,10 (2,3fach)	DM 194,89 (3,5fach)

- evtl. Ruhe-EKG,

GOÄ 651	DM 28,84 (1fach)
DM 51,92 (2,3fach)	DM 72,11 (3,5fach)

- Labor bei Indikation (dann evtl. als Kassenleistung).

Sportartspezifische Pflichtuntersuchungen

Grundsätzlich sollte nur der Arzt derartige Untersuchungen durchführen dürfen, der in dieser Sportart Erfahrung hat. Dies zu entscheiden, liegt aber nicht beim Sportärzteverband, sondern bei den jeweiligen Sportfachverbänden.

- Tauchen,
- Boxen,
- Segeln,
- Motorsport,
- Flugsport etc.

Der Abrechnungsbogen sollte sich an den oben ausgeführten Kosten orientieren. Sie sind auch mit einem Steigerungssatz abrechenbar, da sie ein erhebliches Spezialwissen erfordern. Sachleistungen sind jedoch mit dem einfachen Satz in Rechnung zu stellen. So empfiehlt die Kommission ein derartiges Attest nicht unter einem Betrag von DM 140,– abzurechnen bzw. anzubieten.

Wettkampfbetreuung

Hier sollte eine Pauschale vereinbart werden, die sich nach der Länge der Anwesenheit und der zu erwartenden Einsatzhäufigkeit richtet. Wir empfehlen für einen 1- bis 3-stündigen Einsatz einen Betrag von DM 150,–. Tagespauschalen werden von den großen Sportverbänden in ähnlicher Größenordnung vergütet.

Pauschale Abrechnungsmöglichkeiten

Die Möglichkeit einer Pauschalabrechnung ist ebenfalls möglich, allerdings sollte diese Abrechnungsform nur angewandt werden, wenn die Preise nicht unter denen der GOÄ liegen.

Denkbar wäre es auch, wenn für die Vereinsbetreuung ein pauschales *Honorar pro Monat* vereinbart werden könnte. Dies sollte sich nach dem zeitlichen und fachlichen Aufwand richten.

Schlusswort

Wir möchten alle Kollegen immer wieder auf die *Rechtsgültigkeit* von Attesten hinweisen. Gefälligkeitsgutachten oder nicht ausreichend exakte oder gar offensichtlich falsche Angaben können zu einem gerichtlichen Nachspiel führen.

Hilfreiche Adressen

Deutscher Sportärzteverband
Stiftung Akademie Deutscher Orthopäden
Gritznerstraße 1
12163 Berlin
Tel 030/79 70 26 33
Fax 030/79 70 26 34
Email: akademie@bvonet.de

Berufsverband der Ärzte für Orthopädie e.V.
Donaustr. 26 Neu-Ulm
Tel: 0731/970791-15
Fax: 0731/97079116
Email bvo@bvonet.de

Fischers Zentrum für Gesundheit Sport und Prävention
Kathi-Kobus-Straße 20
80797 München

2.4 Ernährungsmedizin

R. Michaelis, U. Radloff

Einleitung

Ernährungsmedizin ist ein Fachgebiet, dessen Spektrum sich von Fragen der allgemeinen gesunden Ernährung über Adipositas und Methoden der Gewichtsabnahme bis hin zu Spezialdiäten und Infusionsbehandlungen bei Erkrankungen erstreckt. Während Letzteres in der Regel in den Rahmen üblicher ärztlicher Interventionen gehört, fallen die Themen Übergewicht und Gewichtsabnahme unter die Rubrik der „Individuellen Gesundheitsleistungen" („IGEL").

Dieser Artikel konzentriert sich deshalb auf Fragen der Ernährungs- und Diätberatung bei Adipositas – wobei die Adipositas permagna ausgeklammert werden kann, weil sie einer speziellen ärztlichen Intervention bedarf, die in der Regel kassentechnisch honoriert wird.

Wohlstand und Überangebot an Nahrungs- und Genussmitteln haben insbesondere in den westlichen Industrieländern bei Erwachsenen – und in den letzten Jahren auch bei Schulkindern – zu einer erheblichen Zunahme des Phänomens der Übergewichtigkeit geführt. Dies ließ nicht nur ein körperlich-ästhetisches Problem mit den u. U. psychisch belastenden Folgen der sozialen Diskriminierung, sondern auch ein rein medizinisches entstehen: Übergewicht kann bekanntlich zu gesundheitlichen Störungen und ernsthaften Erkrankungen wie Diabetes mellitus und arterieller Hypertonie mit nachfolgender Arteriosklerose und all ihren Konsequenzen führen.

Diese Situation ruft heute verstärkt den Arzt auf den Plan, der den – heute allerdings schon besser als früher informierten – Adipösen beraten und gegebenenfalls behandeln muss. Es ist deshalb unabdingbar, dass der Arzt über ernährungsmedizinische Fragen ausreichend informiert ist, zumal die Erkenntnisse auf diesem Fachgebiet inzwischen eine deutliche Erweiterung erfahren haben.

Was heißt Übergewicht?

Während man lange Zeit das Normalgewicht nach der bekannten Formel: Körpergröße in cm minus 100 ± 10 % bestimmte, gilt heute als Bewertungsmaßstab der Body Mass Index (BMI). Dieser errechnet sich aus dem Körpergewicht in kg dividiert durch Körpergröße in m zum Quadrat (BMI = kg/m^2). Tabelle 2.3 zeigt die dementsprechende Klassifizierung der Adipositas.

Da jedoch, wie man heute weiß, das Körpergewicht allein für die Beurteilung von Übergewicht nicht entscheidend ist, muss eine Messung der Körperfettmasse erfolgen. Dies geschieht mittels verschiedener Vorgehensweisen. Eine grobe Methode ist die Feststellung der Fettverteilung, die sich aus dem Quotienten Taillen- und Hüftumfang (T/H-Quotient oder waist/hip ratio = WHR) ergibt. Genauere Ergebnisse bringt die

Tabelle 2.3 Klassifizierung der Adipositas

Klassifizierung	BMI	Beispiel: Mann/Frau 1,80 m
Untergewicht	< 20	< 64,8 kg
Normalgewicht	20 – 24,9	64,8 – 80,7 kg
Übergewicht (Adipositas Grad I)	25 – 29,9	80,8 – 89,9 kg
Übergewicht (Adipositas Grad II)	30 – 39,9	97,0 – 129,3 kg
extreme Adipositas (Adipositas Grad III)	> 40	> 129,9 kg

Verwendung eines Bioimpendanzgerätes oder einer speziellen Fettmesswaage, deren Messergebnisse computergestützt ermittelt werden.

Dass sich zu diesen Untersuchungen rein medizinische hinzugesellen müssen, ist selbstverständlich, denn die Durchführung einer forcierten Gewichtsabnahme bzw. Diät ist bekanntlich nicht immer ohne Risiko. Auch aus diesen Gründen ergibt sich die Notwendigkeit, dem Patienten eine Ernährungs- bzw. Diätberatung zuteil werden zu lassen.

Was heißt Ernährungsberatung?

Wie Ellrott u. Pudel 1998 schreiben, wurden die „Ursachen des Übergewichts jahrzehntelang dem maßlosen Essverhalten des Übergewichtigen schuldhaft zugeschrieben". Diese Beurteilung muss heute entschieden revidiert werden. „Die intensiven Bemühungen der Verhaltenstherapeuten" – so die oben genannten Autoren weiter – „bei dennoch moderaten Behandlungserfolgen ließen immer schon vermuten, dass der Schlüssel zum Verständnis der Entstehung von Übergewicht eher in der Kategorie ‚Schicksal' als in der Kategorie ‚Schuld' zu finden ist." Die Existenz von genetischen Faktoren scheint unzweifelhaft zu sein.

Dies entbindet den Übergewichtigen, der abnehmen will, indes nicht von der „Verpflichtung", selbst Entscheidendes zum Abnehmen beizutragen und kontinuierlich darauf zu achten, sein erreichtes Normal- oder Wunschgewicht zu halten.

Und hier setzt die Ernährungsberatung ein. Dem Übergewichtigen muss deutlich gemacht werden, dass er in der Regel nicht „zu viel" (was natürlich auch oft vorkommt), sondern das „Falsche" isst. Das Problem lässt sich auf den Nenner bringen: *Er nimmt zu viel Fett zu sich!*

Während man früher auch dem Verzehr von Kohlenhydraten eine entscheidende Rolle bei der Zunahme des Körperfettanteils zuschrieb, weiß man heute, dass dieser Faktor weitgehend vernachlässigt werden kann. Die Ernährung darf „kohlenhydratliberal" sein, denn eine solche Menge dieses Nahrungsmittels nimmt in der Regel niemand zu sich, dass ein Umbau zu Fett stattfindet. Außerdem ist der Genuss von insbesondere langkettigen Kohlenhydraten (Kartoffeln, Brot, Nudeln, Reis u. Ä.) zur Erzielung des Sättigungsgefühls sehr nützlich.

Was die Frage der Höhe des Kaloriengehaltes der täglich zuzuführenden Speisen betrifft, so sind sich die Experten nicht ganz einig. Während einige die Methode des „Kalorienzählens" weiterhin empfehlen, halten andere dies für überflüssig.

Der logische Weg scheint aber doch der einer gewissen Einschränkung zu sein – zumal der diäterfahrene Patient daran gewöhnt ist, auf den Kaloriengehalt der Nahrungsmittel zu achten.

Die Ernährungsberatung hat sich auf drei Themen zu konzentrieren:
- Gewichtsabnahme,
- Halten des erreichten Gewichts mittels Umstellung der Ernährung und des Essverhaltens,
- Bewegungstherapie.

Zu allen Punkten kann der Arzt Entscheidendes beitragen, d. h. hier setzt seine Arbeit ein – die heute leider noch als „IGEL-Leistung" kassentechnisch unhonoriert bleibt.

Beratung zur Gewichtsabnahme

Nach der Messung der Körperfettmasse – deren Bedeutung in der Feststellung der prozentualen Körperfettmasse besteht – muss dem Übergewichtigen vermittelt werden, dass die Hauptaufgabe in der Reduktion des überschüssigen Körperfettes zu sehen ist, d. h. dass er jetzt und für immer nur den allernotwendigsten Prozentsatz an Fett (40 g pro Tag) zu sich nehmen darf. Er muss also lernen, den Fettgehalt der Nahrungsmittel zu eruieren, wobei er insbesondere auf die so genannten „verdeckten" Fette achten muss.

Das ist aber nicht alles: Schon zu Beginn der Diät muss der Adipöse lernen, sich selbst zu beobachten, seine Nahrungsaufnahme zu kontrollieren und seine damit einhergehenden Reaktionen, Gedanken, Anlässe und Beurteilungen gegebenenfalls in einem Tagebuch zu vermerken. Er sollte sich nur kleine erreichbare Zwischenziele stecken und sich u. U. belohnen, wenn er ein Ziel erreicht hat. Er sollte keine entscheidenden Vorsätze fassen, wie z. B. „Ich esse nie wieder Schokolade!" – er wird sich nicht daran halten können. Und die Durchbrechung eines solchen oder ähnlichen Vorsatzes kann zur Aufgabe der diätetischen Maßnahme führen.

Der Übergewichtige sollte sich auch schon sehr bald intensiv mit allen Ernährungsfragen beschäftigen, um die Notwendigkeit seines Vorhabens besser zu verstehen. Er kann seine neu erworbenen Kenntnisse auch seinen Verwandten und Bekannten vermitteln, was ihn psychisch stützt und seine Motivation verstärkt.

Im Rahmen von Gruppensitzungen mit eventuellem Rollenspiel sollten irrationale und negative Gedanken und Gefühle im Zusammenhang mit Ernährung und Gewicht durch spezifische Frage- und Konfrontationstechniken abgebaut werden.

Da eine Gewichtsabnahme, die ausschließlich auf einer Umstellung der Ernährung basiert, sich in der Regel über einen langen Zeitraum hinzieht, was oft demotivierend wirkt, empfiehlt sich die Durchführung einer so genannten „Formula-Diät". Hierbei handelt es sich um die zusätzliche Zufuhr eines hochwertigen Proteins, das mit den erforderlichen Vitaminen, Mineralien und Spurenelementen kombiniert ist. Die Einnahme eines solchen Eiweißes ist deshalb von Bedeutung, weil dadurch die Muskulatur, die für die Fettverbrennung erforderlich ist, gestützt wird und weil die zügige und sichtbare Abnahme die Motivation unterstützt, die Diät fortzusetzen. Außerdem führt die Zufuhr von hochwertigem Protein zu Leistungssteigerung und Wohlbefinden.

In einem Gutachten der Abteilung Prävention, Rehabilitation und Sportmedizin der Universität Freiburg heißt es z. B. in Bezug auf das bisher einzige klinisch geprüfte Eiweißprodukt „comidaMed", dass es unter der „Intervention mit Comida zu einer signifikanten Verbesserung der Körperkomposition, vorrangig über die Reduktion der Körperfettmasse" gekommen sei. Weiter lautet das Resultat der Untersuchung: „Dieser Effekt wird begleitet von Verbesserung im Lipid- und Entzündungsprofil: Erklärt werden können die Verbesserungen durch Umstellungen der regulatorischen Stellgrößen Insulin und Leptin; das durch die Intervention provozierte energetische Ungleichgewicht wird über die vermehrte Sekretion von STH und eine damit verbundene Lipolyse kompensiert. Negativ zu bewertende Hinweise für eine antikatabole Gegenregulation können im Rahmen der Intervention nicht beobachtet werden."

Beratung zur Umstellung der Ernährung und des Essverhaltens sowie zum Halten des erreichten Normal- oder Wunschgewichtes

Der Arzt – u. U. assistiert von einer Ökotrophologin – muss dem Übergewichtigen Informationen über den Fettgehalt der einzelnen Nahrungsmittel an die Hand geben.

Empfehlenswert ist sogar eine Unterstützung beim Einkauf, damit der Übergewichtige lernt, die richtige Wahl zu treffen. Hinweise auf entsprechende Kochbücher sind ebenfalls sehr nützlich.

Es darf nicht verschwiegen werden, dass der Weg der Umstellung des Ernährungs- und Essverhaltens schwierig ist: Der Übergewichtige muss alte Gewohnheiten aufgeben; er muss lernen, dass das Essen ohne bzw. mit wenig Fett ebenso gut schmecken kann wie mit Fett; er muss darauf achten, dass in vielen Nahrungsmitteln „verdeckte" Fette vorhanden sind, muss das Naschen aufgeben und gegebenenfalls den Alkoholkonsum reduzieren, weil Alkohol den Fettabbau verhindert. Der Übergewichtige muss also Kontrolle über sein Ernährungsprogramm und sein Essverhalten ausüben, wobei die Kontrolle flexibel und nicht rigide sein sollte. Eine rigide Kontrolle kann zur Folge haben, dass der Übergewichtige Schuldgefühle entwickelt, wenn er einmal „sündigt", und Schuldgefühle sind in der Lage, eine Situation der Frustration hervorzurufen, in der Übergewichtige abnorme Essgelüste verspüren und diesen nachgeben, was die Schuldgefühle wiederum verstärkt oder gar zu Resignation führt.

Dies leitet über zu einer weiteren IGEL-Leistung: zur Frage der psychologischen Führung bzw. der Verhaltenstherapie, die bereits bei Diätbeginn einsetzen muss.

Entweder der Arzt selbst oder ein konsiliarisch tätiger ärztlicher oder psychologischer Psychotherapeut sollte den Übergewichtigen in dessen Bemühen unterstützen, den dornenreichen Weg der Ernährungsumstellung zu gehen. Eine Analyse der Entstehung und Entwicklung der Gewichtszunahme muss am Anfang erfolgen. Ergibt sich dabei, dass überwiegend neurotische Ursachen zur Esslust geführt haben, sollte sogleich mit einer entsprechenden Psychotherapie, am besten der tiefenpsychologisch fundierten, begonnen werden. Diese gehört bekanntermaßen aber schon nicht mehr in den Rahmen der IGEL-Leistungen.

Primär empfehlen sich Einzel-, später eventuell Gruppensitzungen. Dem Patienten muss deutlich gemacht werden, woraus sein psychisches Fehlverhalten resultiert, worin es besteht und wie er es ändern kann. Hier setzt dann auch schon ein Stück Verhaltenstherapie ein. Der Patient muss lernen, seine eigentlichen Gefühle zu erkennen und umzusetzen. Dies kann regelrecht „gelernt" werden, bedarf aber auf beiden Seiten der Geduld und Ausdauer. Unbewusste Aggressionen, die meistens vorhanden sind, müssen erkennbar gemacht und in angemessenem Rahmen ausgelebt werden. Dies erfolgt am besten in gruppentherapeutischen Sitzungen.

Häufiger als primäre psychische Ursachen scheinen sekundäre Problematiken zu sein, deren Bearbeitung kassentechnisch nicht getragen werden. Viele Übergewichtige beginnen früher oder später seelisch unter ihrem Gewicht zu leiden. Selbst bei relativ geringem Übergewicht kann das Abweichen von der Wunschfigur zur Problematik werden. Die alten Kleider passen nicht mehr und der Bikini wird mehr und mehr gemieden. Bei zunehmender Adipositas verstärkt sich dieses Problem. Das Selbstbild der Betroffenen ändert sich zum Negativen hin, das Selbstwertgefühl wird beeinträchtigt, das Selbstvertrauen schwindet, Unsicherheiten und Hemmungen zeigen sich im Verhalten, Gesellschaften werden gemieden, an gemeinsamen Essen wird nicht mehr teilgenommen – es kommt zur sozialen Ausgrenzung.

Manche Übergewichtige entwickeln bei guter vitaler Dynamik Gegenstrategien und kompensieren oder überkompensieren: Sie machen aus der Not eine Tugend und bekennen sich zu ihrem Gewicht und ihrem Aussehen, sie gründen sogar Vereine! Im psychotherapeutischen Umgang mit solchen Menschen zeigt sich aber des Öfteren, dass dieses Bekennertum nur eine Art „Tünche" ist. Hat man einmal das Vertrauen solcher Menschen gewonnen, erfährt man, dass in der Tiefe doch ein Leidenszustand besteht. Dies ist auch deshalb zu vermuten, weil Übergewichtige von ihren Mitmenschen abwertend beurteilt und in der Gesellschaft bzw. im Berufsleben sozial diskriminiert werden. So ist z. B. bekannt, dass Übergewichtige seltener als Normalgewichtige leitende Posten erreichen.

Natürlich verlieren sich bei erfolgreicher Diät die sekundären Folgen; bei Zunahme der Vitalität, Besserung des Aussehens, Leistungssteigerung, Rückgewinnung von Selbstvertrauen und Verlust von Hemmungen kommt es zu dem Gefühl, ein „neuer" Mensch zu sein. Die Anerkennung von Seiten der anderen wird genossen und verstärkt das neue Lebensgefühl.

Übergewichtige bedürfen aber trotzdem einer zusätzlichen therapeutischen Intervention, weil eingefahrene Reaktions- und Verhaltensweisen nicht so leicht zu eliminieren sind.

Ganz besonders wichtig ist indessen, dem Übergewichtigen Hilfe bei Frustrationsreaktionen, Auftreten von abnormen Essgelüsten, bei Rückfällen und Resignationstendenzen sowie bei der Umstellung des Essverhaltens anzubieten. Er muss sich ja auf eine ganz bestimmte Anzahl von Mahlzeiten am Tag einstellen, muss unter Umständen Heißhunger mit ablenkenden Aktivitäten überbrücken, muss sich bei erfolgreicher Überwindung selbst belohnen lernen und anderes mehr. Jeder Betroffene bedarf einer individuellen Unterweisung in solchen Fragen des Verhaltens.

Beratung zur Frage der Bewegungstherapie

Da das Körpergewicht des Menschen zu einem erheblichen Teil durch seine physische Aktivität beeinflusst wird, muss neben den oben genannten Maßnahmen körperliche Bewegung eine zentrale Rolle spielen. Aus psychologischen Gründen sollten Übergewichtige am besten schon zur Zeit der Gewichtsabnahme irgendeine körperliche Aktivität ausüben, wie z. B. Rad fahren, Schwimmen, Gymnastik oder Laufen. Es sollte sich jedoch um eine „Sportart" handeln, die der betreffenden Person Spaß macht. Selbst Sportarten mit niedrigen Intensitäten wie Spazierengehen oder Golfspielen (ohne Elektrocaddy!) sind besser als körperliche Inaktivität. Als vorteilhaft hat sich auch erwiesen, Bewegung in alltägliche Abläufe einzubeziehen, die keinen Sport darstellen, wie z. B. zu Fuß oder per Fahrrad zur Arbeitsstelle bzw. zum Einkaufen statt mit dem Auto zu fahren, Treppe statt Fahrstuhl zu benutzen u. Ä. (Ellrott u. Pudel 1998).

Der Arzt muss alles mit dem Patienten genau besprechen, damit dieser darin eine gewisse Verpflichtung sieht, deren Umsetzung gegebenenfalls flexibel kontrolliert werden kann.

Nachsorge

Nach Abschluss der Diät und Beratung zur Umstellung des Ernährungsprogramms, die sich nach dem Zeitpunkt des Erreichens des Normal- oder Wunschgewichtes richtet, empfiehlt sich eine Fortsetzung der Betreuung über mindestens ein Jahr, da erfahrungsgemäß ein solcher Zeitraum wegen möglicher Rückfälle und zur Stabilisierung des neu erlernten Ernährungs- und Essverhaltens notwendig ist. Die Besuche beim Arzt sollten möglichst in lockeren, nicht fest terminierten Intervallen erfolgen, damit der Betreute selbst entscheiden kann, wann er sich kontrollieren lassen will.

Die Besuche sollten ein Gespräch, die Bestimmung des Körpergewichtes und eine entsprechende Beratung zum Inhalt haben.

Bei Rückfällen dürfen keine Schuldzuweisungen ausgesprochen, sondern nach Erforschung der Gründe und deren Bearbeitung sowie gegebenenfalls deren Elimination die Motivation verstärkt bzw. Resignationstendenzen abgebaut werden.

Der Arzt darf auch jetzt – wie zur Zeit der Diät und Umstellung der Ernährung – nur als Vertrauter und Helfer, nicht als externe Instanz des Gewissens des Patienten in Erscheinung treten, obgleich er es auf der anderen Seite nicht an der nötigen medizinischen Stringenz mangeln lassen darf. Unterstützt werden kann letzterer Gesichtspunkt durch die Erhebung einer gewissen Nachsorgegebühr, deren Höhe u. U. vom Betreuten selbst bestimmt werden darf.

Räumliche und weitere Voraussetzungen

Der Aufwand für die weitgehend fachgerechte Durchführung einer Ernährungs- und Diätberatung im oben beschriebenen Sinn ist nicht groß.

Was die räumliche Ausstattung betrifft, so können innerhalb einer bestehenden Praxis ein größerer und ein kleinerer Raum genutzt werden. Im größeren – am besten dem Warteraum – finden die allgemeine Information der Patienten und Gruppensitzungen statt. An einer Wand sollten sich große Schautafeln mit leicht lesbaren, prägnanten Texten und Graphiken befinden.

Ein weiterer Raum dient der Messung des Körperfettanteils, die natürlich individuell vorgenommen wird. Bei Ausstattung mit einem Bioimpendanzmessgerät (Messung der Körperfettverteilung mittels Anlegen von Elektroden an Händen und Füßen) ist eine Liege erforderlich. Auf diese kann verzichtet werden, wenn eine Körperfettmesswaage vorhanden ist. Beide Arten der Messung setzen die Benutzung eines Computers voraus.

Zur individuellen Beratung und Einzeltherapie kann das Sprechzimmer genutzt werden.

Die personellen Voraussetzungen halten sich ebenfalls in Grenzen: Der beratende Arzt bedarf in der Regel nur der Unterstützung durch eine Arzthelferin, die z. B. die Körperfettmessung vornimmt. Die Beurteilung der Ergebnisse und der daraus zu ziehenden Konsequenzen obliegt wiederum dem Arzt.

Da die Produkte für eine Formula-Diät (z. B. comidaMed oder BCM) verkauft werden müssen – was dem Arzt aus berufsrechtlichen Gründen untersagt ist –, sind die Gründung einer GmbH oder die Einschaltung einer nichtärztlichen Person, wie der Arzthelferin oder der Ehefrau des Beraters oder des Ehemannes der Beraterin, erforderlich. Auch Kinder über achtzehn Jahre können einbezogen werden.

Fortbildung

Was die Fortbildung auf ernährungsmedizinischem Gebiet betrifft, so ist die Teilnahme an entsprechenden Seminaren, die gelegentlich angeboten werden, empfehlenswert. In der Regel reicht indessen auch das Studium der Fachliteratur.

Praxisinterview

Interview eines Arztes mit Erfahrung in der Ernährungs- und Diätberatung (A), geführt von einem Kollegen, der einen Diätkreis aufbauen will (B).

Herr Kollege, Sie führen als Allgemeinarzt seit 6 Jahren eine Ernährungs- und Diätberatung durch. Wie haben Sie damals begonnen?

Ein Kollege fragte mich damals, ob ich Interesse daran hätte, in meinen Praxisräumen einen Diätkreis zu gründen, was bedeuten würde, dass ich in einem Teil meiner Praxisräume eine Beratung für abnehmwillige Übergewichtige durchführen könnte. Er habe Kontakt zu einer Firma, die ein hochwertiges Eiweißprodukt herstelle, mit dessen Hilfe Diätwillige bei regelrechter Einnahme zügig und auf gesunde Art und Weise abnehmen könnten, weil trotz Reduktionskost kein Hungergefühl entstehe und wegen der Zufuhr von Eiweiß in Verbindung mit Vitaminen, Mineralien und Spurenelementen die Muskulatur gestützt, d. h. nicht abgebaut werde. Die Übergewichtigen verlören nur den Anteil an Gewicht, der durch Fett entstanden sei. Der Kollege schilderte eine einfache Anwendung – nach 2 Tagen mit fünfmaliger Einnahme des Eiweißpräparates weiterhin zweimalige Zufuhr plus eine „normale", aber fettarme Mahlzeit am Tag – und prophezeite eine Gewichtsabnahme von 1 kg pro Woche.

Wie hat sich dann das weitere Vorgehen gestaltet?

Das Angebot erschien mir sinnvoll und verlockend zugleich, weil ich wusste, dass es Diätwillige in großer Zahl gab und man etwas „dazuverdienen" konnte.

Ich habe mich mit dem Hersteller des so genannten Formula-Diät-Produktes (in meinem Fall war es die Firma comidaMed, Rosbach v. d. H.) in Verbindung gesetzt und um Zusendung des Mittels gebeten.

Da ich als Arzt keine Produkte vertreiben darf, habe ich veranlasst, dass meine Ehefrau – es hätte sich auch um eine Arzthelferin handeln können – sich einen Gewerbeschein, der DM 35,- kostet, besorgte. Dadurch war sie autorisiert, das Mittel an die Patienten zu verkaufen.

Welche Räume haben Sie ausgewählt und welche Apparate waren notwendig? Haben Sie bestimmte Vorstellungstermine für die Übergewichtigen festgelegt?

Als Termin habe ich den Donnerstagnachmittag 18 Uhr gewählt und das gesamte Programm in der Tageszeitung publizieren lassen. Die Beratung musste außerhalb der Sprechstunden stattfinden.

Meine Rezeption wurde zur Anlaufstelle für die Adipösen, die sich dann nach der Anmeldung im Wartezimmer versammelten. In diesem Raum hatte ich große vom Fabrikanten mitgelieferte Schautafeln mit einprägsamen Texten und Graphiken installiert, sodass es den Diätwilligen leicht fiel, die von mir gemachten Instruktionen zu verstehen.

Die entsprechenden Untersuchungen erfolgten selbstverständlich freiwillig und individuell.

Für die persönliche Beratung hatte ich mein Sprechzimmer ausgewählt. Im Übrigen gehe ich methodisch heute noch so vor wie damals. Aus jetziger Sicht hat sich alles sehr bewährt.

Schildern Sie einmal bitte genauer, wie Sie alles im Einzelnen handhaben.

An jedem Donnerstagnachmittag um 18 Uhr erscheinen angemeldet oder unangemeldet Patienten, die sich zunächst informieren oder sogleich am Diätprogramm teilnehmen wollen. An der Rezeption wird ihnen mitgeteilt, wie im Einzelnen vorgegangen wird. Sie versammeln sich anschließend im Wartezimmer und folgen meinen Ausführungen zu Ernährungsgrundlagen, Ursachen des Übergewichts, notwendigen Änderungen des Ernährungs- und Essverhaltens sowie zum Diätprogramm. Insbesondere weise ich darauf hin, dass im Mittelpunkt jeder Diät die Reduktion der Fettzufuhr stehen muss. Sie lernen, fettreiche von fettarmen Nahrungsmitteln zu differenzieren, verdeckte Fette zu erkennen, fettarm zu kochen und trotzdem geschmackvolle Speisen zuzubereiten.

Wenn die Diätwilligen dann den Grad ihres Übergewichts bestimmen lassen wollen, erfolgt eine entsprechende Messung. Die erhobenen Daten werden computergestützt (die Software stammt vom Fabrikanten der Formula-Diät) ausgewertet und mit dem Patienten besprochen. Dabei erfährt dieser, wie groß sein Körperfettanteil ist, wie sein Normalgewicht aussehen sollte, wie hoch sein Risiko ist, eine Herz- und Kreislauferkrankung zu bekommen, und wie lange er an der Diät teilnehmen sollte, um das erwünschte Gewicht zu erreichen.

Die meisten entschließen sich sehr schnell, an der Diät teilzunehmen und insbesondere auch die Formula-Diät zu Hilfe zu nehmen, weil sie erkennen, dass es sich dabei um den einfachsten Weg handelt, zügig und auf gesunde Art und Weise abzunehmen. Viele haben bereits mehrere Diäten hinter sich und den so genannten Jojo-Effekt erlebt, was sie immer wieder demotiviert hat. Deshalb sind sie beruhigt, wenn ich darauf hinweise, dass dies bei dieser Diät nicht zu erwarten sei, weil durch die Einnahme des hochwertigen Eiweißes die Muskulatur gestützt und nicht abgebaut werde.

Nach der ausführlichen Instruktion kann der Verkauf des Eiweißpulvers beginnen.

Wie lange dauert denn eine solche Diät?

Die Dauer ist natürlich unterschiedlich, weil sie sich nach dem Grad des Übergewichts richtet. Wie gesagt, man kann davon ausgehen, dass der Gewichtsverlust bei entsprechender Compliance 1 kg pro Woche beträgt, die meisten Patienten müssen also ihre Besuche bei mir wiederholen und weiteres Pulver kaufen. Unter Umständen werden auch erneute Messungen vorgenommen.

Herr Kollege, Sie haben bisher nur von Fett und fettarmer Ernährung gesprochen, wie verhält es sich mit den Kohlenhydraten?

Wie man heute weiß, darf die Ernährung „kohlenhydratliberal" sein. Insbesondere dürfen Kartoffeln, Nudeln, Brot und Reis unbegrenzt zugeführt werden, weil man davon ausgehen kann, dass niemand so viel Kohlenhydrate zu sich nimmt, dass sie zu Fett umgebaut werden.

Und wie verhält es sich mit den Kalorien?

Ich weise darauf hin, dass die Frage des „Kalorienzählens" umstritten ist, sage aber, dass kalorienreduzierte Nahrungszufuhr nicht schaden könnte. Der Richtwert sollte ungefähr bei 2000 kcal pro Tag liegen.

Wichtig ist noch, dass der Diätwillige mindestens 2–3 l Flüssigkeit täglich zu sich nimmt, damit der Stoffwechsel aufrecht erhalten bleibt.

Welche Rolle spielt körperliche Bewegung?

Früher glaubte man, sie spiele keine Rolle. Ich erinnere mich daran, dass einer meiner internistischen Hochschullehrer Folgendes sagte: „Es gibt nur eine körperliche Bewegung, die dünn macht: Die Kopfdrehung nach links, wenn die Bratkartoffeln von rechts kommen." Wenn man an das Fett der Kartoffeln denkt, ist dies natürlich nicht ganz falsch, aber was die körperliche Bewegung betrifft, sieht man es heute absolut anders. Körperliche Aktivität nimmt bei der Gewichtsabnahme eine entscheidende Rolle ein. Sie führt zur Stärkung der Muskulatur, die für ihren Energiehaushalt Fett braucht und deshalb abbaut.

Es braucht sich bei der körperlichen Bewegung nicht unbedingt um Leistungssport zu handeln: Joggen, Walking, Golfspielen und Fahrrad fahren haben auch ihren Wert. Auf jeden Fall sollte es sich um eine Bewegungsform handeln, an der der Übergewichtige Spaß hat. So bleibt die Motivation erhalten.

Wie gehen Sie mit den psychischen Problemen der Adipösen um?

Wenn sich bei der individuellen Besprechung herausstellt, dass das Übergewicht einer Person primäre psychische Ursachen hat, schicke ich sie zu einem Psychotherapeuten meines Vertrauens. Die meisten psychischen Probleme sind jedoch sekundärer Natur, d. h. sie sind die Folge der Adipositas. Sie verlieren sich bei erfolgreicher Diät meistens von selbst. Bleiben trotzdem Reste einer derartigen Problematik bestehen, versuche ich sie im Rahmen von Gruppensitzungen oder individuell zu behandeln. Besonders wichtig ist, dass die Übergewichtigen lernen, ihr ursprüngliches Essverhalten zu ändern; dies bedarf einer strukturierten Verhaltenstherapie, die man als Berater selbst erlernen und anwenden kann.

Wie sieht die Nachsorge aus?

Wie bereits angedeutet, müssen die Patienten über einen längeren Zeitraum am Diätprogramm teilnehmen. Dieses richtet sich zunächst nach dem Grad der Gewichtsabnahme. Hat der Diätwillige sein Normal- oder Wunschgewicht erreicht, braucht er das Mittel natürlich nicht mehr einzunehmen, aber er sollte sein Ernährungs- und Essverhalten so eingerichtet haben, dass er nicht wieder zunimmt. Er kann selbstverständlich sein Gewicht selbst kontrollieren, es empfiehlt sich aber in einigen Fällen, dass die Kontrollen in der Praxis durchgeführt werden, weil dies einen offizielleren Charakter hat, was die Compliance verstärkt. Für die Nachsorge kann auch eine Gebühr erhoben werden, deren Höhe die Patienten unter Umständen selbst bestimmen.

Herr Kollege, vielen Dank für ihre Ausführungen.

Literatur

Ellrott T, Pudel V. Adipositastherapie. Stuttgart New York: Thieme, 1998

Nützliche Adresse

Comida Med, Institut für Ernährung
Dieselstr. 23
61191 Rosbach
Tel. 06003-930640
www.comidamed.de

2.5 Pulsierende Magnetfeldtherapie

J. Goettfert

Präsentation des Verfahrens

■ Theorie

Pulsierende Magnetfeldtherapie wirkt auf der Grundlage der biophysikalischen und biophysiologischen Eigenschaften der pulsierenden elektromagnetischen Felder (PEMF). Die Verbesserung der Gefäßdurchblutung und Erhöhung des Sauerstoffpartialdrucks im Gewebe ermöglichen eine Aktivierung des Zellstoffwechsels. Die stimulierende Wirkung auf das Knochenzellenwachstum (Kallus) wird durch eine Vielzahl von Autoren belegt und die Wirksamkeit der pulsierenden Magnetfeldtherapie im Stützgewebe (Knochen-, Knorpel-, Bindegewebe u.a.) ist international wissenschaftlich nachgewiesen. Vielseitige günstige Beeinflussung von enzymatischen Reaktionen sind in neuesten wissenschaftlichen Studien und Doppelblindstudien dokumentiert (s.u.) und machen die pulsierende Magnetfeldtherapie damit zu einer topaktuellen Therapie. Unerwünschte Nebenwirkungen sind nicht bekannt. Die hohe Akzeptanz der Naturheilverfahren bei nahezu 80% der Bevölkerung ermöglicht den therapeutischen Einsatz bei privater Liquidation als Selbstzahlerleistung.

Biologische Wirkung. Pulsierende Magnetfelder bestimmter Frequenz und Intensität können unseren Organismus bioenergetisch beeinflussen. Die Magnetfelder durchdringen den Körper vollständig, somit auch jede Zelle. Die in den Körperzellen vorhandenen Ionen werden vom pulsierenden Magnetfeld im Takt der sie durchflutenden Magnetfeldimpulse bewegt und an die Zellwand gedrückt. Kalziumionen können jetzt verstärkt in die Zelle einströmen und so eine vermehrte Stoffwechselaktivität bewirken. Generell gilt, dass der Austausch der Ionen innerhalb und außerhalb der Zelle durch die Ionenpumpe verstärkt wird. Eine daraus resultierende Normalisierung des Zellwandpotenzials (Spannung an der Zellwand zwischen innen und außen) verbessert die Dynamik der Ionen an der Zellgrenzfläche. Es ist bekannt, dass bei verschiedenen Krankheiten die Grenzflächenpotenziale der Zellen gegenüber dem Normalwert niedriger sind. Dadurch wird die Zellfunktion nachweislich beeinträchtigt.

Zusammengefasster positiver Einfluss von PEMF:
- Die Sauerstoffanreicherung in der Zelle wird durch den verbesserten Transport erhöht.
- Die Sauerstoffnutzung (O_2-Utilisation) wird verbessert.
- Es erfolgt eine Steigerung des Energie- und Zellstoffwechsels. Die direkte Folge einer Energiezufuhr durch pulsierende Magnetfelder ist eine Förderung der Durchblutung des Gewebes und eine Erhöhung des Sauerstoffpartialdruckes (PO_2) im Abschlussgewebe. Für die Nährstoffversorgung der nicht direkt durchbluteten Körperteile, z.B. Bandscheiben, Knieknorpel etc., ist dies besonders wichtig (Abb. 2.**10**). In den Thermographiebildern ist die durchblutungsfördernde Wirkung der PEMF durch die Veränderung der hellen Flächen auf der Oberfläche der Hand des Patienten deutlich zu erkennen. So sind die besten Voraussetzungen für einen Heilungsprozess gegeben.

Biostimulation. Unter Biostimulation ist die Einführung von Energien in die Zelle zur Anregung des Zellstoffwechsels zu verstehen. Als Beispiel sei der bekannte piezoelektrische Mechanismus bei Knochenstrukturen aufgeführt. Danach reagieren kristalline Strukturen auf mechanische Belastung mit elektrischer Aktivität (Nagai u. Ota 1994). Biostimulation durch PEMF kann einen vergleichbaren Effekt erzeugen (Aaron u. Ciombor 1993).

■ Wissenschaftliche Anerkennung

Es gibt inzwischen über PEMF eine Vielzahl wissenschaftlicher Literatur. In diesem Beitrag sollen überwiegend die für Orthopäden relevanten Ergebnisse auszugsweise aufgeführt werden. Zwei beispielhafte Bücher geben einen guten Überblick über PEMF (O'Connor et al. 1990; Thuile 1998). Besonders das Buch von Thuile in deut-

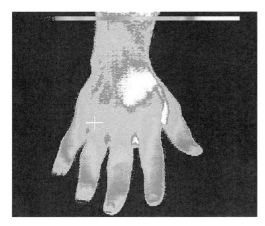
Vor der Behandlung

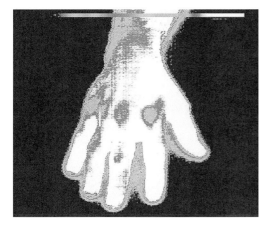
Während der Behandlung

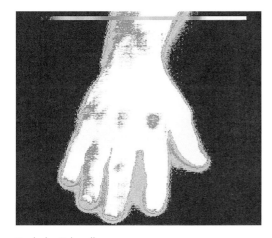
Nach der Behandlung

Abb. 2.**10** Thermographie

scher Sprache ist sehr nützlich für konkrete Fragen zu den Grundlagen der PEMF und ihrer Anwendung. Aus diesem Buch sind einige der nachfolgend aufgeführten Abstracts zitiert. Die Literaturrecherchen in diesem Buch sind umfangreich und detailliert

O'Connor et al. bringen Originalarbeiten in Englisch zu Theorie und Mechanismen, vorklinischen Studien in vivo und in vitro sowie klinischen Anwendungen.

In der neueren Literatur werden unterschiedliche Wirkungsmechanismen der PEMF nachgewiesen und diskutiert. Besonders zu erwähnen ist in diesem Zusammenhang die positive Beeinflussung von Osteoblasten, Chondroblasten und Fibroblasten. Rodemann et al. (1996) zeigen auf, dass die EMF-induzierte terminale Differenzierung des Fibroblasten-/Fibrozytenzellsystems korreliert mit einer signifikant *gesteigerten Synthese der interstitiellen Kollagentypen I, III und V*, verbunden mit einer deutlichen Zunahme des relativen Anteils von Kollagentyp III und V. Die durch EMF induzierte, beschleunigte, terminale Differenzierung wird sehr wahrscheinlich auf molekularer Ebene durch eine schon nach kurzer Befeldungszeit (40 – 60 min; EMF-Parameter: 20 Hz, 0,2 mT bzw. 7 mT) beobachtbare Veränderung der intrazellulären Kalziumoszillation, der Stimulation der Proteinkinase-A-Aktivität und der Reduktion der Expression von c-myc-mRNA vermittelt.

Liu et al. (1996) beweisen in ihrer Studie, dass gepulste elektromagnetische Felder einen Einfluss auf den Abbau von Knorpelproteoglykanen (extrazelluläre Matrix) haben. Die Ergebnisse deuten darauf hin, dass die Magnetfeldtherapie einen *Aufbau von Knorpeln* bei Säugetieren und Menschen mit osteoarthritischen Krankheitsbildern bewirken kann.

Froböse et al. (2000) weisen in ihrer Arbeit nach, dass in vivo am Menschen durch PEMF bestimmter Charakteristik klar wurde, dass es zu *deutlichen positiven Anpassungen der Knorpelstrukturen* (Dicke, Volumen, Fläche) kam, was bei dem verwandten Therapieverfahren für einen Effekt der komplexen PEMF-Technik spricht.

In einer randomisierten, doppelblinden klinischen Untersuchung zur Bestimmung der Wirksamkeit gepulster elektromagnetischer Felder bei der Behandlung der Osteoarthritis des Knies und der Halswirbelsäule berichten Trock et al. (1994), dass t-Tests-gepaarte Werte für PEMF-Patienten extrem *signifikante Verbesserungen* im Vergleich zur Baseline bei Abschluss der

Behandlung und bei der einen Monat später durchgeführten Nachuntersuchung zeigten. Die Veränderungen bei den Plazebopatienten zeigten bei Ende der Behandlung eine geringere Signifikanz, und im Hinblick auf die meisten Variablen bei der einen Monat nach Abschluss der Behandlung durchgeführten Nachuntersuchungen waren keine bedeutenden Verbesserungen mehr festzustellen. Bei keinem der an dieser klinischen Studie teilnehmenden Patienten traten unerwünschte Wirkungen, Symptome, klinische Befunde oder Laborbeobachtungen auf. Schlussfolgerung: Die pulsierenden Magnetfelder (PEMF) zeigen bei schmerzhafter Osteoarthritis des Knies bzw. der Halswirbelsäule therapeutisch günstige Wirkungen.

Zu rheumatischen Erkrankungen berichten Dal-Conte et al. (1990) in einer doppelblinden Studie an Patienten mit Periarthritis des Schultergelenks. Nach vier Wochen dauernder Behandlung mit Magnetfeldtherapie waren die Beschwerden bei 40 % der Verumgruppe teilweise oder komplett behoben.

Die Studie von Fitzsimmons u. Baylink (1994) zeigt, dass ein elektromagnetisches Feld mit 15,3 Hz imstande ist, Erkrankungen des Knochens erfolgreich zu therapieren. Ebenso konnten Aldinger et al. (1994) anhand der gegenüber den Kontrollgruppen signifikant erhöhten Implantataktivitäten eine durch EMF-Behandlung (20 Hz, 6,4 mT) *beschleunigte Knochenneubildung* nachweisen. Fitzsimmons et al. (1994) beweisen in ihrer Studie den *erhöhten Einstrom von Kalzium in Knochenzellen* unter dem Einfluss eines Magnetfeldes von geringer Amplitude.

John et al. (1990) berichten von Erfahrungen mit dem Magnetfeld bei Osteoporosen in einer kontrollierten Studie, bei der das Ergebnis vier Monate nach der Therapie mittels quantitativer Osteocomputertomographie und durch Befragung nach dem subjektiven Zustand der Patienten erhoben wurde. Die mittels Magnetfeldtherapie behandelte Patientengruppe wies *signifikante Verbesserungen gegenüber der Kontrollgruppe* auf: Änderung des Mineralsalzgehaltes in der Spongiosa: + 8,14 % (Kontrollgruppe: – 0,7 %), subjektives Befinden bei 10 % unverändert, bei 90 % verbessert (Kontrollgruppe: 40 % unverändert, 60 % besser). Die Kontrollgruppe wurde ausschließlich mit Standardtherapie behandelt: physiotherapeutische und physikalische Behandlung, Kalzium, Vitamin D, Natriumfluorid und Kalzitonin.

Kennedy et al. (1993) veröffentlichen eine doppelblinde Studie mit Patienten, deren Hüftprothesen ausgelockert waren. In der Verumgruppe, die mit Magnetfeldtherapie behandelt wurde, gab es eine Erfolgsquote von 53 %, in der Plazebogruppe ohne Behandlung waren es 11 %.

In der doppelblinden, multizentrischen, plazebokontrollierten Studie von Stiller et al. (1991) werden die klinische Effektivität und die Sicherheit von PEMF bei der Behandlung von venösem Beinulkus untersucht. Einzige Zusatztherapie ist der Wundverband. Wundoberfläche, Wundtiefe und Schmerzintensität werden zu Beginn, in der vierten und achten Woche beurteilt. In der achten Woche hat die aktive Gruppe eine 47,7 %ige Verringerung der Wundoberfläche gegenüber 42,3 % in der Plazebogruppe ($p < 0,0002$). 50 % der Ulzera in der Verumgruppe verbessern sich oder heilen, in der Plazebogruppe findet sich in 54 % sogar eine Verschlechterung, womit sich hochsignifikante Ergebnisse erzielen lassen. Schmerzintensität ($p < 0,04$) und Wundtiefe ($p < 0,04$) sprechen für die aktive Gruppe. Zusammenfassung: Die Therapie mit PEMF ist ein sicherer und wirksamer Zusatz bei der nichtchirurgischen Behandlung von venösen Beinulzera.

Von Kuliev et al. (1992) wurde an 119 Patienten mit eitrigen Wunden durch Diabetes mellitus die Wirkung von Magnetfeldbehandlung, Laser und einer Kombination der beiden Verfahren geprüft. Es wird gezeigt, dass die Kombination von Magnetfeld und Laser die schnellsten Heilungserfolge bringt.

■ Indikationen

Im orthopädischen Bereich hat die pulsierende Magnetfeldtherapie wohl ihre größten Erfolge zu verzeichnen. Die absolute Tiefenwirkung erklärt den breiten Einsatzbereich.

Orthopädie und Sportmedizin. Degenerative Gelenkerkrankungen speziell *Arthrose an Knie und Hüfte* (soweit regenerierbarer Knorpel vorhanden ist), rheumatoide Arthritis Stadium I – III, degenerative Wirbelsäulenveränderungen z. B. Diskopathien (bei Dehydratation des Nucleus pulposus); Facettenarthrosen, Unkovertebralarthrose der HWS, Insertionstendopathien, Periostosen, Neuralgien, verzögerte Frakturheilung, Pseudarthrose, Osteoporose. Die Ausheilung von

Sportverletzungen unterschiedlicher Schweregrade an Muskeln, Sehnen und Kapselbandstrukturen wird beschleunigt.

Die Schmerztherapie ist ein weiterer wichtiger Einsatzbereich. Hier wird auf zellulärer Ebene die Nozizeption positiv beeinflusst.

Chirurgie. Wundheilungsbeschleunigung, Wundheilungsstörungen, Erhöhung der Reiß- und Zugfestigkeit von Wunden, Dekubitalgeschwüre, Gangrän, Nekrosen, Brandwunden, Durchblutungsstörungen mit und ohne Ulzera. Verminderung postoperativer Schmerzen, Verkürzung der postoperativen Regenerationsphase, Nachbehandlungen bei Endoprothesen oder anderen metallischen Kraftträgern. *Metallimplantate* werden durch PEMF nicht beeinflusst.

■ Therapieplanung

Pulsierende Magnetfeldtherapie lässt sich leicht in bestehende Therapiestrukturen einbauen. In der Regel wird eine Behandlungsserie von zehn Sitzungen mit jeweils 30 – 60 Minuten verordnet. Die ersten fünf Sitzungen sollten täglich hintereinander erfolgen. Demzufolge sind die Termine mit den Patienten zu vereinbaren. Medikamente oder lokale Injektionen sollten vor der Sitzung verabreicht werden, da die biologische Verfügbarkeit durch den verbesserten Transport erhöht wird.

■ Therapiekombinationen

Pulsierende Magnetfeldtherapie lässt sich mit vielen praxisüblichen Therapien kombinieren. Alle aufbauenden Maßnahmen am kranken Gelenk oder im gestörten Gewebe, z. B. *knorpelaufbauende Maßnahmen*, werden durch die pulsierende Magnetfeldtherapie unterstützt und gefördert. Hervorzuheben ist auch die gleichzeitig durchführbare Akupunktur.

Fortbildung – Wege zum Erlernen des Verfahrens

Das PEMF-Verfahren ist in der Regel *sehr einfach zu erlernen*. Indikationen und Kontraindikationen sind übersichtlich und leicht verständlich. Die Bedienung der Gerätesysteme wird durch Programmierung sehr vereinfacht. Die Handhabung und das Anlegen der Magnetspulen beim Patienten sind schnell und einfach durch „learning by doing" zu vermitteln. Es braucht kaum Zeit für die Vorbereitung am Patienten. Wegen dieser günstigen Eigenschaften erübrigt sich eine spezielle Fortbildung in Kursen. Das spart Zeit und Geld.

Praxisanforderungen

■ Räumliche Voraussetzungen

Die pulsierende Magnetfeldtherapie lässt sich in vorhandenen Praxisräumlichkeiten ohne weiteres durchführen. Für die mobilen Gerätesysteme genügt eine Liege. Der Patient muss nicht entkleidet werden. Allerdings sollte bei einer Behandlungszeit von 30 – 60 Minuten an das Wohlbefinden des Patienten gedacht werden. Getränke, Musik und eine entspannende Atmosphäre machen die Behandlung für den Patienten zu einem Erlebnis.

Wichtig: Alle digitalen Speichermedien wie Festplatten, Sicherungskopien auf Bändern/Disketten/CD, Speichercards u. a. müssen den vom Hersteller vorgeschriebenen Abstand von der Magnetspule haben. Bei dem hier als Beispiel aufgeführten mbs system beträgt der notwendige Abstand mindestens 2 m. Andere Medizintechnikgeräte können in der Nähe stehen, sofern sie keine Speichermedien eingebaut haben. Wenn Speziallegen mit integrierten Magnetspulen aufgestellt werden sollen, ist der entsprechende Platzbedarf vorher festzustellen, um später keine unliebsamen Überraschungen zu erleben.

■ Apparative Voraussetzungen

Grundsätzlich gilt, dass alle professionellen Gerätesysteme mit pulsierenden elektromagnetischen Feldern arbeiten, welche Bezeichnungen sie auch immer haben. Ein Gerätesystem besteht aus einem Steuergerät/Impulsgenerator und einem Magnetfeldapplikator in Form einer ringförmigen Magnetfeldluftspule/-großfeldspule oder einer Flachspule/Matte. Großfeldspulen erzeugen ein konzentrisch umlaufendes, ellipsoides Magnetfeld. Das stärkste Magnetfeld ist in der Regel am Spuleninnenrand und nicht in der Spulenmitte. Deshalb erübrigen sich in der Regel kleine Gliedmaßenspulen. Das spart Raum und Geld. Matten erzeugen ein quer durch den Körper laufendes Streufeld.

Die verschiedenen PEMF-Systeme unterscheiden sich häufig in der Impuls- oder Signalform. Es gibt keinen wissenschaftlich nachvollziehbaren Beweis, dass eine bestimmte Impulsform den anderen überlegen ist. Nach internationalen Kriterien gibt es allerdings einige Eckwerte für ein wirksames PEMF-System:

Die *Frequenzen* bewegen sich im „extremely low frequency"-Bereich, d. h. zwischen 1 – 100 Hz mit einem Kernbereich von 1 bis ca. 25 Hz. Höhere Frequenzen sind im Grunde genommen nicht sinnvoll, da sie die Erzeugung der „Oberwellen" verhindern. Diese „Oberwellen" haben eine besondere Bedeutung bei der Einwirkung auf das vegetative Nervensystem. Die Synapsenpotenziale werden hierbei besonders positiv beeinflusst.

Die *Magnetfeldintensität* (magnetische Kraftliniendichte) bewegt sich im Millitesla- (mT-)Bereich, wobei 1 Millitesla den früher verwendeten 10 Gauß entspricht. Es gibt inzwischen auch Systeme, die im schwächeren Mikroteslabereich arbeiten. Mattensysteme können im nochmals schwächeren Nanoteslabereich liegen. Es ist im Einzelfall zu beurteilen, welche Wirkungen dann noch auftreten können.

In der orthopädischen Praxis kommen in der Regel Gerätesysteme mit Großfeldspulen zum Einsatz (Abb. 2.**11**).

■ Personelle Voraussetzungen

Die Bedienung und Handhabung der PEMF-Systeme ist einfach, zumal viele Steuergeräte programmiert sind. Nach Anleitung durch den Arzt kann jede Arzthelferin die wenigen Handgriffe beim Einstellen des Steuergerätes und beim Anlegen der Magnetspule am Patienten vornehmen. Der Praxisablauf wird wenig beeinträchtigt. Zusätzliches und besonders geschultes Personal ist normalerweise nicht erforderlich. Das spart Zeit und auch Geld.

■ Erforderliche Veränderung der Praxisstruktur

Pulsierende Magnetfeldtherapie lässt sich in vielen Praxen als Selbstzahlerleistung in die vorhandene Praxisstruktur integrieren. Magnetfeldtherapie ist keine Kassenleistung. Es ist deshalb daran zu denken, dass der Patient als Selbstzahler auch Kunde ist und eine zuvorkommende Bedienung und ein besonderes Ambiente zu schätzen weiß.

Die praxisinterne Darstellung und Werbung ist regelmäßig auf den neuesten Stand zu bringen, um eine optimale Information der Patienten zu gewährleisten. Aus steuerlichen Gründen werden auch gewerbliche Therapiezentren für pulsierende Magnetfeldtherapie errichtet. Eine maßvolle Außenwerbung ist dann erlaubt. Die rechtlichen Vorgaben sind einzuhalten. Hier sollten der Steuerberater und gegebenenfalls ein Jurist um Rat gefragt werden.

Finanzen

■ Investitionsbedarf

Der Investitionsbedarf für PEMF-Systeme bewegt sich je nach Hersteller, Vertriebsfirma oder Marketingkonzept zwischen einigen tausend und einigen zehntausend Mark.

Wie erklären sich die großen Preisunterschiede? Die wesentlichen Unterschiede bei den Kostenfaktoren sind:
- Standort, Produktions- und Kostenmanagement bei kleinen oder hohen Stückzahlen,
- Kalkulation (hoher Gewinn an kleinen Stückzahlen oder niedriger Gewinn an hohen Stückzahlen),
- Anzahl der Zwischenhandelsstufen,
- Umfang und Organisation des Außendienstes,
- Art des Marketingkonzepts (Kauf, Miete, Franchising, Beteiligung),
- Art und Umfang der Werbung.

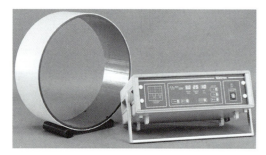

Abb. 2.**11** Gerätesystem für pulsierende Magnetfeldtherapie mbs system Biotron S.

Gerätesysteme als Liegen mit integrierten Magnetspulen sind aufwändiger und bewegen sich im mittleren bis höheren Preisbereich. Hier ist durchaus daran zu denken, vorhandene Liegen umzufunktionieren und damit Geld zu sparen.

■ Unterhaltskosten

PEMF-Gerätesysteme sind in der Klassifizierung IIa nach dem MPG-Medizinproduktegesetz. Es ist deshalb kein Wartungsvertrag gesetzlich erforderlich. Die regelmäßige Prüfung und Wartung kann praxisintern laut Medizinprodukte-Betreiberverordnung vorgenommen werden, womit ein gewichtiger Kostenfaktor entfällt. Die Geräte haben in der Regel keine Verschleißteile, sodass ein weiterer Kostenfaktor wegfällt. Auf den Umfang der Garantieleistungen ist zu achten. Der Stromverbrauch ist äußerst niedrig. Berechnungen für ein mbs system Biotron S haben einen Stromverbrauch von 4,8 Pfennig pro Stunde ergeben (bei 0,32 DM/KW).

■ Honorierung

Die pulsierende Magnetfeldtherapie wird im Rahmen der Gesundheitsmedizin für private Selbstzahler zur unabhängigen und wirtschaftlichen Sicherung der Praxen eingesetzt.

Sie ist seit 1993 keine gesetzlich verankerte Kassenleistung mehr. Eine individuelle Erstattung der Kosten durch Versicherungen ist möglich. Es ist Aufgabe des Patienten, die Rechnung für pulsierende Magnetfeldtherapie bei seiner Versicherung einzureichen. Die Abrechnung erfolgt direkt mit dem Patienten. Vom Bundesverband der Orthopäden (BVO) wird in der IGEL-Liste für die Berechnung eine GOÄ-Analogziffer nach § 6 Abs. 2 empfohlen.

In praxi liegen die Preise für eine Behandlung von 30 – 60 Minuten zwischen DM 20,– bis DM 180,–. Bei diesen bemerkenswerten Preisunterschieden ist daran zu denken, dass sich bei günstigerer Kalkulation mehr Patienten die PMFT leisten werden. Bei der Honorierung das richtige Augenmaß zu finden, ist einerseits von den Investitionskosten und andererseits von der wirtschaftlichen und sozialen Managementkompetenz der Praxisinhaber abhängig.

Die wichtigste Voraussetzung für die Patientenakzeptanz ist die korrekte Indikationsstellung zur Gewährleistung der Wirksamkeit des Verfahrens sowie die Erbringung der Leistung in einem servicebetonten Umfeld.

■ Ertragserwartung bei geringer bis intensiver Umsetzung

Die Orthopäden haben die PEMF in den letzten Jahren zu der heute stark gefragten Therapie gemacht. Das liegt unter anderem an dem richtigen Einsatz bei den richtigen Indikationen, z. B. Gonarthrosen. Dadurch ist eine hohe Nachfrage bei den Patienten entstanden mit einem nahezu unbegrenzten Potenzial im Bereich der degenerativen Erkrankungen am Bewegungsapparat. Entsprechend der Indikationsgebiete kann die Ertragserwartung je nach Praxisausrichtung angesetzt werden und danach die Entscheidung für diese Therapieform aus wirtschaftlicher Sicht getroffen werden.

Die in Tab. 2.4 dargestellte Ertragsberechnung

Anzahl der Behandlungen pro Tag	Berechnung (DM 60,– × 22 Tage) – Leasinggebühr (LG*)	Erträge in DM per Monat (gerundet, abzüglich anteilige Praxisfixkosten)
1	1 × 60,– × 22 – LG	1 100,–
3	3 × 60,– × 22 – LG	3 800,–
6	6 × 60,– × 22 – LG	7 700,–
10	10 × 60,– × 22 – LG	13 000,–

Tabelle 2.4 Ertragsberechnung für pulsierende Magnetfeldtherapie (auf der Grundlage eines „Mittelwerthonorars" von DM 60,– je Sitzung)

* Bei einem Gerätekaufpreis von ca. DM 7000,– beträgt die monatliche Leasinggebühr zirka DM 180,– (54 Monate Laufzeit, Vollamortisation, 10 % Restwert). Bereits 1 Behandlung pro Woche finanziert die Kosten der Geräteanschaffung. Jede weitere Behandlung bringt für die Praxis einen positiven Ertrag.

wurde auf der Grundlage von praktischen Erfahrungen und Ergebnissen durchgeführt.

Literatur

Aaron RK, Ciombor DM. Therapeutic effects of electromagnetic fields in stimulation of connective repair. J Cell Biochem 1993; 52(1):42–46.

Aldinger G, Herr G, Beyer A. Beschleunigung der Osteoinduktion durch elektromagnetische Wechselfelder (EMF). Osteologie. 1994; 3(3): 160–168.

Dal-Conte I, Rivoltini L, Combi C. Pulsed magnetic field therapy for calcific periarthritis of the shoulder joint. Riabilitazione. 1990;23(1): 27–33.

Fitzsimmons RJ, Baylink DJ. Growth factors and electro magnetic fields in bone. Clin Plast Surg. 1994; 21(3): 401–406.

Fitzsimmons RJ, Ryaby JT, Magee FP, Baylink DJ. Combined magnetic fields increased net calcium flux in bone cells. Calcif Tissue Int 1994; 55: 376–380.

Froböse I, Eckey U, Reiser M et al. Evaluation der Effektivität dreidimensionaler pulsierender elektromagnetischer Felder der MultiBioSignal-Therapie (MBST) auf die Regeneration von Knorpelstrukturen. Orthopädische Praxis. 2000; 36(8): 510–515.

John, Schmitt, Thoma. Erfahrungen mit dem Magnetfeld bei Osteoporosen. Orthopädische Praxis. 1990; 8: 507–510.

Kennedy WF, Roberts CG, Zuege RC, Dicus WT. Use of pulsed electromagnetic fields (PEMF) in treatment of loosened cemented hip prostheses. A double-blind trial. Clin Orthop Relat Res. 1993; 286: 198–205.

Kuliev RA, Babaev RF, Akhmedova LM, Ragimova AI. Treatment of suparative wounds in patients with diabetes mellitus by magnetic field and laser irradiation. Khirugiia Mosk. 1992; (7–8): 30–33.

Liu H, Abbott J, Bee JA. Pulsed electromagnetic fields influence hyaline cartilage extracellular matrix composition without affecting molecular structure. Osteoarthr Cart. 1996; 4: 36–76.

Nagai M, Ota M. Pulsating electromagnetic field stimulates mRNA expression of bone morphogenetic protein-2 and -4. J Dent Res. 1994; 73(10): 1601–1605.

O'Connor ME, Bentall RHC, Monahan JC, eds. Emerging electromagnetic medicine. New York: Springer, 1990, S 307.

Rodemann, Löschinger, Dittmann, Thumm, Hämmerle. Zell- und molekularbiologische Untersuchungen zur Wirkungsweise niederfrequenter, athermischer elektromagnetischer Felder (EMF). Kleinheubacher Berichte. 1996; 39: 645–52.

Stiller MJ, Pak GH, Thaler S, Cooper D, Shupack JL. A portable pulsed electromagnetic field (PEMF) device to enhance healing of recalcitrant venous ulcers: a double blind, placebo- controlled clinical trial. J Invest Dermatol. 1991; 96: 570, Clin Res 1991; 39: 509a.

Thuile CH. Das große Buch der Magnetfeldtherapie. Wien: Neomedica, 1998, S 550.

Trock DH, Bollet AJ, Markoll R. Die Wirkung gepulster elektromagnetischer Felder (PEMF) bei der Behandlung der Arthrose des Knies und der Halswirbelsäule. Bericht über die Ergebnisse randomisierter, doppelblinder, placebokontrollierter Untersuchungen. J Rheumatol. 1994; 21: 1903–1911.

2.6 Extrakorporale Stoßwellentherapie

R. Diesch

Theorie

Mit der Einführung der Stoßwellentherapie in der Nierensteinzertrümmerung wurde eine neue physikalische Größe in die Medizin eingeführt. In den frühen 70er-Jahren fand Häusler experimentell Hinweise, dass Nierensteine durch Schockwellen zerstört werden können. 1980 wurde zum ersten Mal die Stoßwellentherapie bei Nierensteinen am Patienten durchgeführt (Chaussy et al. 1982). Seit dieser Zeit hat die Stoßwellentherapie die Steinbehandlung in der Urologie revolutioniert. Zahlreiche Arbeiten zur Untersuchung der Wirkungsweise und der Nebenwirkungen der Stoßwellentherapie wurden veranlasst.

Seit 1985 werden auch andere Steine in Hohlorganen, wie Gallensteine, Pankreassteine oder Speicheldrüsensteine, mit Stoßwellen behandelt. In den letzten 10 Jahren ist das Wissen über die Stoßwellentherapie ständig gewachsen. Die physikalischen Grundlagen, wie auch die Wirkungsweise am Gewebe, wurden hinreichend untersucht. In zahlreichen Studien wurden grundlegende Erkenntnisse über den Mechanismus der Stoßwellenwirkung an Zellen gewonnen. Bis heute gibt es jedoch keine allgemein gültige Theorie, die alle Effekte erklärt.

Auf zellulärer Ebene beobachtet man an Zellsuspensionen verschiedenste Phänomene, wie z. B. die Erhöhung der Membranpermeabilität, Veränderung der Mitochondrien, Vakuolisierung des Zytoplasmas und Läsionen des Zytoskeletts.

Diskutiert werden auch intrazellulär sekundäre Reaktionen und sogar Molekularveränderungen als persistierende Spätreaktionen auf die Einwirkung von Stoßwellen auf lebendes Gewebe. Untersuchungen der direkten Wirkung der Stoßwelle auf Nierengewebe, Tumorgewebe, Muskel-/Nervengewebe folgten.

Rompe (1997) führte Untersuchungen am Sehnengewebe (Achillessehne des Kaninchens) durch. Diese wurden nach Stoßwellenbehandlungen unterschiedlicher Energie sowohl sonographisch, kernspintomographisch und lichtmikroskopisch untersucht. Die Untersuchungen an Achillessehnen von Kaninchen zeigten, dass eine histopathologisch nachweisbare Traumatisierung der Sehne durch die mechanische Energie von Stoßwellen niedriger ($0,08$ mJ/mm^2) oder mittlerer ($0,28$ mJ/mm^2) Energiedichten nicht und nur zu einem geringen Teil bewirkt wird. Erst bei Applikation höchster Energiedichten ($0,60$ mJ/mm^2) konnten Sehnennekrosen nach einer Woche nachgewiesen werden.

Bei der Anwendung hochenergetischer Stoßwellen am Knochen werden Knochenneubildungen, eine Beschleunigung der Frakturheilung und die Induktion von Ossifikationen in Pseudoarthrosen beobachtet (Diesch 1997).

Bei der Behandlung von Tendopathien werden mehrere Wirkungsmechanismen diskutiert.
- Die Stoßwelle verändert die Zellmembran, sodass Nozizeptoren kein Potenzial mehr aufbauen können und damit Schmerzsignale nicht mehr möglich sind;
- die so genannte Hyperstimulationsanalgesie, analog zum Modell von Melzack (Gate-Control-Theorie;
- durch Stoßwellen induzierte perizelluläre Veränderungen und Veränderungen des chemischen Milieus und Induktion schmerzunterdrückender Substanzen.

Wissenschaftliche Anerkennung

Mit dem Ende der 80er-Jahre wurden zahlreiche wissenschaftliche Untersuchungen und klinische Studien zur Wirkung der Stoßwellentherapie in der Orthopädie durchgeführt. Derzeit läuft in Deutschland eine den Kriterien der Evidence Based Medicine und der Good Clinical Practice entsprechende Multicenterstudie zu verschiedenen Indikationen der Stoßwellenbehandlung. Ein Abschluss dieser Studie ist Mitte 2001 zu erwarten. Parallel dazu laufen seit 1997 FDA-Studien in Amerika, in denen die Ergebnisse der Stoßwellentherapie bei der chronischen Fasciitis plantaris (Ogden 2000) und der chronischen Epicondylitis radialis untersucht wurden.

Die Studie zur Untersuchung der Wirksamkeit des Verfahrens bei der chronischen Fasciitis plantaris wurde in der Zwischenzeit abgeschlossen und zeigte, dass die Stoßwellenbehandlung eine sichere und effektive nichtinvasive Methode darstellt. Die FDA-Studie zur Epicondylitis radialis ist derzeit noch nicht abgeschlossen.

Indikationen

Die klassischen Indikationen der Stoßwellentherapie, wie sie von der DIGEST (Deutsche und Internationale Gesellschaft für Extrakorporale Stoßwellentherapie) angegeben werden, sind die Pseudoarthrosen, die chronische Epicondylitis humeri radialis und ulnaris, die Fasciitis plantaris mit oder ohne Fersensporn und die Tendinosis calcarea der Schulter. Neben diesen gesicherten Standardindikationen werden verschiedenste Ansatztendinosen behandelt.

1998 wurde die radiale Stoßwellentherapie eingeführt. Die Erzeugung der radialen Stoßwellen erfolgt pneumatisch. Ein Projektil im Handstück wird mit hoher Geschwindigkeit mittels eines präzise gesteuerten Luftdruckimpulses beschleunigt. Beim Auftreffen des Projektils auf den im Handstück installierten Applikator wird seine kinetische Energie in mechanische Energie umgewandelt. Diese Energie wird entlang des Applikators fortgeleitet, ohne dass dieser sich bewegt. Am Ende des Applikators wird die entstandene Stoßwelle in das Gewebe eingekoppelt. Die Stoßwelle breitet sich dann radial aus.

Die Indikationen für die radiale Stoßwellentherapie sind im Gegensatz zur konventionellen Stoßwellentherapie oberflächennah. Die Eindringtiefe liegt laut Herstellerangaben bei 35 mm (EMS-Medical 1999).

Therapieplanung/ Therapiekombination

Die Stoßwellentherapie wird im Allgemeinen dann eingesetzt, wenn die üblichen konservativen orthopädischen Therapien erfolglos angewandt wurden. Eine Kombination mit anderen Therapien ist in den meisten Fällen nicht erforderlich.

Fortbildung

In den verschiedenen orthopädischen Fachgesellschaften für die Stoßwellentherapie besteht ein breiter Konsens darüber, dass die extrakorporale Stoßwellentherapie nur durch einen Facharzt für Orthopädie oder Chirurgie mit der Zusatzbezeichnung Unfallchirurgie ausgeführt werden kann. Hinsichtlich eines Curriculums zur Weiterbildung bestehen bislang nur unverbindliche Empfehlungen, nach denen die Ausbildung in der Stoßwellentherapie durch ausreichend erfahrene Anwender unter Vermittlung der theoretischen Kenntnisse und der praktischen Fähigkeiten zur Ortung und Applikation erfolgen soll. Von verschiedenen orthopädischen Fachgesellschaften werden Ausbildungskurse angeboten. Einen bundesweit einheitlichen Fachkundenachweis gibt es jedoch derzeit noch nicht (Loew u. Rompe 1998).

Praxisanforderungen

Voraussetzung für die Anwendung der Stoßwellentherapie in der Orthopädie ist die Benutzung eines durch den technischen Überwachungsverein (TÜV) zugelassenen Stoßwellengerätes. Hier werden zahlreiche Systeme angeboten, die speziell auf die orthopädischen Belange hin entwickelt wurden (Abb. 2.**12**). Es müssen verbindliche Angaben des Herstellers über die Leistungsstärke des Stoßwellengerätes (fokale Energieflussdichte, Fokusabmessung) vorliegen, die den derzeitigen Behandlungsmodalitäten genügen müssen. Weiterhin muss die Möglichkeit und die Befähigung zur sicheren Ortung vorhanden sein (z. B. Ultraschall-Inline- oder -Outline-Ortung, Röntgen-C-Bogen mit Bildverstärker). Um die medizinisch geforderten Sicherheitsstandards zu erfüllen, sind regelmäßige Wartungen und die Einhaltung der Richtlinien nach der Medizingeräteverordnung (MedGV) nachzuweisen. Je nach Größe des verwendeten Systems soll ein entsprechender Raum zur Verfügung stehen, in dem auch bedarfsweise die Injektion von Lokalanästhetika, unter Beachtung der entsprechenden Kautelen, durchgeführt werden kann. Da es bei der Behandlung mit oder ohne Lokalanästhesie immer wieder zu Bewegungen des Patienten kommt, ist eine entsprechende Nachortung und Nachjustierung der Stoßwellen erforderlich, sodass eine ständige Beobachtung und Überwachung notwendig ist.

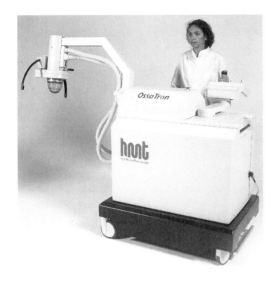
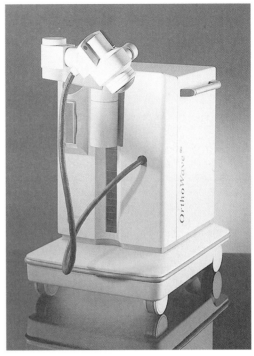

Abb. 2.12 Geräte verschiedener Hersteller zur Stoßwellentherapie

Finanzen

Der Investitionsbedarf ist je nach gewähltem System unterschiedlich. Die Kosten betragen zwischen DM 150 000,– und DM 300 000,–, dazu kommen ggf. weitere Auslagen für ein sonographisches oder radiologisches Ortungssystem. Viele Hersteller bieten die Möglichkeit, ihre Stoßwellengeräte zu mieten oder zu leasen. Als weiterer Kostenfaktor kommen Aufwendungen für eine periodische Wartung hinzu. Die Kosten und die Anzahl der Wartung sind ebenfalls von Gerätetyp zu Gerätetyp unterschiedlich.

Die Rentabilität und Wirtschaftlichkeit des Verfahrens ist daher sehr abhängig von der Höhe der Leasing- oder Mietzahlung, der Praxis-Overhead-Kosten und des Patientenaufkommens.

Nach einer Empfehlung des Gebührenordnungsausschusses der Bundesärztekammer (BÄK) in der 15. Sitzung vom 21.07.1998 ist festgelegt, dass die Ziffer Nr. 1860 GOÄ (Stoßwellenlithotripsie) analog heranzuziehen ist. Falls erforderlich, kann eine zweite Sitzung ebenfalls mit der Position 1860 berechnet werden. Mit Begründung ist noch eine weitere ansatzfähig, d. h. ein mehr als dreimaliger Ansatz ist – auch bei der Durchführung weiterer Sitzungen – ausgeschlossen. Weiter wird ausgeführt, dass die Anwendung des Steigerungsfaktors auf den Grundlagen der allgemeinen Bestimmung im Paragraph 5 GOÄ Anwendung findet. Die GOÄ-Nr. 1860 wird mit 6000 Punkten vergütet (einfacher Steigerungssatz DM 684,–). Zu beachten ist dabei, dass Ortungsmaßnahmen und Röntgenkontrollen in der Bewertung eingeschlossen sind.

Sonstige Maßnahmen, z. B. eine erforderliche lokale Betäubung, sind gesondert berechenbar. Ein Zuschlag für die ambulante Durchführung kann nicht berechnet werden. Grund dafür ist, dass die Nr. 1860 im Katalog der zuschlagauslösenden Leistungen, vor dem Abschnitt C VIII, nicht aufgeführt ist.

1998 wurde die radiale Stoßwellentherapie in der Orthopädie eingeführt. Im Gegensatz zu herkömmlichen Stoßwellengeräten, bei denen fokussierte Schallwellen ihr Energiemaximum am Zielort erreichen, ist dieses Gerät durch eine radiale Ausbreitung der Stoßwelle charakterisiert (Abb. 2.13). Die Investitionskosten sind hier wesentlich geringer (ca. DM 50 000,–).

Aufgrund der Abrechnungssituation ist es auf jeden Fall notwendig, mit Kassen- und Privatpa-

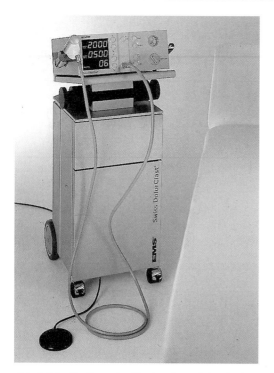

Abb. 2.13 Gerät zur Applikation der radialen Stoßwellentherapie

tienten einen schriftlichen Behandlungsvertrag abzuschließen. In diesen Vertrag sollte auf den vorhergesehenen Behandlungsumfang, die evtl. eingeschränkte Erstattungsmöglichkeit und die zu erwartenden Gesamtkosten eingegangen werden. Nur so kann der Patient sein wirtschaftliches Risiko vorher abklären und ist der Arzt vor späteren Auseinandersetzungen geschützt.

Literatur

Chaussy C, Schmiedt E, Jocham D, Brendel W, Forssmann B, Walther V. First clinical experience with extracorporeally iduced destruction of kidney stones by shock waves. J Urol. 1982; 127(3): 417–420.

Diesch R. Anwendung der hochenergetischen extrakorporalen Stoßwellentherapie bei Pseudarthrosen. Orthopädische Praxis. 1997; 7(33): 470–471.

EMS Medical, Produktinformation Swiss DolorClast, radiale Stoßwellentherapie 9/99.

Loew M, Rompe J-D. Stoßwellenbehandlung bei orthopädischen Erkrankungen. Stuttgart: Enke, 1998: 52–54.

Odgen J-A, Alvarez R, Levitt R, Cross G-L, Atlanta Medical Center. Chronic heel pain: Results of FDA shockwave study. 3rd Congress of the International Society for Musculoskeletal Shockwave Therapy. Naples, June 1–3, 2000, S 52.

Rompe J-D. Extrakorporale Stoßwellentherapie: Grundlagen, Indikation, Anwendung. Weinheim: Chapman & Hall, 1997: 39–62.

2.7 Osteodensitometrie

S. Götte

Einführung

Die Osteodensitometrie wurde zur Berechnung des Knochenmineralsalzgehaltes bei Astronauten entwickelt. Heute liegt die Hauptindikation der Osteodensitometrie in der Bestimmung von Mineralisierungs- und Demineralisierungszuständen bei Osteoporose.

Von grundlegender Bedeutung ist die Bestimmung des individuellen Knochenmineralgehaltes im Vergleich zum alterskorrelierten Knochenmineralverhalten von Männern und Frauen und die Diagnostik pathologischer Demineralisierungszustände.

Die physiologische Entwicklung des Knochenmineralgehaltes zeigt einen maximalen Anstieg bis zum 40.–45. Lebensjahr, definiert als „peak bone mass", und einer sich anschließenden Demineralisierung mit einem durchschnittlichen Verlust der Knochenmasse von 1–3% pro Jahr.

Beim Krankheitsbild der Osteoporose ist das physiologische Knochenverhalten als Ausdruck dynamischer Auf- und Abbauprozesse zulasten des Knochenabbaus gestört und der Verlust an Knochenmasse beschleunigt.

Die Diagnostik osteogener Demineralisierungszustände bzw. pathologischer Knochendichte erlaubt durch nutritive, medikamentöse und physiotherapeutische Maßnahmen Demineralisierungsprozesse zu stoppen, indikations- und stadienabhängig zu revidieren und der Gefährdung, eine osteoporotische Fraktur zu erleiden, entgegenzuwirken.

Die besondere Bedeutung der Osteodensitometrie liegt in der Korrelation des Knochenmasseverlustes und dem Anstieg des Frakturrisikos sowie den damit verbundenen gesundheitsökonomisch bedeutenden Folgekosten und dem Lebensqualitätsverlust des betroffenen Patienten.

Zu einer flächendeckenden osteodensitometrischen Versorgung hat die Weiterentwicklung der ursprünglich nuklearmedizinischen Verfahren SPA und DPA (Single- und Dualphotonenabsorptiometrie) zu Röntgenverfahren (DXA) im Laufe der 80er-Jahre geführt. Diese Verfahren haben die Einsatzmöglichkeiten der Densitometrie im teilradiologisch fachärztlichen Bereich eröffnet.

Schwerpunktmäßig ist die Osteodensitometrie flächendeckend bei Orthopäden vertreten. Diese stellen neben Radiologen die größte Anbietergruppe dar, während Internisten nur eine untergeordnete Rolle spielen, wie die Zahlen in Abb. 2.**14** zeigen.

Die flächendeckende Repräsentanz der Osteodensitometrie hat zu einer wesentlichen Verbesserung der Osteoporosediagnostik und der Versorgung von Osteoporosepatienten geführt, wenngleich nach wie vor behauptet werden muss, dass lediglich 20% der ca. 5–6 Millionen Osteoporosepatienten in Deutschland diagnostiziert und therapiert werden.

Osteoporosediagnostik und -therapie sind unter dem Aspekt dieser Unterversorgung und der gesundheitsökonomisch bedeutenden Osteoporosefolgekostensituation trotz negativer Entscheidung der Kostenträger von besonderer Bedeutung. Die Osteoporosefolgekosten werden zu Beginn des neuen Jahrtausends in Deutschland auf ca. DM 10 Mrd. geschätzt, den Hauptkostenanteil stellen die ca. 150 000 Schenkelhalsfrakturen mit ungefähr DM 6,5 Mrd. dar.

Möglichkeiten der Osteodensitometrie und ihre Wertigkeit

Als Standardverfahren der Osteodensitometrie gelten momentan zwei Verfahren:
- DXA: 2 Energien – Röntgen – Absorptiometrie,
- quantitative Computertomographie.

DXA ist ein planares Verfahren, basierend auf einer Projektionsaufnahme der untersuchten Region. Zur Anwendung kommt dieses Verfahren an Lendenwirbelsäule, Schenkelhals und distalem Radius.

Das DXA-Verfahren darf als das am weitesten verbreitete und als Golden Standard der Osteoporosediagnostik angesehen werden. Die überwiegende Zahl wissenschaftlicher Studien ba-

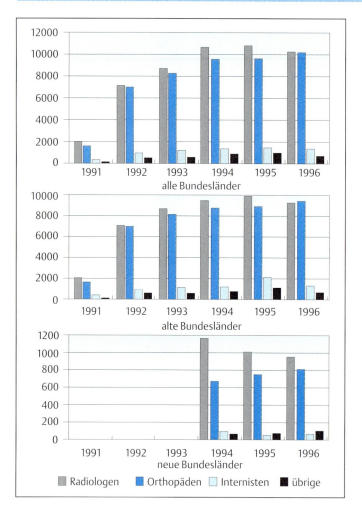

Abb. 2.**14** Osteodensitometrie im interdisziplinären Vergleich – Anzahl der Leistungserbringer der Ziffer 5300

siert auf diesem Verfahren, dessen Schwächen jedoch auch berücksichtigt werden müssen.

Durch das Projektionsprinzip ergeben sich prinzipielle Limitationen. Es werden hintereinander liegende Strukturen überlagert und diese können, sofern sie röntgenabsorbierend wirken, das Messergebnis verfälschen. Ein typisches Beispiel sind Kalzifizierungen der Aorta abdominalis bei einer DXA-Messung der Lendenwirbelsäule. Hierdurch können sich falschnegative Ergebnisse und damit Fehlinterpretationen hinsichtlich des Krankheitsausmaßes und der Therapiebedürftigkeit ergeben.

Vermeintlich unauffällige oder hyperostotische Knochendichtewerte können im Bereich der Lendenwirbelsäule ebenso durch degenerative Veränderungen wie Spondylophytenbildung, Osteospondylochondrosen, Spondylsklerosis hemispherica, Spondylarthrosen usw. entstehen. Eine Osteolyse oder ein Plasmozytom könnte das Messergebnis im gegensätzlichen Sinn ebenso verfälschen. Eine DXA-Messung der Lendenwirbelsäule sollte daher orientierend mit einer Röntgenaufnahme der LWS in zwei Ebenen einhergehen, um auszuschließen, dass z. B. genannte Faktoren ein falsch-negatives Messergebnis verursachen.

Modernste DXA-Techniken erlauben die Messung der Lendenwirbelsäule in seitlicher Projektion wie auch die Eliminierung beeinflussender Spondylophyten, wodurch die Messung des Knochenmineralgehaltes besser auf den Wirbelkörper fokussiert und Störeffekte weitestgehend ausgeschlossen werden können.

Insgesamt stellt die DXA-Methode eine wertvolle, verlässliche und strahlenarme Untersuchungsmethode dar, die Kontrollmessungen von Knochendichtewerten in jährlichen Abständen erlaubt.

Die Möglichkeit, Knochendichtewerte sowohl an der Lendenwirbelsäule, am Schenkelhals und am distalem Radius zu messen, erlaubt es, Demineralisierungen an unterschiedlichen Abschnitten des Skeletts zu erfassen.

Als gewisser Nachteil ist die Tatsache zu betrachten, dass der Knochenmineralgehalt nur planar und nicht als echte (Volumen-)Dichte, sondern lediglich als zweidimensionale Flächendichte bestimmt werden kann (typischerweise angegeben in g/cm^2). Damit wird der gemessene Knochenmineralgehalt in gewissem Maße von Körpergröße und -gewicht beeinflusst, was die Einschätzung des Ergebnisses während des Knochenwachstums erschwert (Glüer 1998).

Die *quantitative Computertomographie* (QCT) ist zur Bestimmung des Wirbelsäulenknochenmineralgehaltes entwickelt worden. Beim QCT-Verfahren werden anhand einer lateralen digitalen Übersichtsaufnahme im Bereich von BWK12 bis LWK3 8–10 mm dicke CT-Schichten mittig zwischen den Endplatten von normalerweise 2–4 Wirbelkörpern platziert. Zwischenzeitlich unterliegt die Schnittebenenfindung einer automatischen Positionierung.

Im Vergleich zur DXA-Methode erlaubt QCT die direkte Ermittlung der Knochenmineraldichte in g/cm^3 und die selektive Bestimmung der Dichte von trabekulärem und kortikalem Knochen.

Als Nachteil der QCT-Messung ist der Messfehler durch die individuelle Variation des Knochenmarkfettwertes und die höhere Strahlenbelastung gegenüber der DXA-Methode zu nennen.

Vorteilhaft ist die volumetrische Messung in g/cm^3 und die Differenzierung zwischen kortikalem und spongiösem Anteil, auch wenn die QCT-Diagnostik praktisch nur eine flüchtige Beurteilung spongiöser Strukturen, aber keine Darstellung der Mikroarchitektur erlaubt.

Neben QCT wurde als eines der ersten densitometrischen Verfahren das periphere QCT (*pQCT*) entwickelt, das sich Anfang der 90er-Jahre aufgrund der niedrigen Anschaffungskosten schnell etabliert hat. Ebenso wie bei QCT der Wirbelsäule wird die Positionierung der CT-Schnitte mithilfe einer Übersichtsaufnahme festgelegt. Verbessert worden ist das pQCT durch die Messung am ultradistalen Radius. Die Messung hat aufgrund des peripheren Messortes ebenfalls eine sehr geringe Strahlenbelastung. Unklar ist nach wie vor, wie gut sich Frakturrisiko von Wirbelkörper und proximalem Femur anhand einer peripheren Messung vorher sagen lassen und inwieweit Knochenmineralgehaltsveränderungen am distalen Radius mit solchen an den Hauptfrakturorten einhergehen. Der distale Radius scheint im Übrigen langsamer auf die medikamentöse Behandlung anzusprechen, als Wirbelsäule und Schenkelhals.

In den letzten Jahren werden vermehrt Ultraschallverfahren zur Osteoporosediagnostik als quantitativer *Ultraschall-QUS* angeboten.

Messorte sind Kalkaneus und Phalangen. Die derzeit gängigsten Verfahren sind dabei keine bildgebenden, sondern basieren auf einer Transmissionsmessung am Knochen, der den mittleren Wert von Ultraschallabsorption und -geschwindigkeit im Untersuchungsbereich ermittelt.

Es werden zwei QUS-Parameter unterschieden:
- Ultraschallgeschwindigkeit,
- Ultraschallabschwächung.

Die Schallgeschwindigkeit ist korreliert mit der Elastizität des durchstrahlten Materials. Da Elastizität wiederum mit Bruchfestigkeit und Bruchfestigkeit mit Frakturrisiko verbunden ist, erscheint es plausibel, von Schallgeschwindigkeitsmessungen eine Abschätzung des Frakturrisikos zu erwarten. (Weike et al. 1998).

Die Abschwächung des Ultraschallsignals scheint von der Knochenarchitektur beeinflusst zu werden. Trotz der damit verbundenen Aussage des Frakturrisikos und der von einigen Herstellern angegebenen Korrelationsstudien zwischen DXA-Messergebnissen an der Wirbelsäule und QUS-Ergebnissen bestehen erfahrungsgemäß doch erhebliche, teilweise auch gegensätzliche individuelle Aussagen im Vergleich beider Messverfahren.

Der Einsatz von quantitativem Ultraschall zur Verlaufskontrolle ist ebenfalls nicht gegeben, sodass die Aussagekraft der QUS-Messung durch weitere Studien gesichert werden muss.

Für die teilradiologische und insbesondere orthopädische Praxis scheint die Röntgenphotodensitometrie (*RPD*) eine interessante Zukunftsperspektive zu bieten. Basierend auf der ungefähren Proportionalität von Filmschwärzung und Knochenmassebelegung können konventionelle Röntgenaufnahmen vorwiegend der Mittelhandknochen, Phalangen und Kalkaneus zur Abschätzung des Knochenmineragehaltes herangezogen werden. Entsprechend kostengünstige Geräte sind entwickelt. Ihr Einsatz ist in Vorbereitung.

Als Nachteil ist hervorzuheben, dass die Röntgenphotodensitometrie keine Messung an Wirbelkörpern und am proximalen Femur ermöglicht. Für Wirbelsäule und Schenkelhals gilt somit nach wie vor die Feststellung, dass Röntgenaufnahmen von diesen Regionen Demineralisierungszustände erst ab 30% Knochenmasseverlust erkennen lassen, was dem Stadium einer manifesten Osteoporose entspricht.

Wenngleich die Röntgenphotodensitometrie eine interessante Zukunftsperspektive für alle bisher nichtosteodensitometrierenden orthopädischen Praxen bietet, wird, ebenso wie für den Ultraschall, die Validität der Aussage, insbesondere zur Verlaufskontrolle, noch hinterfragt werden müssen, wenngleich die Methode dazu geeignet zu sein scheint, Demineralisierungsprozesse sensitiver zu messen als die optische Interpretation des Röntgenbildes.

Als Schwerpunktindikation für die Osteodensitometrie gilt die Bestimmung von Demineralisierungszuständen im Altersvergleich und der Ausschluss einer pathologischen Demineralisierung. Sie dient zur Differenzierung der Stadien pathologischer Demineralisierung und der Osteoporose bei vorliegenden Risikofaktoren, röntgenologischen Demineralisierungszeichen sowie der Bestimmung des Knochenmineralgehaltes zur Verlaufskontrolle (Tab. 2.**5**).

Beim Vorliegen einer oder mehrerer Risikofaktoren (Tab. 2.**6**) ist eine Osteodensitometrie beim erwachsenen Patienten indiziert, um bereits frühzeitig eine pathologische Demineralisierung zu erfassen und zu behandeln. Die primär empfohlenen Messbereiche für die Osteodensitometrie entsprechen der Klassifizierung eines Osteoporosetypen I und II.

Typ I bezeichnet das Auftreten der Erkrankung vor dem 60. bis 65. Lebensjahr. Hierunter fällt auch die postmenopausale Osteoporose, die ihren Ausgang am spongiösen Knochen nimmt. Typ II bezeichnet die senile Osteoporose mit fortschreitendem Befall der Kortikalis und damit der Evidenz am peripheren Skelett.

Prädestiniert für Osteodensitometriemessungen bei Typ I ist die Lendenwirbelsäule, bei Typ II eher der Schenkelhals, aufgrund degenerativer Veränderungen der LWS und Aortaverkalkungen.

Die Osteoporose ist definiert als systemische Skeletterkrankung und charakterisiert durch eine niedrige Knochenmasse mit Beeinträchtigung

Tabelle 2.**5** Osteodensitometrieverfahren

Methode	Medium	Technik	Messort	Reproduzierbarkeit [%]	K/S-Sep.	Dosis
SPA	γ-Strahlen	Zweidimensional	Radius, Kalkaneus	1–4	∅	< 1 µ Sv
SXA	Röntgenstrahlen	Zweidimensional	Radius	1–2	∅	< 2 µ Sv
DPA	γ-Strahlen	Zweidimensional	LWS, prox. Femur, Radius, Kalkaneus, Ganzkörper	2–5	∅	3–5 µSv
DXA	Röntgenstrahlen	Zweidimensional	LWS, prox. Femur, Radius, Kalkaneus, Ganzkörper	< 2	∅	< 10 µSv
QCT	Röntgenstrahlen	Tomographisch	LWS	1–2	+	70–400 µSv
PQCT	Röntgenstrahlen	Tomographisch	Radius, Tibia	0,3–2	+	< 2 µSv
QUS	Schallwellen	–	Kalkaneus, Patella, Tibia, Finger	0,4–4	∅	∅
QMR	Magnetresonanz	Tomographisch	Kalkaneus, Radius, Femur, Tibia	?	+	∅

K/S-Sep. = Kortikalis-Spongiosa-Trennung; Dosis = effektive Ganzkörperdosis; µSv = Mikro-Sievert

Tabelle 2.6   Osteoporose-Risikofaktoren

- Postmenopausale Frauen mit Risikofaktoren
- Hypomenorrhoe oder Amenorrhoe/Hypogonadismus
- Anorexia nervosa
- Osteopenie im Skelettröntgen
- Alkoholabusus
- Nikotinabusus
- Immobilisation (mehr als 4 Wochen)
- Malabsorptionssyndrom (z. B. postoperativ)
- Laktoseintoleranz
- Hyperkalziurie
- Rheumatoide Arthritis, M. Bechterew
- Chronische Medikation mit
  - Kortikosteroiden
  - Methotrexat
  - Phenobarbital
  - Marcumar
  - Heparin
- Chronische Niereninsuffizienz
- Dialysepatienten
- Hyperparathyreoidismus
- Hyperthyreose
- Suppressionstherapie an der Schilddrüse > 10 Jahre
- Leberzirrhose

der Mikrostruktur des Knochengewebes, einer verminderten Festigkeit und einer erhöhten Frakturneigung.

Die WHO gibt den Cut-off-Wert für eine manifeste Osteoporose mit –2,5 SD (Standardabweichungen im Vergleich zu Peak-Bone-Mass-Werten) an. Diese Definition gilt ursprünglich für die postmenopausale Osteoporose, wenngleich alle übrigen Osteoporoseformen, auch die männliche, in Diagnostik- und therapiekonsequenz orientierend nach diesem Wert beurteilt und behandelt werden.

Die Definition der Osteoporose als systemische Skeletterkrankung und die Einteilung in einen Typ I und II ist dahingehend zu verstehen, dass Demineralisierungszustände systemisch und zunächst an trabekulären Knochenstrukturen auftreten, um im fortgeschrittenen Stadium ebenfalls kortikale Strukturen erfassen. Periphere Knochen zeichnen sich abgesehen vom distalen Radius, Tibiakopf und Kalkaneus durch besonders hohe Kortikalisanteile aus.

Unterschiedliche Knochendichten zwischen peripherer und zentraler Spongiosa treten auch in Abhängigkeit von individueller körperlicher Betätigung auf.

Unter Berücksichtigung der individuellen Voraussetzungen, der Anamnese, der Risikofaktoren und der Schwachstellen der Osteodensitometrie ist es möglich, mit dieser Untersuchungsmethode Patienten eine qualitativ hochwertige, aussagekräftige und therapieentscheidende Untersuchung anzubieten. Dennoch erlaubt keines der Osteodensitometrieverfahren eine exakte mikroarchitektonische Knochenstrukturdarstellung und ebenso wenig eine ausreichende valide Aussage über die individuelle Knochenelastizität.

Eine Knochenstrukturrekonstruktion bzw. eine dreidimensionale Darstellung des Knochens ist nur möglich durch eine Knochenbiopsie und eine anschließende aufwändige und kostenträchtige *Mikro-CT-Untersuchung*. Mit der Koppelung dieser Möglichkeit an ein invasives Verfahren kann die Mikro-CT-Diagnostik im Augenblick nur speziellen Fragestellungen vorbehalten sein.

Ergänzende Aussagen zur Knochenaktivität und zu sekundären Osteoporoseformen, die interdisziplinär abgeklärt werden sollten, können durch die Bestimmung von Auf- und Abbaumarkern als Ausdruck für Osteoblasten- bzw. Osteoklastenaktivitäten geschehen. So ergeben sich z. B. zusätzliche Hinweise auf eine gesteigerte Osteoklastenaktivität und erhöhte Resorption, etwa beim Fast-Looser-Patienten, was osteodensitometrisch erst im Vergleich zweier Untersuchungen im Abstand von einem Jahr mit einem Knochendichteverlust von 10 % und mehr möglich ist (Abb. 2.15).

Wertigkeit der Osteodensitometrie

Die besondere Wertigkeit der Osteodensitometrie liegt in ihrer Sensitivität und Reproduzierbarkeit mit einer Messfehlerbreite zwischen 1 und 3 %. Ein besonderer Wert muss der DXA-Methode mit ihrer geringen Strahlenbelastung und dem Attribut des goldenen Standards zugeschrieben werden.

Die Osteodensitometrie erlaubt eine differenzierte Diagnostik unterschiedlicher Demineralisierungszustände:

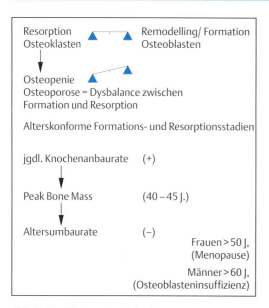

Abb. 2.15 Knochenphysiologie

- DXA-Normbereich: Bandbreite + 1 SD bis – 1 SD,
  - Osteopenie: – 1 SD bis – 2,5 SD
  - Osteoporose: ab – 2,5 SD

Sie erlaubt somit, das individuelle, mit der Abnahme der Knochendichte korrelierte Frakturrisiko des Patienten zu bestimmen und eine individuelle, maßgeschneiderte Osteoporosetherapie unter dem Aspekt des medizinisch Sinnvollen, Notwendigen und unter Berücksichtigung der Kosten vorzuschlagen.

Statt auf Verdacht zu behandeln, wird die Behandlung unter Berücksichtigung von Anamnese und Risikofaktoren an quantitativen Messwerten orientiert und erlaubt ggf. in Stadien einer beginnenden Demineralisierung die Therapieempfehlung einer kalziumreichen Diät und ausreichenden Mobilität mit erneuter Osteodensitometriekontrolle nach Ablauf eines weiteren Jahres, um das Ausreichen dieser Therapieempfehlung abzuschätzen oder evtl. korrigierende Maßnahmen zu empfehlen.

Liegt andererseits bereits ein manifester und progredienter Knochendichteverlust vor, so können und müssen wesentlich potentere Behandlungsmaßnahmen zum Stoppen der Resorption und zur Anregung der Formation empfohlen werden (Abb. 2.16).

Die Osteodensitometrie trägt zu einer individuell sinnvollen und kostenorientierten Osteoporosetherapie bei. Besonders wichtig ist dies für die Versorgung von Patienten im vertragsärztlichen Bereich. Die Verlaufskontrolle dient gleichzeitig als Rechtfertigung der zulasten der Kassen verordneten Therapiemaßnahmen.

Qualitätssicherung der Osteodensitometrie

Zur Qualitätssicherung der Osteodensitometrie und der Osteoporosebehandlung wurde 1989 die Orthopädische Gesellschaft für Osteologie ge-

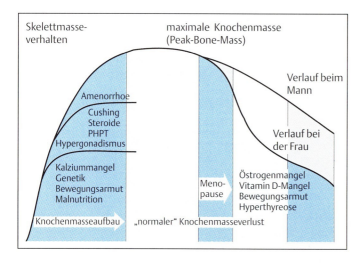

Abb. 2.16 Altersabhängiges und sekundäres Knochenmasseverhalten

gründet. Durch sie werden orthopädisch-osteologische Interessen interdisziplinär auch gegenüber anderen Fachdisziplinen vertreten und die Diskussion der Osteoporose unter interdisziplinärem Aspekt geführt. Eine wesentliche Stellung hat die OGO als eine der tragenden Gesellschaften des seit vier Jahren jährlich durchgeführten interdisziplinären Osteologiekongresses und durch die Vertretung im Dachverband der osteologischen Fachgesellschaften.

Neben der Weiterentwicklung der Leitlinien für die postmenopausale, senile und Steroidosteoporose wird in Anlehnung an die ISCD und die IOF eine standardisierte Fortbildung zur Qualitätssicherung der Osteodensitometrie in Zusammenarbeit mit der OGO und der Stiftung Akademie Deutscher Orthopäden angeboten.

Während für den kassenärztlich tätigen Kollegen als Voraussetzung für die Abrechenbarkeit der Osteodensitometrie als kassenärztliche Leistung der Nachweis von 200 Osteodensitometrien und teilweise – wenn auch nicht standardisierte – Prüfungen gefordert werden, erscheint die Qualifizierungsmaßnahme des Dachverbandes gerade unter dem Aspekt der Osteodensitometrie als IGEL-Leistung und im Hinblick auf eine mögliche spezielle Qualifikation im Sinne einer Fachkunde Osteologie von besonderer Bedeutung.

Osteodensitometrie als Kassenleistung

Bekanntermaßen wurde die Leistungslegende der Ziffer 5300 EBM dahingehend geändert, dass die Osteodensitometrie als Kassenleistung nur noch bei Patienten mit manifester Osteoporose und bereits eingetretener Fraktur ohne adäquates Trauma anerkannt wird:

„Osteodensitometrische Untersuchungen (Photonenabsorptionstechnik) an einem oder mehreren Teilen des peripheren Skeletts und/oder des Achsenskeletts bei Patienten, die eine Fraktur ohne nachweisbares adäquates Trauma erlitten haben und bei denen gleichzeitig auf Grund anderer anamnestischer und klinischer Befunde ein begründeter Verdacht auf eine Osteoporose besteht" (450 Punkte).

Für alle übrigen Patienten ist die Osteodensitometrie eine individuelle Gesundheitsleistung und dementsprechend zu honorieren, auch wenn eine evtl. notwendige Therapie zulasten der Krankenkasse verordnet werden kann.

Als individuelle Gesundheitsleistung entzieht sich die Osteodensitometrie jeglicher Qualitätskontrolle. Aus diesem Grund ist es empfehlenswert, dem Patienten die Leistung nach einer zertifizierten Schulung anzubieten.

Einen besonderen Qualitätsverlust scheint die Osteoporosediagnostik und -therapie momentan durch den verstärkten Einsatz kostengünstiger Ultraschallgeräte zu erfahren.

Dies erklärt sich dadurch, dass Patienten nach primärer Ultraschalldiagnostik als IGEL-Leistung im Allgemeinen nicht gewillt sind, sich einer zusätzlich notwendigen quantifizierenden DXA-Diagnostik zu unterziehen, sofern diese ebenfalls als IGEL-Leistung honoriert werden muss. Ebenso muss davor gewarnt werden, die QUS zur Verlaufskontrolle einzusetzen. Die augenblickliche Überschätzung der Ultraschalldiagnostik lässt für viele Patientinnen und Patienten die Qualität in Diagnostik und Therapie vermissen. Aus diesem Grund erscheint das Angebot der Ultraschalldiagnostik (QUS) in gynäkologischen Praxen problematisch, ganz abgesehen davon dass Bundes- und Landesärztekammern die Methode für Frauenärzte als fachfremd bezeichnet haben.

Igelleistung – Liquidation

Unter Igelleistungen sind individuelle Gesundheitsleistungen für Kassenpatienten zu verstehen, die im Rahmen der kassenärztlichen Versorgung nicht erbracht werden können. Hierzu zählt seit 01.04.2000 auch bedingt die Osteodensitometrie durch die Einschränkung der Leistungslegende.

Honorierungsgrundlage der individuellen Gesundheitsleistung ist die GOÄ mit ihren Steigerungsmöglichkeiten. Für die Liquidation der Osteodensitometrie schlägt der BVO zusammen mit der OGO die *GOÄ Ziffern 5377* und *5380* vor. Der individuellen Beurteilung muss die Veränderung unter Berücksichtigung der Vorgaben für die Steigerungssätze der GOÄ vorbehalten bleiben.

Die Ziffer 5380 würdigt das Messverfahren, während die Ziffer 5377 für den besonderen Aufwand der Auswertung der Messung etwa durch die häufig automatisch nicht möglichen Abgrenzungen von Wirbelkörpern, der Nachbestimmung der ROIs (Region of Interest) steht.

Die Bewertung der Osteodensitometrie liegt damit im internationalen Vergleich. Sie wird in

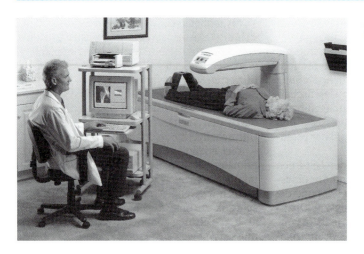

Abb. 2.**17** Fächerstrahl-Densitometer

der Schweiz mit SFr 100,– (ca. DM 120,–), in den USA mit $ 126,– honoriert.

Gerätekosten

Die Angaben dienen nur zur Orientierung und sind ohne Gewähr. Es handelt sich um Nettokosten (Abb. 2.**17**).
- Sonographie – QUS – (zur Frakturrisikobestimmung): ca. DM 30 000,–
- Dexa peripher (Kalkaneus): ca. DM 55 000,-
- PQCT (distaler Radius): ca. DM 60 000,–
- Dexa-Großgerät (Wirbelsäule, Femur, Ganzkörper): ca. DM 100 000,– bis DM 150 000,– (jeweils zzgl. MWSt)

Wartungsverträge

- Etwa DM 1500,– bis DM 10 000,– jährlich,
- DM 1500,– Präventivwartung ohne evtl. anfallende Materialkosten,
- über DM 1500,– entsprechend Materialkosten und Updatevereinbarung

Literatur

Weike R, Lingg G, Glüer CC (Hrsg). Osteoporose, Atlas der radiologischen Diagnostik und Differenzialdiagnostik. München: Gustav-Fischer-Verlag, 1998.

WHO (World Health Organisation). Guidelines for preclinical evaluation and clinical trials in osteoporosis. Geneva, 1968.

Ringe JD. Osteoporose. Stuttgart: Thieme, 1995.

2.8 Methode und klinische Einsatzmöglichkeiten der dreidimensionalen Rückenoberflächenvermessung mit der Videorasterstereographie (VRS)

H. Ch. Harzmann

Einleitung

Die Auseinandersetzung mit Form und Funktion der Wirbelsäule ist eines der zentralen Themen in der modernen Orthopädie. Im Vordergrund steht dabei die Diagnostik von (funktionellen) Fehlhaltungen und (strukturellen) Fehlformen. Voraussetzung für die Qualitätskontrolle aktueller Behandlungskonzepte ist eine möglichst objektive Beobachtung des Verlaufs von Haltungsformen. Nur durch deren sorgfältige Dokumentation kann die Diagnostik und die Therapie solcher Fehlhaltungen optimiert werden.

Die Videorasterstereographie (VRS) ermöglicht die dreidimensionale Erfassung der Wirbelsäulenform und damit der Haltung. Sie kann wegen des Wegfalls einer Strahlenexposition und der hervorragenden Dokumentationsmöglichkeiten als diagnostischer Mittelweg zwischen klinischer Untersuchung und konventioneller Bildgebung (Röntgen, MRT u. Ä.) eingesetzt werden. Da sie sich aus denselben Gründen auch für die Verlaufskontrolle eignet, ist mit ihr eine besonders aussagekräftige „Haltungsdiagnostik" möglich, die der komplexen Interaktion von statischen und dynamischen Haltungsfaktoren gerecht wird.

Grundlagen und Methodik der Videorasterstereographie

Das optikoelektrische Verfahren der Videorasterstereographie (VRS) ermöglicht es, Körperoberflächen berührungs- und strahlungsfrei mit hoher Genauigkeit und bei niedrigem apparativen und zeitlichen Aufwand zu erfassen und dreidimensional zu rekonstruieren. Das Verfahren wurde am Institut für Experimentelle Biomechanik der Universität Münster von Hierholzer und Drerup entwickelt und wird seit einigen Jahren mit dem Formetric-System (Firma Diers International GmbH, Wiesbaden) in vielen orthopädischen Kliniken und Praxiseinrichtungen erfolgreich eingesetzt.

Die Videorasterstereographie arbeitet nach dem Grundprinzip der Triangulation (Abb. 2.18). Ein Projektor projiziert ein genormtes Rasterliniendiapositiv auf die zu vermessende Rückenoberfläche. Die belichtete Flächenform deformiert entsprechend ihrer Oberfläche das genormte Linienraster (Abb. 2.19).

Diese Deformierung wird von der Videokamera synchron aufgenommen und das resultierende Videobild digital analysiert. Dadurch steht gewissermaßen ein „Abdruck" der individuellen Rückenoberfläche in Form von Raumkoordinaten zur Verfügung (Abb. 2.20).

In einem weiteren Schritt werden anhand der Raumkoordinaten die charakteristischen Krümmungseigenschaften der vermessenen Oberfläche in ihrer dreidimensionalen Ausrichtung und Intensität analysiert. Auf diese Weise werden anatomische Fixpunkte detektiert, die es erlauben, ein individuelles Bezugssystem für die Beurteilung von Lage und Verlauf der Wirbelsäule zu berechnen, unabhängig von der Stellung des Patienten zum Aufnahmesystem.

Abbildung 2.21 zeigt die farbliche Darstellung der unterschiedlichen Krümmungsareale. Mit der sog. Gauß-Krümmungsanalyse lassen sich drei unterschiedliche Grundtypen der Flächenform darstellen: Konvexe (rot), konkave (blau) und sattelförmige (grün) Gebiete unterscheiden

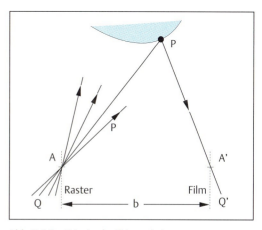

Abb. 2.**18** Prinzip der Triangulation

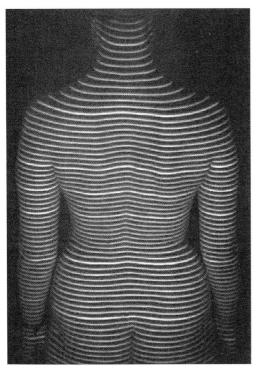

Abb. 2.**19** Rasterliniendiapositiv

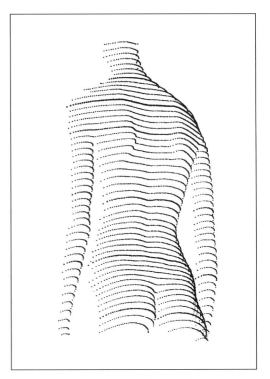

Abb. 2.**20** „Abdruck" der Rückenoberfläche

sich durch das Vorzeichen ihrer Krümmung in zwei zueinander senkrechten Richtungen. Anders ausgedrückt, wird jeder Flächenpunkt durch das Produkt der beiden Krümmungsrichtungen in seiner Art und Intensität exakt charakterisiert. Auch diagnostische Sonderfälle, wie zylindrische oder ebene Areale, können so berücksichtigt werden. Die Vertebra prominens lässt sich auf diese Weise z. B. als isoliertes konvexes Gebiet (rot) hoher Intensität inmitten einer sattelförmigen Umgebung (grün) erkennen. Daneben sind die Lumbalgrübchen (konkav: blau) und der Sakrumpunkt (Beginn der Rima ani, konkav: blau) darstellbar. Drerup u. Hierholzer (1987) haben experimentell gezeigt, dass diese Fixpunkte mit einer Genauigkeit von 1 mm zugeordnet werden können.

Die auf diese Weise ermittelten anatomischen Fixpunkte erlauben bereits während der Vermessung eine vergleichbare Beurteilung anhand der klinisch oder auch radiologisch erhobenen Bezugspunkte, der Spitze des 7. Halswirbels (HWK7), den Spinae iliacae posteriores superiores und dem Oberrand des Hiatus sacralis. Dieses Bezugssystem wird ergänzt durch die Berechnung der sog. Symmetrielinie des Rückens (Hierholzer 1986). Diese Mittellinie, ebenfalls berechnet aus den Flächenkrümmungen, teilt den Rücken in zwei Flächen mit minimaler lateraler Asymmetrie auf. Die VRS geht davon aus, dass die Symmetrielinie (in Abb. 2.21 gelb dargestellt) beim Gesunden der Dornfortsatzreihe entspricht und damit zusammen mit den ermittelten anatomischen Fixpunkten einen direkten Bezug zum knöchernen Verlauf der Wirbelsäule bietet.

Die Komponente der Rotation wird anhand eines von Turner-Smith vorgeschlagenen Modells zur Rekonstruktion des räumlichen Verlaufs der Wirbelsäule berechnet. Ausgehend von dem Postulat, dass die Oberflächenrotation der Wirbelrotation entspricht, weisen die sog. Flächennormalen in Abb. 2.22 in die Richtung der Wirbelzentren (Turner-Smith et al. 1988). Daneben wird angenommen, dass die Symmetrielinie der Dornfortsatzreihe folgt und die Wirbelkörper nicht gravierend deformiert sind.

Bei nicht allzu starken und noch nicht lange bestehenden Skoliosen erscheint dies akzepta-

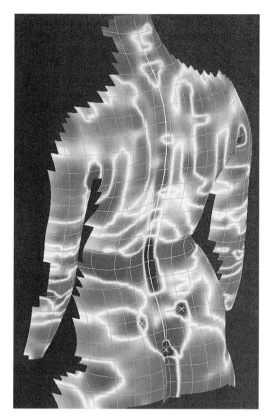

Abb. 2.21 Gauß-Krümmungsanalyse. Konvexe, konkave und sattelförmige Krümmungen

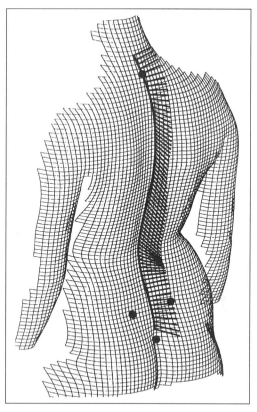

Abb. 2.22 Anatomische Fixpunkte, Flächennormale und dreidimensionale Raumkurve

bel. Auch variiert die Länge der Wirbel kaum. Sie kann gut aus anatomischen Normwerten und der Körpergröße bestimmt werden (Bähren et al. 1992).

Unter Zuhilfenahme dieser Bedingungen lässt sich die Mittellinie der Wirbelkörper wie in Abb. 2.22 als Raumkurve berechnen und darstellen (Drerup u. Hierhozer 1994). Diese dreidimensionale Raumkurve kann anhand ihrer Auslenkungen sehr gut mit der Wirbelsäulenform in einem konventionellen Röntgenbild verglichen werden (Drerup 1992; Liljenquist 1995).

Ein direkter Vergleich der Oberflächenform der Wirbelsäule mit radiologischen Kriterien wie dem Skoliosewinkel nach Cobb oder auch Rotationsbestimmungsverfahren (nach Nash u. Moe 1969, Pedriolle 1979 oder Drerup 1985) ist dagegen nicht möglich, da diese Verfahren sich ausschließlich an morphologischen Fixpunkten des Röntgenbildes orientieren.

Liljenquist et al. (1995) verweisen zwar auf gute Korrelationen der VRS mit der Röntgendarstellung für den Cobb-Winkel (mittlere quadratische Abweichung Cobb-Winkel 7–8°, Rotation nach Pedriolle 7,9° für Skoliosen zwischen 5–52° Cobb-Winkel). Die rasterstereographischen Kriterien wurden jedoch anhand mathematischer „Faustregeln" (Hierholzer 1998/1999) berechnet und sind daher nicht ausreichend vergleichbar mit der morphologisch orientierten Bestimmung im Röntgenbild. Spezielle Krankheitsbilder, wie z. B. das der idiopathischen Skoliose, in deren Verlauf mit zunehmenden Deformitäten der Wirbelkörper zu rechnen ist, können daher nach wie vor nur radiologisch ausreichend beurteilt werden.

Die VRS ermöglicht jedoch einerseits die frühzeitige Erfassung der beginnenden Oberflächenverformung des Rückens im Rahmen einer Skoliose im Sinne eines Skoliosescreenings

(Harzmann 2000) sowie andererseits auch eine optimale Möglichkeit der Verlaufs- und Therapiekontrolle der Skoliose (Liljenquist u. Castro 1996).

Aufbau und Anwendung des Formetric-Systems

Das VRS-Aufnahmesystem besteht aus der sog. Stereobasis, einer Patientenplattform in Form einer regulierbaren Balancewaage und aus dem PC-Arbeitsplatz. Die höhenverstellbare Stereobasis beinhaltet das Projektions- und Aufnahmesystem (Triangulation). Die Balancewaage ermöglicht die standardisierte Positionierung des Patienten und die synchrone Beurteilung des Patientenstandes und der Gewichtsverteilung auf die Füße. Darüber hinaus bietet sich mithilfe der Balancewaage die Möglichkeit, Beinlängendifferenzen oder auch Beckenschiefstände millimeterweise auszugleichen und ihren Einfluss auf den Wirbelsäulenverlauf „live" zu beurteilen. Der Platzbedarf für das VRS-System beträgt insgesamt ca. $3 \times 2 = 6\,m^2$ Aufstell- und Arbeitsfläche (Abb. 2.**23**).

Für den PC-Arbeitsplatz werden ein Prozessor Pentium III 500 Mhz, Zip-100-Laufwerk, CD-Rom 48fach, Framegrabber Matrix Sigma SLG und eine Grafikkarte ELSA Erasor III benötigt. Die Video-Live-Vermessung wird an einem Video-7-Flatscreen-TFT 15,2" verfolgt; der Ausdruck der Vermessungsdiagramme erfolgt mithilfe eines Kyocera-FS-680-Druckers.

Die VRS-Untersuchung wird in einem abdunkelbaren Raum bei normalem Raumklima durchgeführt. Für die Rückenvermessung steht der Patient vollständig entkleidet in einem Abstand von etwa 2 m zur Stereobasis auf der Balancewaage. Um Berechnungsfehler zu vermeiden, müssen zur exakten Bestimmung des Dornfortsatzes von HWK7 und zur Erfassung der gesamten Rückenform lange Haare hochgebunden werden.

Die Erfassung der natürlichen individuellen Haltung des Patienten sollte in einer Art unbeeinflussten Momentaufnahme erfolgen. Der Patient sollte gebeten werden, so zu stehen, wie er eben normalerweise steht. Störfaktoren, wie z. B. große, betonte Atemexkursionen oder auch Anweisungen „Gerade zu stehen", sollten unbedingt vermieden werden.

Um eine aussagekräftige Erfassung von Beckenasymmetrien und Beinlängendifferenzen gewährleisten zu können, sollte lediglich die Kniestellung beidseits als leicht gestreckt vorgegeben werden.

Die Durchführung der Vermessung ist einfach und unkompliziert, bedarf aber einer praktischen Einführung durch Fachpersonal. Eine besondere Ausbildung ist nicht notwendig. Allerdings empfiehlt sich die Festlegung eines praxisorientierten Vermessungsprotokolls.

Die Auswertung der VRS-Diagramme erfordert dagegen ein hohes Maß ärztlicher Kompetenz und Sorgfalt, um die Vielzahl der Informationen über die Haltung des Patienten entsprechend bewerten zu können. Hierfür ist eine intensivere Schulung unabdingbar.

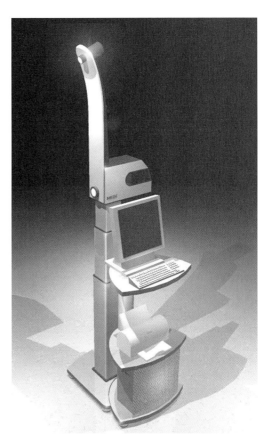

Abb. 2.**23** formetric II, 3 D-Wirbelsäulenvermessung

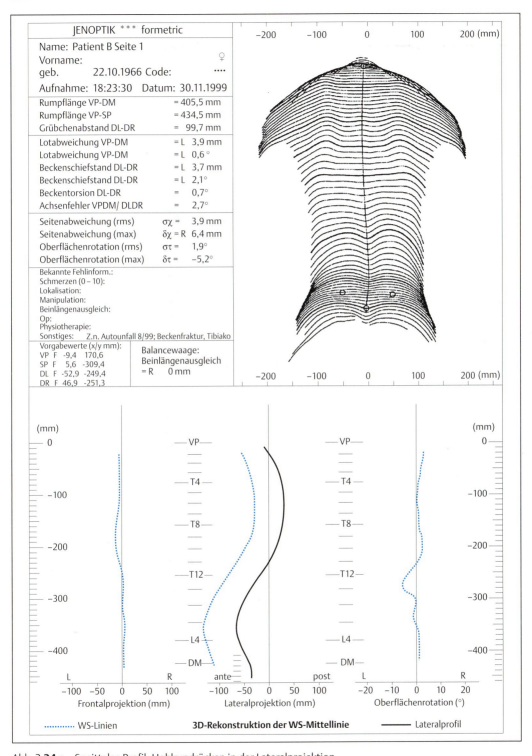

Abb. 2.**24 a** Sagittales Profil. Hohlrundrücken in der Lateralprojektion

2 Selbstzahlerleistungen im orthopädischen Bereich

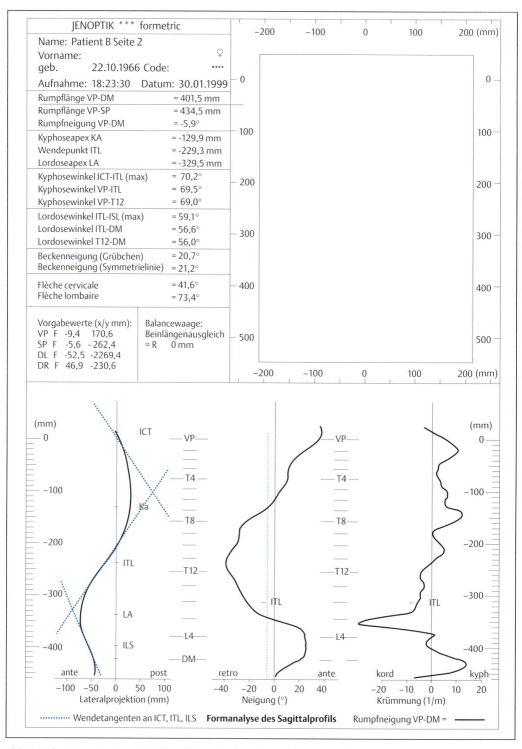

Abb. 2.**24 b** Hyperkyphose (70,2°) und Hyperlordose (59,1°), Hinweis auf Wirbelgleiten LWK 3 u. 4 in der Krümmungsansicht

2.8 Methode und klinische Einsatzmöglichkeiten der dreidimensionalen Rückenoberflächenvermessung

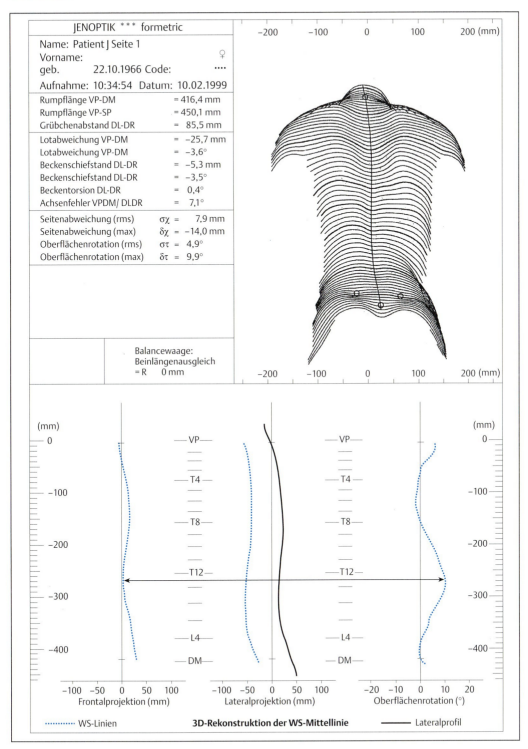

Abb. 2.**25** Thorakolumbale Skoliose links konvex (Cobb-Winkel 22°); Beckentiefstand rechts 0,5 cm; Hypokyphose

Einsatzmöglichkeiten der Videorasterstereographie

„Haltung ist die Momentanaufnahme einer beweglichen Wirbelsäule". So definiert Debrunner (1995) die aus einer komplexen Kombination von Statik und Dynamik bestimmte aufrechte Haltung des Menschen. Nicht nur Form und Funktion des aktiven und passiven Bewegungsapparates spiegeln sich in der Haltung wider, sondern oft in erheblichem Maße auch die Psyche des Betroffenen. Es ist offensichtlich, dass das psychische Befinden die Haltung sowohl aktuell bestimmt, als auch langfristig und ggf. auch für Haltungsschäden verantwortlich gemacht werden muss. Die große Zahl dieser Einflussgrößen erklärt auch den fließenden Übergang zwischen physiologischer und pathologischer Haltung und gestalten die Haltungsdiagnostik schwierig, was sowohl den Aufwand als auch die Interpretation betrifft.

Da sich mit der VRS auch geringfügige Änderungen des Muskelreliefs, des Wirbelsäulenverlaufs und der Beckenstellung darstellen und vergleichen lassen, ermöglicht sie eine bereits frühzeitige Diagnose von Abweichungen der Wirbelsäulenform und der Beckenstellung, wie dies gerade bei progredient verlaufenden Skoliosen von sehr großer Bedeutung ist.

Darüber hinaus können therapeutische Maßnahmen wie z. B. ein Beinlängenausgleich, manuelle und chiropraktische Therapie, Schmerztherapie etc. im Sinne der Qualitäts- und Wirkungskontrolle überprüft werden.

Durch den kombinierten Einsatz von VRS und klinischer Funktionsuntersuchung der Wirbelsäule ist es möglich, der Komplexität der „Haltungsdiagnostik" besser als bisher gerecht zu werden. Insbesondere die Möglichkeiten der dreidimensionalen Wirbelsäulendarstellung und der Dokumentation der Haltung mittels der VRS eröffnen neue, interessante Perspektiven für die Orthopädie, Sportmedizin und physikalische bzw. physiotherapeutische Therapie.

■ Sagittales Profil

Die physiologische Schwankungsbreite des sagittalen Wirbelsäulenprofils ist erheblich. Hier ist auch der Einfluss der psychischen Situation am deutlichsten. Die große Zahl asymptomatischer Formabweichungen in der Sagittalebene

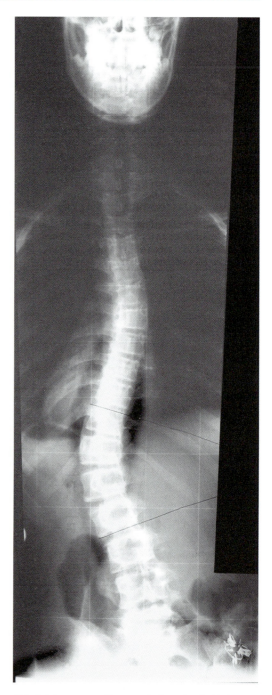

Abb. 2.**26 a** Doppelbogige Skoliose lumbal links, thorakal rechts konvex

2.8 Methode und klinische Einsatzmöglichkeiten der dreidimensionalen Rückenoberflächenvermessung

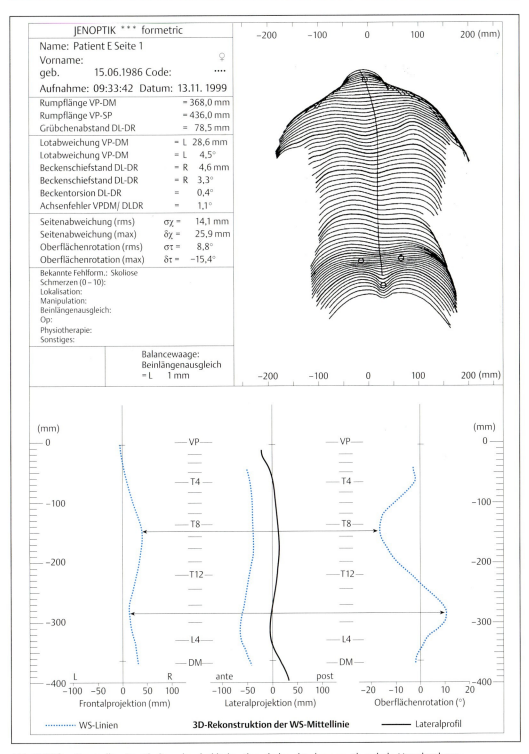

Abb. 2.**26 b** Doppelbogige Skoliose lumbal links, thorakal rechts konvex; thorakale Hypokyphose

erfordert eine individuelle und sorgfältige Beurteilung des Befunds. Die diagnostische Bewertung darf sich dabei niemals auf einzelne Wirbelsäulenabschnitte allein beziehen, sondern sollte stets unter Bezug auf die gesamte „Funktionskette" erfolgen. Dies gilt etwa für eine auffällige Abnahme der LWS-Lordose, die zu einer regionalen Funktionseinschränkung führen kann bis hin zu Rückenbeschwerden und evtl. sogar zu einem Bandscheibenprolaps.

Die Hyperkyphosierung beim Morbus Scheuermann ist ebenfalls gut darstellbar, was gerade bei dieser Erkrankung im Hinblick auf die Kontrolle des Therapieverlaufes nützlich ist. Abbildung 2.24 zeigt das sagittale Profil eines sog. Hohlrundrückens. Die VRS stellt speziell das Sagittalprofil auf der zweiten Seite des Ergebnis-Diagramms dar. Zur Orientierung stehen Angaben für den maximalen Kyphose- und Lordosewinkel zur Verfügung.

■ Frontales Profil (Skoliotische Fehlhaltungen und strukturelle Skoliosen)

Die Formabweichungen der Wirbelsäule in der Frontalebene lassen sich mithilfe der VRS ebenfalls sehr gut erfassen. Zur Verfügung stehen die graphische Darstellung der Frontalansicht und der Rotationsmomente innerhalb der Wirbelsäulenabschnitte (1. Seite der VRS-Diagramme links unten und rechts unten).

Ergänzend dazu werden die Mittelwerte (rms) der frontalen Seitabweichung (mm) sowie der Rotation (Grad) bestimmt. Auf diese Weise lassen sich Lokalisation, Ausrichtung und Ausmaß einer skoliotischen Formabweichung bestimmen.

Die Differenzierung skoliotischer Fehlhaltungen von fixierten Skoliosen erfolgt analog zur klinischen und röntgenologischen Untersuchung anhand der Ausgleichbarkeit der Fehlhaltung und der Bestimmung der Rotationskomponente einer Skoliose.

Strukturelle Skoliosen zeigen sich anhand erhöhter mittlerer Seitabweichung und mittlerer Rotationswerte von deutlich über 5–6° (rms) und anhand einer genau um 180° phasenverschobenen Rotationsauslenkung zur frontalen Seitabweichung (Abb. 2.25). Anhand der Auslenkungsmaxima der Seitabweichung und der Rotation bzw. deren Übereinstimmung kann die Apexhöhe der Skoliose bis auf ein Segment genau bestimmt werden (in Abb. 2.26 Apex LWK1/BWK 12).

Die Bedeutung der kombinierten Betrachtung von Frontalansicht und Rotationskurve wird besonders deutlich bei doppelbogigen bzw. mehrbogigen Skoliosen. Hier liefern die metrischen Daten aufgrund der sich ausgleichenden Mittelwerte für Seitabweichung und Rotation keine signifikanten Aussagemöglichkeiten. Einen Hinweis gibt lediglich eine Differenz von mehr als 100% der mittleren Rotations- und Seitabweichungswerte zum Maximalwert. Im Vordergrund steht jedoch der Vergleich des frontalen Kurvenverlaufs mit der Rotationskurve (Abb. 2.26).

Bei skoliotischen Fehlhaltungen und Fehlformen der Wirbelsäule sind die Vorteile der VRS besonders deutlich erkennbar. Sowohl die Erfassung und Differenzierung der Formabweichung als auch der Verlauf der Abweichung – Progredienz der Skoliose und Korrigierbarkeit der Fehlhaltung – lassen sich optimal darstellen und dokumentieren. Daher bietet sich dieses Verfahren speziell für eine frühzeitige Screeninguntersuchung von skoliotischen Fehlhaltungen und Skoliosen – insbesondere im präpubertären Wachstumsalter – an und kann somit zur Vermeidung von langfristigen Haltungsschäden beitragen (Harzmann 2000).

■ Beckenasymmetrien und Beinlängendifferenz

Der Beckenring stellt die Verbindung zwischen der unteren Extremität und der Wirbelsäule dar. Die Beckenstellung wird maßgeblich durch Einflüsse der angrenzenden Gelenkstationen mitbestimmt (Rauber u. Kopsch 1987). Abweichungen der Beckenstellung können daher – abgesehen von angeborenen Formvariationen des Beckens – das Resultat verschiedenster Form- und Funktionsstörungen sein (Putz u. Müller-Gerbl 1990).

Sowohl das progrediente asymmetrische Wachstum einer Lumbalskoliose (Abb. 2.27) als auch einseitige muskuläre Dysbalancen sowie funktionelle und statische Beinlängendifferenzen können Ursache einer abweichenden Beckenstellung sein.

Die VRS ermittelt den Beckenstand in der Frontalebene anhand des Sakrumplateaus und die Beckentorsion anhand der Verwringung der hinteren oberen Spinae iliacae in der Sagittalebene.

2.8 Methode und klinische Einsatzmöglichkeiten der dreidimensionalen Rückenoberflächenvermessung

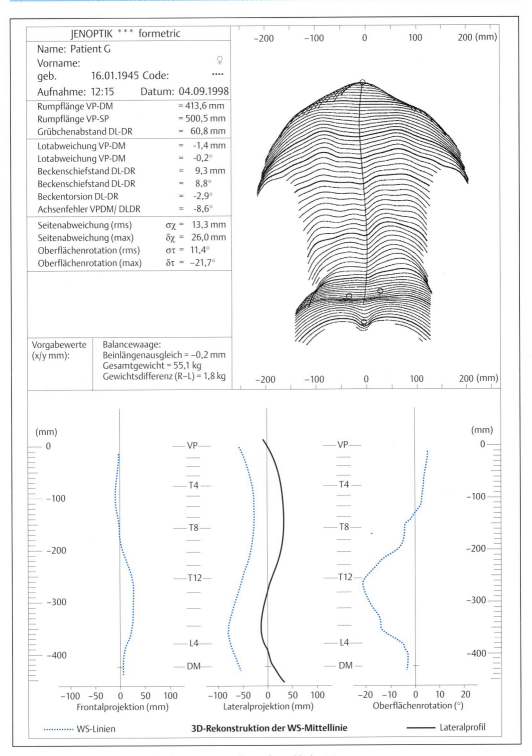

Abb. 2.27 Lumbalskoliose rechts konvex mit Beckentiefstand links 0,9 cm

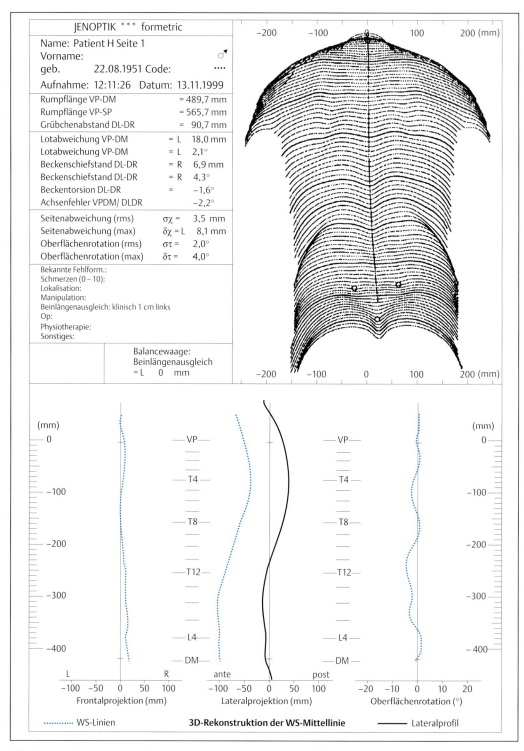

Abb. 2.**28 a** Beckentiefstand links 0,7 cm, geringe skoliotische Fehlhaltung; Hypolordose

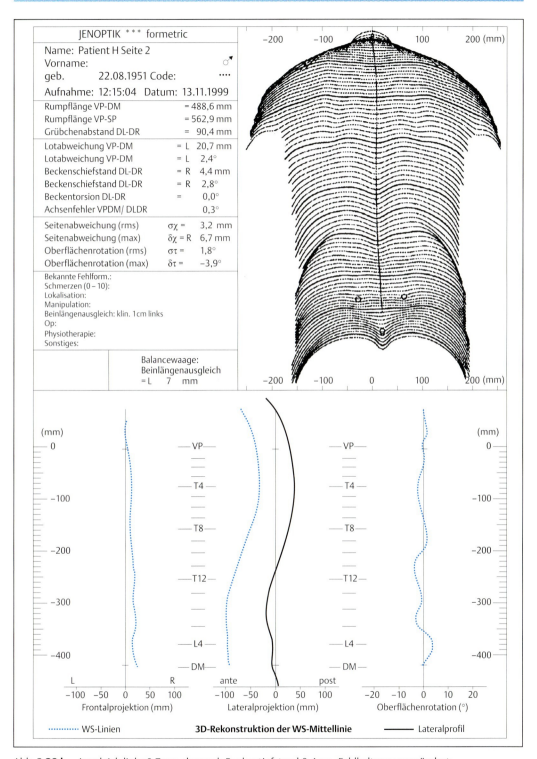

Abb. 2.**28 b** Ausgleich links 0,7 cm, dennoch Beckentiefstand 0,4 cm, Fehlhaltung unverändert

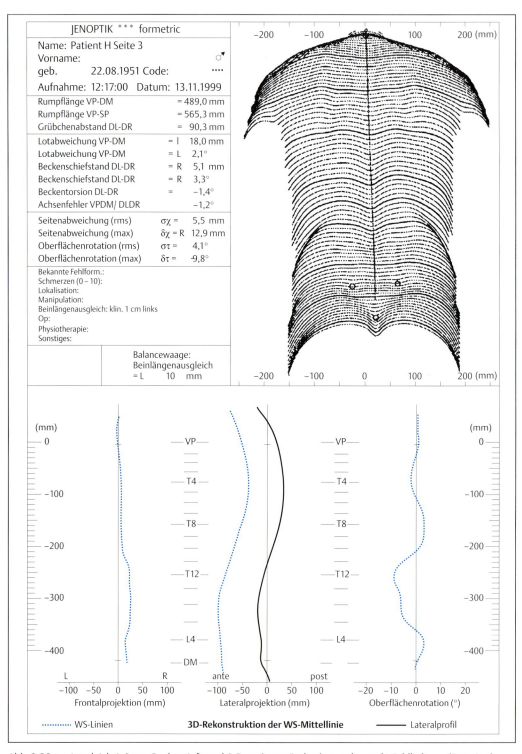

Abb. 2.**28 c** Ausgleich 1,0 cm, Beckentiefstand 0,5 cm (unverändert), zunehmende Fehlhaltung (Rotation).

2.8 Methode und klinische Einsatzmöglichkeiten der dreidimensionalen Rückenoberflächenvermessung

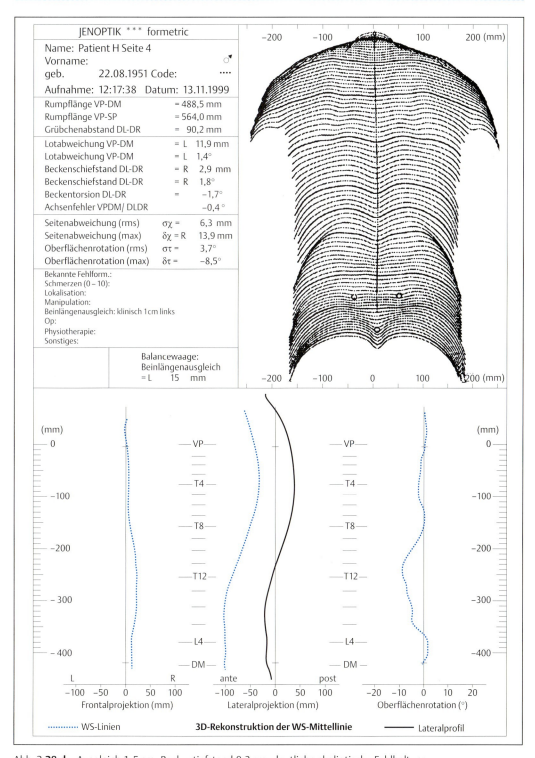

Abb. 2.28 d Ausgleich 1,5 cm, Beckentiefstand 0,3 cm, deutliche skoliotische Fehlhaltung

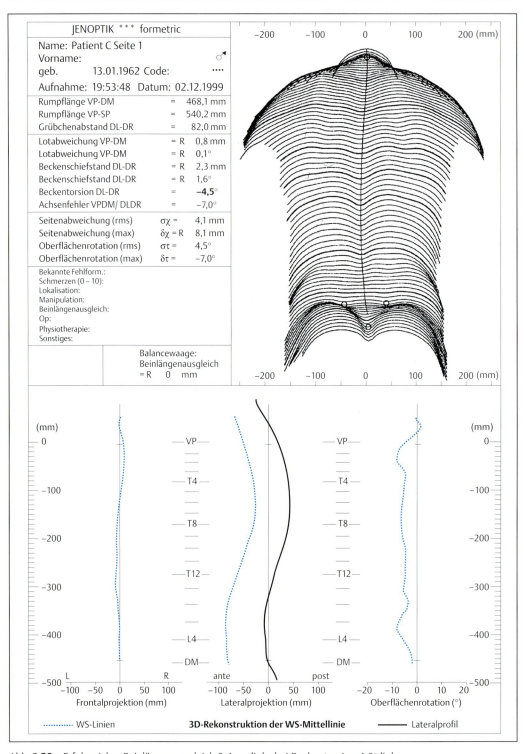

Abb. 2.**29** Erfolgreicher Beinlängenausgleich 0,4 cm links bei Beckentorsion 4,0° links

2.8 Methode und klinische Einsatzmöglichkeiten der dreidimensionalen Rückenoberflächenvermessung

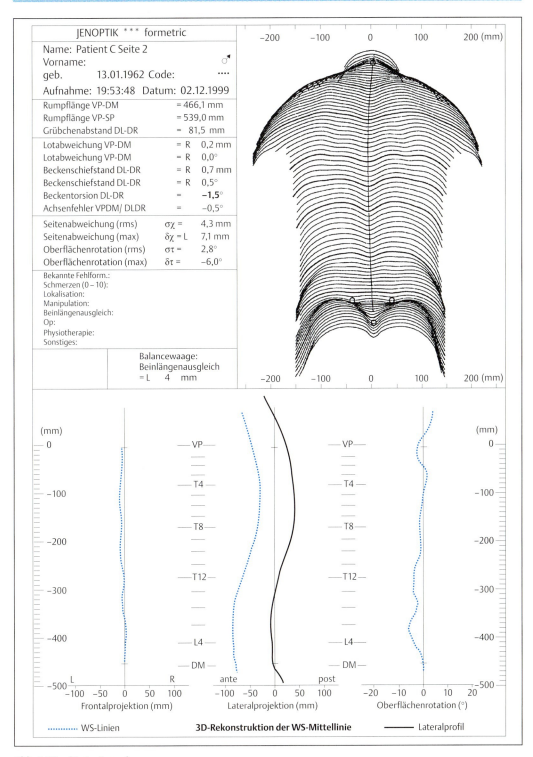

Abb. 2.**29** (Fortsetzung)

Statikbedingte Beckenasymmetrien, z. B. aufgrund einer Beinlängendifferenz, können durch direkten Ausgleich der Fehlstatik auf der Balancewaage ausgeglichen werden. Parallel dazu ist es möglich, den Einfluss des Ausgleichs auf die Haltung bzw. Wirbelsäulenform zu beurteilen.

Auf diese Weise können sowohl die Größe eines therapeutischen Beinlängenausgleich als auch seine Wirksamkeit auf die Fehlstatik optimal ermittelt werden.

Die alleinige Orientierung anhand der Beckenstellung nach Statikausgleich ohne Berücksichtigung der Wirbelsäule birgt allerdings die Gefahr von induzierten Fehlhaltungen, die bekanntermaßen zu massiven Rückenbeschwerden führen können. Abbildung 2.**28 (a–d)** zeigt ein Beispiel für die negative Beeinflussung der Haltung durch einen Beinlängenausgleich entsprechend des gemessenen Beckenschiefstands im Verlauf. Eine zunehmende Steigerung des Ausgleichs wirkt sich lediglich minimal auf den Beckenschiefstand, dagegen jedoch deutlich negativ auf die Haltung der Wirbelsäule aus.

Erfahrungsgemäß entspricht der therapeutisch adäquate Beinlängenausgleich dementsprechend nicht der metrischen Größe des gemessenen Beckenschiefstands. Vielmehr wird er vom positiven Einfluss eines Ausgleichs ohne augenscheinlich negative Beeinflussung des Wirbelsäulenverlaufs bestimmt.

Verstärkte Beckentorsionen sind ebenfalls ein Hinweis auf eine eventuelle Fehlfunktion angrenzender Regionen, wie z. B. der Hüftgelenke oder der Iliosakralgelenke. In manchen Fällen lässt sich auch die funktionelle „Puffereigenschaft" des Beckenrings in der VRS gut darstellen. So kommt es z. B. häufig bei größeren Beinlängenausgleichen zu keinen weiteren Veränderungen des Beckenstands, sondern vielmehr zu einer deutlichen Zunahme der Beckentorsion, die eine zunehmende Beinlänge sozusagen funktionell „verschluckt". In anderen Fällen kann ein geringfügiger Beinlängenausgleich auch dazu beitragen, isolierte Auswirkungen einer Beckenasymmetrie, wie z. B. eine statisch bedingte Beckentorsion, zu beseitigen (Abb. 2.**29**).

Auch Funktionsstörungen im Sinne von Blockaden können anhand der asymmetrischen Stellung der Spinae iliacae erfasst werden. Ähnlich wie beim Vorlaufphänomen und dem Spinetest sind hier signifikante Stellungsabweichungen des Sakrums typisch.

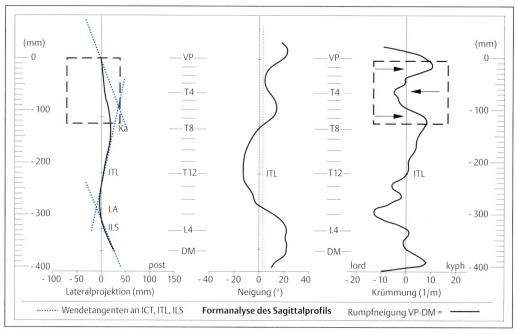

Abb. 2.**30** Typische Hinweise auf funktionelle Blockaden zwischen BWK 2 und BWK 7; deutliche Abweichungen der Krümmung (*rechts*).

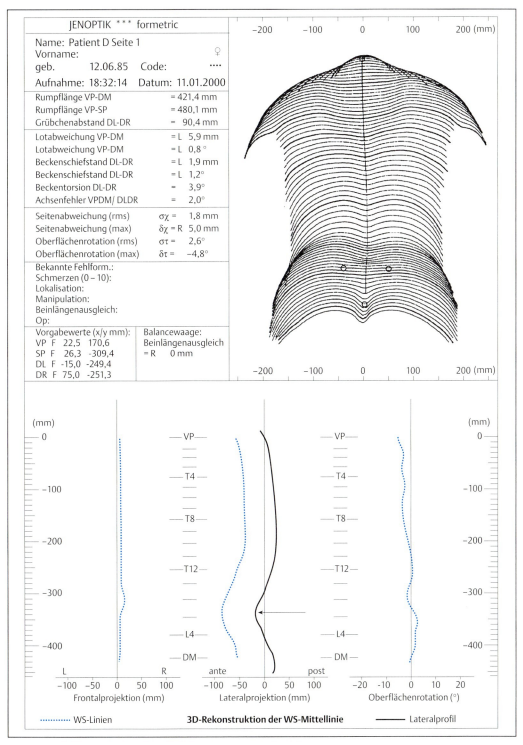

Abb. 2.**31** Hinweise auf eine Spondylolisthesis im Sagittalprofil (lokale Hyperlordose) und im Krümmungsverlauf (zwei „pfeilartige", negative Krümmungsmaxima LWK 3 und 4)

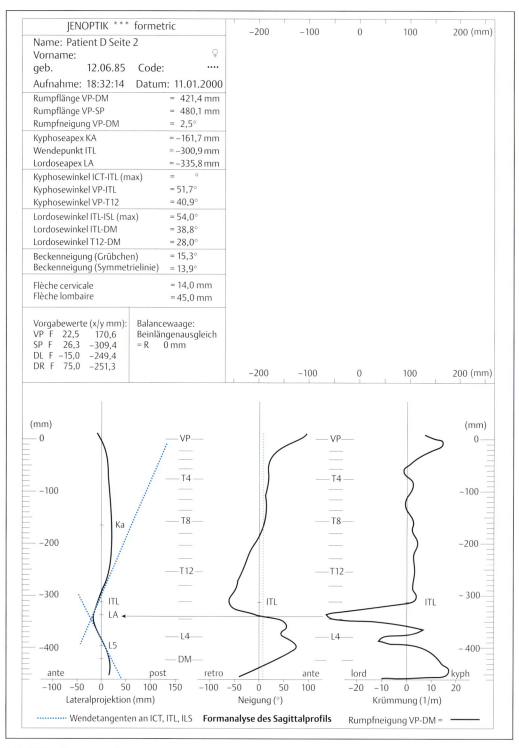

Abb. 2.**31** (Fortsetzung)

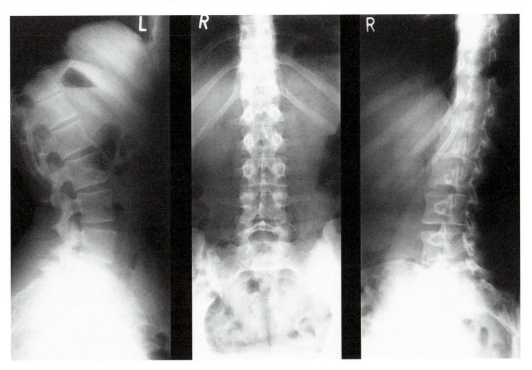

Abb. 2.32 Spondylolisthesis LWK 5 (Meyerding-Grad II; v.l. sagittale, frontale und seitliche Röntgendarstellung)

Die VRS ermöglicht es über die Diagnostik der genannten Störungen hinaus, den Verlauf bzw. den therapeutischen Erfolg z. B. einer Einlagentherapie, krankengymnastischer Trainingstherapie, manueller Therapie und Chirotherapie zu kontrollieren. Auf diese Weise ist eine Optimierung von Art und Intensität dieser Behandlungsmaßnahmen möglich.

■ Funktionsstörungen der Wirbelsäule

Funktionsstörungen im Sinne von Blockaden entziehen sich der röntgenologischen Bildgebung. Sie können ausschließlich durch die manuelle Funktionsuntersuchung diagnostiziert werden.

Störungen dieser Art haben im Einzelfall jedoch erheblichen Einfluss auf die Rückenoberfläche bzw. können anhand oberflächlicher anatomischer Fixpunkte (SIPS) vermutet werden. Ursache für diese Oberflächenveränderungen sind muskuläre Dysbalancen bzw. der sog. schmerzbedingte muskuläre Hartspann im Umfeld des blockierten Segments. Aber auch trophische Veränderungen der Haut und des darunter liegenden Bindegewebes verursachen Oberflächenveränderungen, die z. B. aus der Bindegewebsmassage bekannt sind.

Veränderungen dieser Art zeigen sich häufig bereits bei der aufmerksamen Betrachtung des dreidimensionalen „Abdrucks". Die projizierten Rasterlinien unterstützen das Auge des Betrachters erheblich und lassen so kleinere Veränderungen besser erkennen als bei der normalen Inspektion. Häufig finden sich solche Veränderungen innerhalb der Michaelis-Raute.

Darüber hinaus gibt der Wirbelsäulenverlauf in der Sagittalebene deutliche Hinweise auf Funktionsstörungen der Bewegungssegmente. Isolierte Unterbrechungen der harmonischen Sagittalkurve, die auf gleicher Höhe deutliche (zackige) Abweichungen in der Krümmung (Abb. 2.30 2. Seite VRS-Diagramm rechts) aufweisen, sind diesbezüglich auffällig. Häufig finden sich solche Hinweise in der oberen Brustwirbelsäule und dem thorakolumbalen Übergang.

Streng genommen gehört auch die Spondylolisthesis zu den Störungen des sagittalen Profils. Durch die Verschiebung des auf dem betroffenen Segment ruhenden kranialen Wirbelsäulenanteils gegenüber dem zurückbleibenden segmentalen Wirbelbogens und damit des kaudalen Wirbelsäulenabschnittes entsteht ein Kontursprung der Dornfortsatzreihe, der als Schanzenstellung der unteren Segmente der Lendenwirbelsäule bezeichnet wird. Die damit verbundene lokal betonte Hyperlordose kann anhand der Sagittalansicht in der VRS sehr gut dargestellt werden. Auf gleicher Höhe zeigt sich erfahrungsgemäß ein Krümmungsmaximum (mit negativem Vorzeichen), das in dieser Ansicht wie eine lange Pfeilspitze in den Bereich des betroffenen Segments weist (Abb. 2.**31**).

Das Ausmaß des Wirbelgleitens wie auch eine Differenzialdiagnose sind zwar ausschließlich radiologisch beurteilbar (Abb. 2.**32**), wegen der im Krankheitsablauf sehr früh auftretenden Auswirkung auf das Rückenrelief erlaubt die VRS jedoch bereits frühzeitig eine Verdachtsdiagnose.

Wirtschaftlichkeitsdaten 3D-Wirbelsäulenvermessung (System formetric)

Inhalte:
1. Gerätestruktur
2. Kosten
3. Raumbedarf
4. Zeitbedarf pro Untersuchung
5. Abrechnungsoptionen
6. Ertragsvorschau

■ Gerätestruktur

Basismesseinheit

Das Messverfahren formetric besteht aus einer stereotaktischen Basiseinheit, die um weitere Module erweitert werden kann. Die 3D-Basiseinheit bietet folgende Möglichkeiten:
- Hochpräzise 3D-Oberflächenvermessung des Rückens,
- Formanalyse und automatische Detektion der anatomischen Fixpunkte,
- dreidimensionale Ermittlung der gesamten Form und Lage der Wirbelsäule, der Wirbelsäulenrotationen und der Beckenstellung.

Folgende *Ausbaumodule* stehen zur Verfügung:

Simulationsplattform

- In 1-mm-Schritten elektronisch höhenverstellbare Plattform zur Simulation von erforderlichen Beinlängenausgleichen,
- Anwendung insbesondere bei bestehenden Beinlängendifferenzen sowie postoperativ nach Hüft- resp. Kniegelenkoperationen.

Kyphose-/Lordose-Programm

- Analyse des Sagittalprofils der Wirbelsäule mit Kyphose- und Lordoseberechnung,
- differentialdiagnostische Auswertung des WS-Seitprofils zur Ermittlung von anatomischen resp. strukturellen Auffälligkeiten.

Visual-Spine-Programm

- 3D-Visualisierungssoftware zur Übertragung der Messergebnisse auf ein Wirbelsäulenmodell,
- Komplette 3D-Animation und Möglichkeit der Druckausgabe in Farbe jeder gewählten Einstellung,
- Möglichkeit der Darstellung der rot-blauen Krümmungskarte des Rückens zur Analyse muskulärer Dysbalancen.

■ Kosten

In den meisten Fällen wird das 3D-Wirbelsäulensystem fremdfinanziert (Leasing, Miete etc.). Um einen Überblick über die Kosten zu geben, ist neben den Anschaffungskosten auch jeweils die monatliche Leasingrate bzw. sind die Kosten pro Arbeitstag dargestellt.
- *Grundlage Leasing:* Laufzeit 54 Monate, Vollamortisation
- *Kosten pro Arbeitstag:* bezogen auf 20 Arbeitstage pro Monat

2.8 Methode und klinische Einsatzmöglichkeiten der dreidimensionalen Rückenoberflächenvermessung

	Anschaffungskosten	Leasingkosten pro Monat	Kosten pro Arbeitstag
	DM zzgl. MwSt.	DM einschl. MwSt.	DM einschl. MwSt.
Basisgerät	99.600,–	2.542,–	127,08
Simulationsplattform	16.100,–	411,–	20,54
Kyphose-/Lordose	10.500,–	268,–	13,39
Visual Spine	11.800,–	301,–	15,05

Besondere laufende Kosten für das System in Form von Wartungsverträgen fallen nicht an. Jährlich ist eine sicherheitstechnische Kontrolle vorzusehen. Als Rückstellung für den Service empfiehlt sich ein Betrag von ca. DM 100,– pro Monat.

Die Installation des Messverfahrens erfordert keine besonderen Anforderungen. Lediglich eine Raumabdunkelung (Schutz vor direktem Sonnenlicht) sowie eine 230 V-/16-A-Netzzuleitung sind notwendig.

■ **Raumbedarf**

Das 3D-System benötigt aufgrund der geometrischen Abmessungen eine Aufstellfläche von ca. 3 m Länge und 1 m Breite. Einschließlich einer Funktionsfläche empfiehlt sich eine Raumfläche von ca. 2 × 3 m.

■ **Zeitbedarf pro Untersuchung**

Der Zeitbedarf pro Untersuchung schwankt je nach klinischer Fragestellung. Folgende Richtwerte können angenommen werden:
- Erstuntersuchungen
  mit Beinlängenausgleich   30 Minuten
- Folgeuntersuchungen
  mit Beinlängenausgleich   20 Minuten
- Folgeuntersuchungen
  ohne Beinlängenausgleich 10 Minuten

Die Richtwerte beinhalten die Zeiten für Aus- und Ankleiden der Patienten. Der reine Messvorgang ist demnach relativ kurz.

Als Mittelwert für alle Untersuchungsarten ist ein Wert von *20 Minuten pro Untersuchung* realistisch.

■ **Abrechnungsoptionen**

Das 3D-Messfahren formetric mit dem neuen Softwarepaket Visual Spine ist das einzige Messverfahren, das eine dreidimensionale Vermessung der Wirbelsäule erlaubt. Alle anderen Messverfahren vermessen lediglich die Rückenoberfläche, ohne dass gezielte Aussagen über die eigentliche Wirbelsäule getroffen werden können.

Eine einheitliche Abrechnungspraxis findet derzeit bundesweit nicht statt. Im Bereich der Kassenpatienten werden zwischen DM 100,– und DM 216,– pro Untersuchung abgerechnet.

Von der Bundesärztekammer wurde für das einfache Oberflächenmessverfahren (opTRImetrie; ohne 3D-Darstellung der WS) vor ca. 2 Jahren die Ziffer 5378 analog GOÄ vorgeschlagen. Diese Ziffer bildet in der Regel die Grundlage für Beihilfepatienten. Empfohlen wird die Gebühr für 5378 × 1,8 = DM 205,20.

Für das echte 3D-Messverfahren formetric mit Visual Spine wird in der Regel nach der Ziffer 5373 analog GOÄ abgerechnet. Die Gebühr beträgt bei 1,8facher Steigerung DM 389,88. In speziellen Fällen wird aufgrund der dreidimensionalen Bildnachbearbeitung und -rekonstruktion zusätzlich die Ziffer 5377 analog GOÄ (1,0fach = DM 91,20) genutzt.

■ **Ertragsvorschau**

Bei der Ertragsvorschau sind mögliche folgende Kosten nicht berücksichtigt:
- Personalkosten (ca. 20 Minuten pro Untersuchung),
- Raumkosten (ca. 6 qm),
- ärztliche Leistungen.

Pro Arbeitstag ergeben sich je nach Geräteausstattung (Finanzierung vorausgesetzt)
- Kosten in Höhe von *DM 150,– bis DM 177,–*.

Der Erlös pro Patientenuntersuchung ist variabel und beträgt:
- *DM 100,– bis DM 216,60* (Mittelwert DM 150,– beim Kassenpatienten),
- *DM 205,20* (Ziffer 5378 GOÄ analog) beim einfachen Messverfahren (angewendet z. B. bei Beihilfepatienten),
- *DM 389,88* (Ziffer 5373 GOÄ analog) bei Privatpatienten, gegebenenfalls zuzüglich *DM 91,20* (Ziffer 5377 analog GOÄ)

Die Ertragsvorschau zeigt, dass das 3D-Messverfahren bei mindestens einer Untersuchung pro Tag kostendeckend eingesetzt werden kann. Weitere Untersuchen pro Tag führen zu einem entsprechenden Ertragsüberschuss.

Literatur

Castro WHM, Jerosch J. Orthopädisch-traumatologische Wirbelsäulen- und Beckendiagnostik. Stuttgart: Enke 1996.

Debrunner AM. Orthopädie, Orthopädische Chirurgie. Die Störungen des Bewegungsapparates in Klinik und Praxis. Bern: Hans Huber 1995.

Drerup B. Improvements in measuring vertebral rotation from the projections of the pedicles. J Biomechanics. 1985; 18: 369.

Drerup B, Hierholzer E. Automatic localisation of anatomical landmarks on the back surface and construction of body-fixed coordinate system. J Biomechanics 1987; 20:961–970.

Drerup B, Hierholzer E. Evaluation of frontal radiographs of scoliotic spine. J Biomechanics 1992; 25: 1443–1450.

Drerup B. Die Form der skoliotischen Wirbelsäule: Vermessung und mathematische Analyse von Standard-Röntgenaufnahmen. Stuttgart: Gustav Fischer, 1993.

Drerup B, Hierholzer E. Back shape measurement using videorasterstereography and three-dimensional reconstruction of spinal shape. Clin Biomechanics 1994; 9: 28.

Harzmann HCh. Stellenwert der Videorasterstereographie als schulärztliche Screening-Methode von skoliotischen Fehlhaltungen und strukturellen Skoliosen. Dissertation (unveröffentlicht), München 2000.

Hierholzer E. Objektive Analyse der Rückenform von Skoliosepatienten. Stuttgart: Gustav Fischer, 1993.

Hierholzer E, Drerup B. Assessment of three-dimensional scoliotic deformity by rasterstereography. Biostereometrics. 1989; 1030: 9–15.

Hierholzer E, Drerup B. Vermessung der Wirbelsäule mittels Rasterstereographie, was gibt es Neues in der Medizin? In: Neugebauer H, ed. Med. Jahrbuch. Wien: Peter Müller, 1995: 171–184.

Hierholzer E. Analysis of left-right asymmetry of the back surface of scoliotic patients. Biostereometrics 1986; 602: 226–271.

Hierholzer E. Persönliche Mitteilungen, Schriftwechsel 1998/1999.

Liljenquist U, Halm H, Hierholzer E et al. Die Videorasterstereographie – Ein Verfahren zur dreidimensionalen Oberflächenrekonstruktion von Wirbelsäulendeformitäten. Vortrag anlässlich der 44. Jahrestagung der Norddeutschen Orthopädenvereingung e.V. in Magdeburg, September 1995.

Moe J, Winter R, Bradford D, Lonstein J. Scoliosis and other spinal deformities. Philadelphia: W.B. Saunders, 1994.

Nash CL, Moe JH. A study of vertebral rotation. J Bone Joint Surg. 1969 ; 51-A: 223.

Pedriolle R. La scoliose. Paris: Maloine SA, 1979.

Putz R, Müller-Gerbl M. Beckenfehlbildungen mit Auswirkungen auf die Statik der Wirbelsäule. Orthopäde. 1990; 19: 278–282.

Rauber-Kopsch zitiert nach Leonhardt H, Tillmann B, Zilles K, Hrsg. Anatomie des Menschen – Lehrbuch und Atlas – Band I. Stuttgart: Thieme, 1987.

Turner-Smith A, Harris D, Hougthon G, Jefferson R. A method for analysis of back shape in scoliosis. J Biomechanics. 1988; 21: 497–509.

2.9 Proliferationstherapie: Rekonstruktive Ligament- und Sehnentherapie bei Gelenkinstabilität

J. R. Weingart, S. Tempelhof

Theorie

Drei Strukturen sind neben der knöchernen Gelenkstruktur verantwortlich für die physiologische Gelenkfunktion:
- Sehnen,
- Ligamente,
- Gelenkkapsel.

Allen drei Strukturen ist gemeinsam, dass sie keine aktive Rolle spielen bei der Gelenkbewegung – im Gegensatz zu den Muskeln. Sie sind jedoch verantwortlich für den physiologischen Ablauf der Gelenkbewegung im dreidimensionalen Raum. Dabei sind die gelenkspezifischen Freiheitsgrade der angulären Richtungen sowie deren translatorische Richtungen zu berücksichtigen. Diese sind abhängig von verschiedenen Einflussfaktoren:
- Art des Gelenkes,
- Alter des Gelenkes,
- unphysiologische Veränderungen des Gelenkes,
- konstitutionelle Faktoren,
- geschlechtsspezifische Einflussfaktoren.

Gelenkkapsel und Ligamente haben die Funktion, Knochen mit Knochen zu verbinden, Gelenkbewegungsrichtungen vorzugeben und unphysiologische oder exzessive Bewegungen zu verhindern. Damit sind sie die entscheidenden Strukturen für die Gelenkstabilität.

■ Gelenkstabilität, Hypermobilität und Instabilität

Eine international akzeptierte Definition für diese drei Begriffe existiert nicht (Mühlemann u. Zahnd 1993). Unseres Erachtens erfordert eine Definition bezüglich der Stabilität eine Integration des kinematischen wie auch strukturellen Ansatzes sowie zusätzlich die subjektive Empfindung des Patienten.

Gelenkstabilität. Diese ist gegeben, wenn sich langfristig unter physiologischen Belastungen und Bewegungen keine wesentlichen strukturellen Veränderungen entwickeln, die zu Schmerzen oder Deformierungen mit Funktionsverlusten führen.

Gelenkhypermobilität. Sie liegt vor, wenn eine physiologische Belastung und/oder physiologische Bewegung eine normüberschreitend große Bewegung der Gelenkpartner zulässt. Dieses Phänomen kann zu sich selbst limitierenden klinischen Symptomen führen. Ein häufiges Beispiel, das dem Arzt täglich begegnet, ist die sich selbst korrigierende akute Dysfunktion. Damit wäre die Hypermobilität eine Normvariante, jedoch noch nicht als eigenständiges Krankheitssyndrom einzuschätzen.

Gelenkinstabilität. Im Gegensatz zur Gelenkhypermobilität ist die Instabilität dann gegeben, wenn eine physiologische Belastung und/oder physiologische Bewegung eine normüberschreitend große Bewegung der Gelenkpartner zulässt und dieser Vorgang zu akuten oder chronischen Symptomen führt, die schlussendlich strukturelle Veränderungen bedingen. Diese Symptome sind dann meist nicht selbstlimitierend oder selbstkorrigierend.

■ Einflussfaktoren auf die Ligamentfunktion

Die Stabilitätsverhältnisse des jeweiligen Gelenkes im dreidimensionalen Raum sind entscheidend für die Abnutzung des Gelenkes. Es muss davon ausgegangen werden, dass bei fehlender Stabilität die Abnutzungsprozesse dynamisiert werden und dadurch der degenerative Prozess forciert wird. Einfluss auf die Ligamentfunktion haben u. a. folgende Prozesse:

Wachstumsprozess. Die Zahl und Qualität der Kollagenfibrillen im dreidimensionalen Raum nimmt zu bis zum Abschluss des Knochenreifungsprozesses. Die Anordnung der Kollagenfibrillen im dreidimensionalen Raum wird beeinflusst durch das jeweilige individuelle Beanspruchungs- und Belastungsmuster (Viidik et al. 1982) sowie konstitutionelle Einflussfaktoren.

Alterungsprozess. Während des natürlichen Alterungsprozesses verringert sich der ursprüngliche Kollagengehalt der Ligamente mit entsprechendem Eigenschaftsverlust. Ein weiteres Problem des Alterungsprozesses ist, dass häufig die Knorpeldicke rascher abnimmt als die begleitende ligamentäre Kapselstruktur diese Höhenminderung kompensieren kann. In diesen Fällen tritt eine rasche Instabilität auf, die den Knorpelabrieb noch dynamisiert. Damit stellt der Alterungsprozess mit der einhergehenden, wenn auch diskreten Instabilität der Gelenksituation eine klassische Indikation für die Proliferationstherapie dar.

Schwangerschaft. Während der Schwangerschaft kommt es zu einer physiologischen Zunahme der Laxität der Ligamente im gesamten Beckenbereich. Dies konnte insbesondere im Tierversuch nachgewiesen werden (Rundgren 1974). Während des zweiten Drittels der Schwangerschaft sowie nach der Geburt treten häufig SIG- und Symphysenprobleme auf, die dann gekennzeichnet sind durch rezidivierende Dysfunktionen und Entwicklung von entsprechenden Schmerzbildern, meist pseudoradikulärer Art.

■ Immobilisation von Gelenken

In Tierversuchen konnte die Trainierbarkeit der Ligamente, was Reißfestigkeit und Zugbelastung betrifft, nachgewiesen werden. Nach 6-wöchigem Training konnte auch eine Durchmesserzunahme von Kollagenfaserbündeln nachgewiesen werden mit konsekutiver Funktionsverbesserung (Tipton et al. 1970). Ebenso wurde nachgewiesen, dass eine Immobilisation die Zugbelastungsfähigkeit der Ligamente rasch reduziert (Noyes 1977). Durch Immobilisation tritt unter Zugbelastung eine Zunahme der Elongationsfähigkeit der Gelenke ein. Tierversuche zeigten, dass nach 5-monatigem Training noch ein Funktionsdefizit von ca. 20 % vorlag und erst nach 12 Monaten ähnliche Verhältnisse wie in der Kontrollgruppe beobachtbar waren. Diese Beobachtung kann zumindest zum Teil auf den Menschen übertragen werden und sollte in jedem Falle unser aktives Physiotherapiekonzept zeitlich mit beeinflussen.

■ Erkrankungen lokaler oder systemischer Art mit Auswirkung auf Ligamentfunktionen

Entzündungen lokaler Art, Tumoren oder Traumen und gelenknahe chirurgische Eingriffe sind in der Lage, Ligamentfunktionen wesentlich zu stören. Außerdem können angeborene Erkrankungen wie das Ehlers-Danlos- oder Marfan-Syndrom Ligamentfunktionen ändern. Häufig beobachtbar sind chronische Fehlbelastungen und Fehlhaltungen, die dann zu asymmetrischer, ligamentärer Beanspruchung führen und auch eine ligamentäre Dysbalance bewirken können.

Definition der Proliferationstherapie

Die Proliferationstherapie definieren wir als ein Injektionsverfahren zur Rehabilitation von inkompetenten Ligamenten. Der Stabilisierungseffekt tritt ein durch eine medikamentös induzierte Proliferation von neuem Kollagengewebe.

Das Verfahren wird seit über 50 Jahren im angloamerikanischen Raum für diese Indikation angewandt. Die erste umfangreiche Veröffentlichung stammte 1956 von George Hackett. In der Zwischenzeit erlebten Injektionstechniken, Injektionssubstanzen sowie die Präzisierung der Indikation eine dynamische Weiterentwicklung. Früher wurde der Begriff „Sklerotherapie" oder „Sklerosierungstherapie" für dieses Verfahren verwendet. Da sich dadurch irreführende Vorstellungen entwickelten, wird heute im angloamerikanischen Raum ausschließlich von Proliferationstherapie gesprochen.

Wirkungsweise der Proliferationstherapie

Die Injektionstechnik verlangt, dass die proliferierende Substanz präzise in das funktionsgestörte, instabile Ligament injiziert wird. Dadurch wird der initiale Schritt der Wundheilungskaskade ausgelöst und/oder der Fibroblast direkt stimuliert. Die Wundheilungsphase kann in drei Phasen aufgeteilt werden ((Banks 1991).

Durch die Proliferationssubstanz wird eine primäre initiale inflammatorische Reaktion ausgelöst. Dies erfolgt mithilfe von „aktivierten" Granulozyten. Die Dauer dieser Phase beträgt bis zu 3 Tage, was der Lebensdauer des Granulozyten entspricht. Dabei werden die Granulozyten auch durch humorale Faktoren in ihrer Wirkungsweise initiiert. Die Granulozyten selbst produzieren chemotaktische Signale, die Monozyten und Makrophagen anlocken und aktivieren. Außerdem erfolgt durch die Injektion mit der Proliferationssubstanz ein unmittelbarer Reiz auf den Fibroblasten, der ausschließlich Kollagen produzieren kann.

In Phase 2 erfolgt eine weitere Sekretion von humoralen Faktoren, die zusätzlich die Fibroblasten stimulieren. Die Dauer dieser Phase beträgt bis zu 10 Tage. Abhängig vom Stadium der jeweiligen Phase werden dann die Fibroblasten über die initiale Phase hinaus zur Produktion neuen Kollagens aktiviert.

In der 3. Phase entwickelt sich die Matrixformation und Gewebrekonstruktion.

Wissenschaftliche Anerkennung

In den 50er-Jahren therapierte George Hackett konsequent eine große Zahl von Patienten mit instabilen Ligamenten und Sehnen. Dabei entwickelte er Indikationskriterien und Injektionstechniken, die bis heute noch Gültigkeit besitzen. George Hackett kann als der *geistige Vater* der heutigen Prolotherapie bezeichnet werden. Im Jahre 1956 veröffentlichte er erstmals seine Erfahrungen. Sein Buch erschien in drei Auflagen. Eine britische Studie zur Proliferationstherapie erschien von Barbor 1977.

Eine wesentliche Renaissance erlebt das Verfahren erst wieder in den 80er-Jahren. Als Wegbereiter sind zu nennen die Ärzte Ongley, Klein, Eek, Dorman, DeLong und Mooney. Diese Ärzte waren auch die Ersten, die die erste Doppelblindstudie (Ongley et al. 1987) und später eine erweiterte Doppelblindstudie (Klein et al. 1993) bezüglich der Proliferationstherapie durchführen.

Indikationen

Die Domäne der Proliferationstherapie ist die Gelenkinstabilität. Sie wird eingesetzt, wenn Verfahren wie Orthesen, Spondylodesen, Arthrodesen oder operativer Ligamentersatz nicht zur Anwendung kommen können. Häufig wird die Proliferationstherapie bei Schmerzsyndromen der Wirbelsäule und im Bereich der großen Gelenke angewandt, wenn Patienten operative Vorgehensweisen aufgrund ihres Risikoprofils ablehnen.

Die Proliferationstherapie wird zunehmend bei unspezifischen therapierefraktären Schmerzsyndromen der peripheren Gelenke, wie auch bei Facettensyndromen und unspezifischen Ligamentosen der Wirbelsäule eingesetzt.

Therapieplanung

Für die Therapieplanung müssen zwei unterschiedliche Ausgangssituationen differenziert werden:
- *Instabilität eines Gelenkes:* Kann eine Instabilität eine Gelenkes radiologisch oder durch Untersuchungstechniken nachgewiesen werden, ist es sinnvoll, ein dynamisch-stabilisierendes Physiotherapiekonzept zu entwickeln, das über einen Zeitraum von mindestens 6 Wochen bis zu 6 Monaten geplant werden sollte. Erfolgt während dieser Zeit der konsequenten Stabilisierungsbeübung keine Verbesserung der Instabilität, so liegt eine eindeutige Indikation zur Proliferationstherapie vor.
- *Gelenkschmerzsyndrom:* Differentialdiagnostisch muss abgeklärt werden, inwieweit entzündlich, tumoröse oder posttraumatische Zustände das Schmerzbild verursachten. Gelingt es nicht, das Schmerzsyndrom einer dieser Ursachen zuzuordnen, kann die Proliferation differentialtherapeutisch diskutiert werden. Die in den USA durchgeführten Doppelblindstudien umfassten ein Patientengut mit unspezifischem Rückenschmerz. Für 85% dieser Patienten konnte eine signifikante Schmerzreduktion erzielt werden (Onley et al. 1987).

Für die weitere Therapieplanung bestehen folgende Entscheidungskriterien:
- Art der zu injizierenden Substanz,
- Umfang und Häufigkeit der zu injizierenden Substanz,
- zeitlicher Abstand zwischen den Injektionen,
- Injektionstechnik,
- Menge der zu injizierenden Proliferationsflüssigkeit,

- Information des Patienten über erwünschte und unerwünschte Wirkungen der Proliferationstherapie,
- Wiederholung der Injektion,
- begleitende Therapie.

■ Proliferierende Substanzarten

Gemeinsam ist allen Substanzarten, die angestrebte Wundheilungskaskade zu initiieren, um auf diesem Wege die Kollagenproduktion zu steigern. Folgende Substanzen werden verwendet:

Irritierende Substanzen. Dazu werden folgende Substanzen gezählt:
- Phenol,
- Guajakol,
- Gerbsäuren (z. B. Catechu).

Diese Substanzen enthalten Phenolhydroxylgruppen. Sie produzieren rasch oxidierte und chinonähnliche Komponenten. Ein weiteres Merkmal einiger dieser Substanzen ist, dass sie am Injektionsort die Zelloberfläche und die interstitielle Struktur in einen alkalischeren Zustand versetzen. Dies wiederum beeinflusst Entzündungs- wie auch Schmerzablaufprozesse.

Partikuläre Substanzen. Diese Untergruppe enthält Substanzen, die einen irritierenden Charakter haben. Ein Beispiel hierfür ist das Bimssteinmehl. Insgesamt werden die Substanzen außerordentlich selten eingesetzt. Soweit bekannt und untersucht, wird durch den Irritationsprozess lokal die Wundheilungskaskade ebenfalls initiiert. Die Partikelgröße der verwendeten Substanzen liegt meist im Bereich von < 10 Mikron.

Osmotische Substanzen. Dies ist sicher die bedeutungsvollste Substanzklasse. Ihr Wirkungsspektrum entwickelt sich aus der osmotischen Wirkung (hyperosmolar). Dadurch kommt es zu einer Freisetzung zellulärer Substanzen, die wiederum die Wundheilungskaskade auslösen.
   Die wesentlichen Substanzen dieser Gruppe sind:
- Glukose,
- Glyzerin,
- Zinksulfat,
- Kochsalz.

Ergänzend zu den osmotischen Effekten werden zusätzlich Sekundäreffekte wie z. B. Glykosilierung bestimmter zellulärer Proteine diskutiert. Ähnliches gilt insbesondere für Zinksulfate, die durch Bindung an bestimmte Funktionsgruppen von Proteinen, insbesondere an die Sulfhydrylgruppe von Zysteinen, einen Sekundäreffekt erzielen dürften.

Chemotaktische Substanzen. Für diese Gruppe existiert klinische Erfahrung über die Substanz *Sodiummorrhuat* (Maynard et al. 1985). Es handelt sich dabei um den Salzbestandteil der Fettsäure aus Kabeljauöl. Diese Öle, die reich an ungesättigten Fettsäuren sind (Arachidonsäure), stellen wiederum direkte Mediatoren für die inflammatorische Reaktion dar. Die Arachidonsäure wird direkt in Prostaglandine konvertiert, was dann auch die heftige proliferative Wirkung erklärt. Neuere klinische Untersuchungen belegen dies auch für die Substanz *Sylmasol*. Die Substanz enthält ebenfalls ungesättigte Fettsäuren, ist jedoch pflanzlichen Ursprungs.

■ Injektionsvorgehensweise

Der Umfang und die Häufigkeit sowie auch die Wahl der Substanz sind von verschiedenen Kriterien abhängig:
- Ausmaß der Instabilität in Bezug auf die angulären und insbesondere translatorischen Ebenen im dreidimensionalen Raum,
- Dauer der Instabilität,
- funktionelle Bedeutung und Integration des jeweiligen Gelenkes in das gesamtmuskuloskelettale System.

■ Zeitlicher Abstand zwischen den Injektionen

Da der zeitliche Ablauf der Wundheilungskaskade bei den Patienten unterschiedlich intensiv verläuft, kann nur eine näherungsweise Empfehlung ausgesprochen werden. Unserer Erfahrung nach beträgt der minimale Abstand zwischen zwei Injektionen 3 Tage, optimal sind jedoch 7–10 Tage. Tierexperimentell konnte ein rekonstruktiver Prozess noch bis zu 42 Tage nach Injektion nachgewiesen werden.

Injektionstechnik

Die präzise manualmedizinische oder osteopathische Diagnostik legt den Ort des funktionsgestörten Ligaments fest. Zusätzlich kann dies u. U. auch radiologisch nachgewiesen werden. Da Ligamentfunktionsstörungen häufig auch mit Teilzerreißungen in Knochennähe einhergehen, wird für eine optimale Injektionstechnik immer Knochenkontakt gefordert. Anschließend wird die Nadel 1–2 mm weit zurückgezogen und ein Depot von 0,1–0,3 ml der Proliferationssubstanz injiziert. Die einzelnen Injektionsorte im Ligament sollten nicht weiter als 3–5 mm voneinander entfernt sein, sodass dadurch eine präzise Applikation im gesamten Ligamentbereich gewährleistet ist.

Zur besseren Veranschaulichung sind die Injektionstechniken in den stilisierten Abb. 2.**33** bis 2.**36** für die Halswirbelsäule, das Schultergelenk, die Lendenwirbelsäule sowie das Kniegelenk dargestellt.

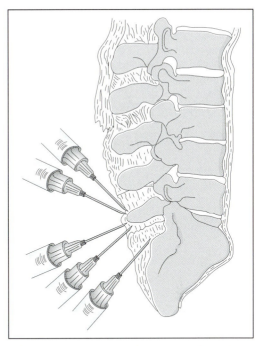

Abb. 2.**34** Lendenwirbelsäule: stilisierte Darstellung einer Instabilität infolge ligamentärer Teilzerreißung und degenerativer Veränderungen, lumbosakraler Übergang

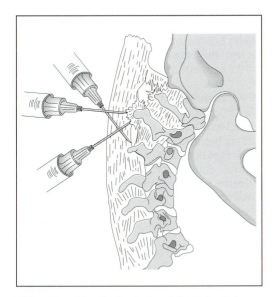

Abb. 2.**33** Halswirbelsäule: Instabile HWS mit degenerativ oder posttraumatisch verändertem supraspinösem, interspinösem Ligament sowie Ligamentum nuchae

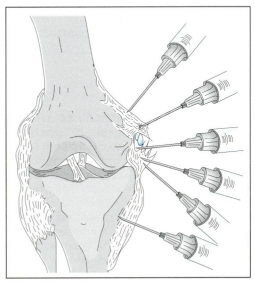

Abb. 2.**35** Kniegelenk: mediale Instabilität mit Teilzerreißung der ligamentären Kapselstruktur

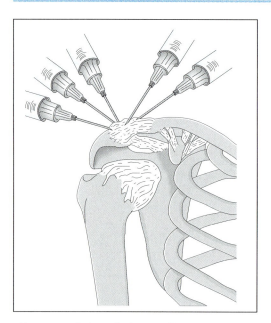

Abb. 2.36 Schultergelenk: Darstellung unterschiedlicher Injektionstechniken bei degenerativ oder posttraumatisch veränderten ligamentären Strukturen, hier insbesondere ac-Gelenk

■ Menge der zu injizierenden Proliferationsflüssigkeit

Folgende Faktoren beeinflussen die Menge der zu verwendenden Proliferationssubstanz:
- Substanzklasse,
- Konzentration der Substanz,
- Ausmaß der Instabilität,
- Erfahrung des Arztes.

Beispielhaft sei erwähnt, dass für das Sakroiliakalgelenk bei Verwendung einer 20%igen Glukosemischung mindestens jeweils 5 ml pro Gelenk benötigt werden. Die 20%ige Glukosemischung, die unserer Erfahrung nach am komplikationsärmsten ist und deshalb auch am häufigsten eingesetzt wird, wird hergestellt aus einer Mischung von 40%iger Glukose mit 1%igem Scandicain je 5 ml. Unseres Erachtens empfiehlt es sich, konservierungsmittelfreies Scandicain oder Lidocain zu verwenden. Für die Glukose wird weltweit die Konzentration zwischen 12–25%, je nach Verträglichkeit des Patienten, gewählt. Sollte der Patient über längere Zeit schmerzarm gestellt werden, empfiehlt sich der Einsatz z. B. von Bupivacain.

In USA wird häufig die Ongley-Lösung verwandt. eine Mischung aus Glukose, Glycerin, Phenol und Lidocain (Ongley et al. 1987).

■ Information für den Patienten über erwünschte oder unerwünschte Wirkung

Erwünschte Wirkung. Die Proliferation neuen Gewebes wird über einen Reiz induziert, der überwiegend durch die Substanz ausgelöst wird, jedoch auch mechanischer Art sein kann. Es tritt eine vorübergehende Schmerzzunahme bei ca. 90% der Patienten auf. Der Schmerzcharakter unterscheidet sich in aller Regel vom bisherigen Schmerz hinsichtlich Art, Intensität und Dauer. Die Schmerzzunahme erfolgt nach Abklingen der Wirkung des Lokalanästhetikums. In aller Regel ist das Maximum des Schmerzes nach 24 Stunden zu erwarten und sollte in den nächsten 3 Tagen wieder abklingen. Der Patient sollte über dieses Phänomen aufgeklärt werden. Bei optimaler Injektionstechnik sind 80% der Patienten sofort nach der Proliferationstherapie für 1–2 Stunden deutlich schmerzgebessert bis schmerzfrei.

Unerwünschte Wirkung. Aufzuklären sind dabei lokale Einblutungen, die injektionsbedingt sind. Außerdem allergische Reaktionen, die sehr selten bei Glukose auftreten (< 1 %) sowie Infektionen, die in der Häufigkeit ebenfalls sicher < 1 % einzuschätzen sind.

Wiederholung der Injektion. Das Ausmaß und die Dauer der Instabilität des Gelenkes sind die Einflussgrößen, die die Häufigkeit der Wiederholung bestimmen. Unserer Erfahrung nach sind 3–6 Injektionen in wöchentlichen Abständen sinnvoll. Sollte jedoch nach der dritten Injektion keinerlei Schmerzverbesserung eintreten, ist die Gesamtprognose einer Schmerzreduktion abnehmend.

■ Begleitende Therapie/ Therapiekombination

Durch die Injektionstechnik wird ein medikamentöser Reiz gesetzt, der durch eine entsprechende dynamisch-stabilisierende krankengymnastische Beübung ergänzt werden sollte.

Dadurch wird ein zusätzlicher proliferativer Reiz initiiert. Die Durchführung einer täglichen Physiotherapie induziert eine piezoelektrische Ladung, die für die Ausrichtung der neu gebildeten Kollagenmoleküle im dreidimensionalen Raum benötigt wird. Durch dieses Phänomen werden die Kollagenmoleküle in die Hauptbeanspruchungsrichtung eingebaut. Zusätzlich sollten bestehende Dysfunktionen durch manualmedizinische oder osteopathische Techniken korrigiert werden, damit die Beübung in einem optimalen Bewegungsablauf stattfinden kann.

Wege zum Erlernen des Verfahrens

- *USA:* American Associations of Orthopedic Medicine, 90 South Cascade Avenue, Suite 1190, Colorade Springs, Co. 80903
- *Australien:* Network World's House, Dr. Dhillon, Dr. Taylor, 12–202 Glen Osmond Road, Fullarton, Adelaide, South Australia
- *Deutschland:* Dr. Karl-Sell-Ärzteseminar Neuträuchburg (MWE) e.V. Riedstr. 5, D-88316 Isny; Dr. med. J. R. Weingart, Allmisried 4, 88316 Isny-Beuren, Fax 1444, Office-Tel. Nr. 07567–988944

Praxisanforderungen

Die räumlichen, apparativen und personellen Voraussetzungen sind in jeder Arztpraxis gegeben, in der unter sterilen Bedingungen Injektionen durchgeführt werden können.

Eine intensivmedizinische Überwachungseinheit wird nicht gefordert. Ideal ist u. E., wenn der Patient für ca. eine Viertelstunde post injectionem noch in der Praxis verweilen kann.

Finanzen

■ Unterhaltskosten

Zur Durchführung der Proliferationstherapie bedarf es keiner Investitionen und auch keiner Unterhaltungskosten.

■ Honorierung

Für die Proliferationstherapie gibt es keine eigene GOÄ-Abrechnungsziffer. Von einigen Kollegen wurde bislang die Ziffer 290 verwendet, die jedoch explizit anzusetzen ist bei Injektionen für gewebeerhärtende Substanzen. Dies liegt jedoch bei der Proliferationstherapie nicht vor, sodass streng genommen die Ziffer 290 nicht zur Anwendung kommen dürfte.

Aus diesem Grunde werden häufig die Ziffer 290 A und additiv die Ziffern 1, 5 oder 7 sowie 800 herangezogen. Außerdem ist zu berücksichtigen, dass bei bestehenden Dysfunktionen (Blockierungen) die Ziffer 3 306 bei erfolgter Deblockierung zur Anwendung kommt. Außerdem sollte der Patient instruiert werden über dynamisch-stabilisierenden Muskelaufbau (507, 523).

Wesentlich ist, dass bei einer klassischen Injektion von SIG und unterer LWS die Ziffer 290 5- bis 7-mal abgerechnet werden sollte, je nach Injektionstechnik. Werden z. B. SIG links und rechts sowie Facettengelenk L5/S1, L4/5 links und rechts sowie supra- und interspinös die Ligamente L4-S2 injiziert, wäre 7-mal Ziffer 290 A die der Leistung entsprechende Abrechnungsform.

Bei der Injektion eines Kniegelenkes wäre bei umfangreicher Injektion des medialen und lateralen Kollateralapparates jeweils 4-mal Ziffer 290 A und, falls eine intraartikuläre Proliferation angezeigt ist, zusätzlich noch die Ziffer 255 abzurechnen. Entsprechend ist die Vorgehensweise für die anderen Gelenke.

Ertragsvorausage. In den USA existiert eine Fülle von kleinen Kliniken und Schmerzzentren, die ausschließlich von der Proliferationstherapie leben. Die finanzielle Situation in den USA ist nicht zu vergleichen mit der aktuellen in Deutschland. In den USA werden pro Injektion, je nach Bekanntheitsgrad des Arztes, zwischen $ 250–500,- berechnet. In Deutschland kann davon ausgegangen werden, dass pro Patient zwischen DM 200–350,- berechnet werden kann. Bei einem hochspezialisierten Proliferationszentrum kann deshalb durchaus mit Tageseinnahmen zwischen DM 2500,- bis 5000,- gerechnet werden.

Literatur

Banks AR. A rationale for prolotherapy. J Orthop Med. 1991; 13: 54–59.

Barbor R. Sclerosanttherapy theory of treatment of ligamentous disturbance by dextrose sclerosant. Reunion Sobre Pathologia de la Columnia vertebral Murcia, Spain, 1977.

Butler DL, Grood ES, Noye FR. Biomechanics of ligaments and tendons. Exerc Sport Sci Rev. 1978 ; 6: 125.

Hackett GS. Ligament and tendon relaxation treated by prolotherapy. Springfield, Illinois, 1956.

Klein RC, Dorman TA, Johnson CE. Proliferant injections for low back pain: histologic changes of injected ligaments and objective measurements of lumbar spine mobility before and after treatment. J Neurol Orthop Med Surg. 1989; 10: 123–126.

Klein RG, Eek BC et al. A randomized double-blind trial of dextrose-glycerin-phenol injections for chronic low back pain. J Spinal Disord. 1993; 6: 23–33.

Maynard JA, Pedrini VA et al. Morphological and biochemical effects of sodium morrhuate on tendons. J Orthop Res. 1985; 3: 236–248.

Mühlemann D, Zahnd F. Die lumbale segmentale Hypermobilität. Manuelle Med. 1993; 31: 47–54.

Noyes FR. Functional properties of knee ligaments and alterations induced by immobilisation. Clin Orthop. 1977; 123: 210.

Ongley MJ, Klein RG et al. A new approach to the treatment of chronic low back pain. Lancet. 1987; 18: 143–146.

Rundgren A (1974) Physical properties of connective tissue as influenced by single and repeated pregnancies in the rat. Acta Physiol Scand. 1974; (Suppl): 417

Tipton CM et al. Influence of exercise on strength of medial collateral ligaments of dogs. Am J Physiol. 1970; 218: 894.

Viidik A, Daniensen CC, Oxlund H. On fundamental and phenomenological models, structure and mechanical properties of collagen, elastic and glycosaminoglycan complex. Biorheology. 1982; 19: 437.

2.10 Niederenergetische Lasertherapie (Low Level Laser Therapy – LLLT)

S. Götte

Geschichtliche Entwicklung

Der Einsatz des Lasers in der Medizin basiert auf der physikalischen Erkenntnis, dass beschleunigte Elektronen die elektromagnetische Strahlung einer bestimmten Wellenlänge aussenden können. Dies hielt Einstein bereits 1917 für möglich. Seine Theorien wurden in den darauf folgenden Jahrzehnten experimentell bestätigt. Dennoch gelang es erstmals Th. Maiman, einem amerikanischen Physiker, 1960 das erste Lasergerät herzustellen.

Es handelte sich um einen Rubinlaser, der ein Licht im sichtbaren Bereich mit einer Wellenlänge von 694,3 nm emittierte. Ein Rubinlaser wurde auch erstmals 1960 und 1961 von Goldman und Campbell in der Dermatologie und Ophthalmologie eingesetzt.

Dennoch hat es viele Jahre gedauert, bis der Laser in der Medizin ein breiteres Spektrum und entsprechende Akzeptanz gefunden hat.

Neben der Entwicklung der im chirurgischen Bereich eingesetzten hochenergetischen Powerlaser wurden niederenergetische Heliumneonlaser und Galliumarsenidlaser (GaAs) entwickelt.

Einer der großen Wegbereiter des niederenergetischen Lasers in der Medizin war der ungarische Chirurg Endre Mester, der ab 1964 mit einem Argonlaser und später mit Heliumneonlasern arbeitete. Mester beschäftigte sich hauptsächlich mit der Behandlung von Wundheilungsstörungen. Seine Erfahrung mit der niederenergetischen Lasertherapie hat er in einer Vielzahl von Veröffentlichungen dokumentiert.

Die niederenergetische Lasertherapie hat zwischenzeitlich weltweit in verschiedenen medizinischen Disziplinen ihren Stellenwert. Durch vielfältige experimentelle und klinische Studienergebnisse ist dies untermauert. Zwischenzeitlich liegen ca. 2000 internationale veröffentlichte Studien zur Betrachtung der Wirkprinzipien und der Therapieeffizienz der niederenergetischen Laseranwendung vor, wenngleich die Anzahl der Beiträge aus Deutschland in den letzten 15 Jahren mehr als spärlich bezeichnet werden muss. Dies dürfte im Wesentlichen darauf beruhen, dass der niederenergetische Laser in Deutschland als Bauernopfer im Rahmen der Gesundheitsreform Blüms Ende der 80er-Jahre als kassenärztliche Leistung gestrichen und damit leider auch diskreditiert wurde.

Wirkprinzip

Der therapeutischen Wirkung des niederenergetischen Lasers liegt die Erkenntnis zugrunde, dass Lichtenergie in Zellenergie umgewandelt werden kann. Laser ist eine sowohl im Bereich des sichtbaren als auch unsichtbaren Lichts befindliche, mithilfe äußerer Energie beschleunigte elektromagnetische Strahlung. Der Name Laser setzt sich aus den Anführungsbuchstaben der englischsprachigen Definition zusammen: *L*ight *A*mplification by *S*timulated *E*mission of *R*adiation (Lichtverstärkung durch angeregte Aussendung von Strahlung).

Der Laser ist eine Form der optischen Strahlung, die das Spektrum der elektromagnetischen Strahlung im Wellenlängenbereich von ca. 200 nm bis 1 mm abdeckt. Sie umfasst die Bereiche des ultravioletten, des sichtbaren und Infrarotlichts.

Für das Laserlicht kennzeichnend sind folgende Attribute:
- Lichtstärke,
- besonders schmaler Wellenlängenbereich, *Monochromasie,*
- paralleler Phasenverlauf der Lichtwellen, *Kohärenz,*
- *Richtungsbündelung* der Strahlung: *Kollimation.*

Diese Eigenschaften erlauben, ein spezifisches Lichtspektrum zu produzieren, dessen Intensität signifikant über dem gleichen Spektrum des normalen Lichts liegt.

Um der immer wieder angeführten vorgefassten Meinung zu begegnen, dass der energetische Effekt der niederenergetischen Lasertherapie auch durch die natürliche Sonneneinstrahlung erreicht werden könnte, sollte Folgendes überlegt werden:

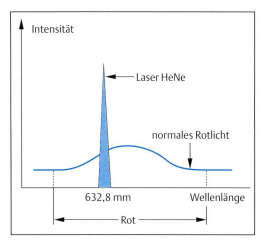

Abb. 2.37 Intensität und Monochromasie

errechnet. Betrachtet man die selektiven Wellenlängen von 630 nm und 900 nm, die den Wellenlängen einer monochromatischen Heliumneon- und Galliumarsenintensität von 0,13 mWatt/cm² entspricht, verbleiben unter Berücksichtigung der H₂O-Absorption im Infrarotbereich 0,05 mWatt/cm².

Im Vergleich hierzu entwickeln die starken Heliumneonlaser einen Energiefluss von 2 mWatt/cm² und die Galliumarseniumlaser 4 mWatt in den Impulsmaxima.

Die biologischen Voraussetzungen für die Wirksamkeit der niederenergetischen Lasertherapie sind die Qualität der Haut, die besonders durchlässig ist für die zur Anwendung kommenden Wellenlängen. Analog hierzu spricht man vom optischen Fenster der Haut, wonach sich gerade die Wellenlängen 633–690, 780–850 und 904 nm für die biostimulatorische Behandlung als besonders penetrabel und im Sinne der Therapieeffizienz sinnvoll erwiesen haben (Abb. 2.38).

Die roten Wellenlängen 633–690 nm eignen sich vorwiegend für Behandlungen der Haut, z. B. Ulzera. Die infraroten Bereiche 780–850 nm zur Behandlung tiefergelegener Geweberegionen, also muskuläre und kapsuloligamentäre Strukturen. Für tiefere Regionen findet auch die gepulste Infrarotwellenlänge 904 Anwendung, die zunehmend durch die Wellenlänge 830 nm in neueren Lasergeräten abgelöst wird.

Der durchschnittliche Energiefluss von der Sonne auf die Oberfläche unseres Planeten in der nördlichen Hemisphäre beträgt 120 Watt/m² oder 12 mWatt/cm².

Diese Intensität ist Ausdruck aller ausgestrahlten Wellenlängen von 200 nm bis 1 mm (Abb. 2.37).

Die Hälfte der Intensität entspricht Photonen, wie im Laserlicht, denen es möglich ist, Gewebe zu penetrieren, woraus sich eine Bestrahlungsintensität durch die Sonne von 6 mWatt/cm²

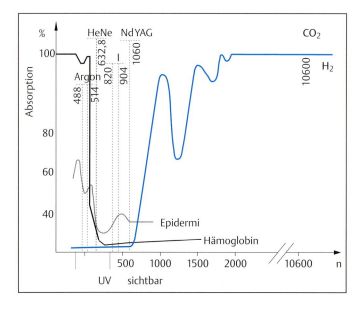

Abb. 2.38 Das optische Fenster der Haut

Die Wirkungsweise der niederenergetischen Lasertherapie im zellulären Bereich wurde durch unterschiedliche Hypothesen erklärt, wobei das Modell von Warnke (1994) am plausibelsten scheint, das zwischenzeitlich durch entsprechende experimentelle Studien bestätigt ist.

Dieses Modell erklärt, dass die emittierten Photonen des Laserlichts durch das Flavinmononukleotidenzym (FMN) absorbiert werden, das eine Startfunktion der Atmungskette in den Mitochondrien der Zellen besitzt. Hierdurch wird die Synthese von Adenosintriphosphat (ATP) aus Adenosindiphosphat (ADP) beschleunigt. Adenosintriphosphat ist die Grundlage für die Aktivierung des Gewebestoffwechsels (Abb. 2.**39**).

Die klinischen Veränderungen lassen annehmen, dass neben der Aktivierung der Zellaktivität noch weitere Mechanismen durch den Laser ausgelöst werden, wie z. B. die Depolarisation von Nerven und humorale Veränderungen. Die Klärung muss weiteren Studien vorbehalten sein.

Insbesondere ist der Frage nach den Übertragungsmechanismen weiter nachzugehen, also warum Laserlicht auch tiefere Gewebeschichten erreicht, da nur Teilmengen der emittierten Energie tiefergelegene Gewebeanteile direkt tangieren:

In der Haut nimmt die Energie für Heliumneonlicht über 2 mm mit 50 % ab. Infrarotlicht erfährt einen Verlust von 50 % auf 4 mm. Der Verlust der Energie ist somit umgekehrt proportional zur Gewebetiefe. Tiefere Penetration kann zwar durch höhere, bzw. längere Emissionsraten erreicht werden, da dann mehr Photonen eine Chance haben, tiefere Schichten zu erreichen. Dennoch ist es nicht möglich die Energiedichte unbegrenzt ansteigen zu lassen. Bei zu hohen Energieraten tritt statt einer gewünschten Biostimulation, also einer Anregung der biologischen Aktivität, eine Inhibition, d. h. eine Verlangsamung oder Lähmung der biologischen Aktivität auf. Diese u. a. von Mester beobachteten Effekte sind zwischenzeitlich vielfach bestätigt und bekannt. Ihre Erkenntnis ist die Voraussetzung für den Einsatz der niederenergetische Lasertherapie. Die Energiedichte für die *biostimulatorische Wirksamkeit* liegt zwischen *1 und 4 J/cm²*.

Die unter 1 J/cm² applizierte Energie erscheint zu gering, um eine messbare Zell- bzw. Gewebeaktivierung zu bewirken, während sich oberhalb der Grenze von 4 J/cm² zunehmend ein Overloadeffekt bemerkbar macht, der anstelle einer Stimulation eine Drosselung des Zellmetabolismus bewirkt.

Es wird deutlich, dass für einen sicheren und dosisabhängigen, kontrollierten Einsatz der niederenergetischen Lasertherapie die Berechnung der Energiedichte von prinzipieller Bedeutung ist.

Die Formel für die Energiedichte bzw. Dosis lautet:

$$D = \frac{P \times t}{A},$$

Dosis D wird In J/cm² gemessen, Joule: *Milliwatt × s.*

D gibt die Energie des zum Einsatz kommenden Lasergeräts in Watt an. Ist die Energie gepulst, dann erfolgt die Angabe der durchschnittlichen Ausgangsenergie des Gerätes.

T bezeichnet die Behandlungszeit in Sekunden, A das Behandlungsareal in cm².

Die nachfolgende Tabelle beschreibt einen GAS-Laser mit der Ausgangsleistung dreier verschiedener Energien und die für verschiedene Behandlungszeiten pro cm² erhaltene Energiedichte:

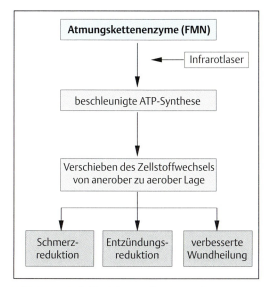

Abb. 2.**39** Zelluläre Wirksamkeit des niederenergetischen Lasers

Zeit/cm²	1 s	3 s	10 s	30 s	1 min	3 min	10 min
P = 20 mW	0,02 J	0,06 J	0,2 J	0,6 J	1,2 J	3,6 J	12 J
P = 30 mW	0,03 J	0,09 J	0,3 J	0,9 J	1,8 J	5,4 J	18 J
P = 60 mW	0,06 J	0,18 J	0,6 J	1,8 J	3,6 J	10,8 J	36 J

Nachfolgende Tabelle gibt die Energiedichte beider emittierten Energie von P = 60 mW auf 100 cm² an. Deutlich wird der Abfall der Energiedichte über die größere Fläche von 100 cm² und die entsprechend erforderliche Therapiezeit, die notwendig wird, um eine biostimulatorisch effektive Energiedichte zu erreichen.

Zeit/cm²	30 s	1 min	3 min	10 min	30 min
P = 60 mW	0,02 J/cm²	0,04 J/cm²	0,1 J/cm²	0,4 J/cm²	1,1 J/cm²

Neben der Berücksichtigung der Formel für die Energiedosis ist die Formel zur Berechnung der Behandlungszeit zu berücksichtigen, um den gewünschten Therapieeffekt zu erreichen:

$$t = \frac{D \times A}{P} \times (1 + d)$$

Wird ein umschriebenes Areal, z. B. ein Ulkus oder ein myotendopathischer Bezirk behandelt, muss die Behandlungszeit unter Berücksichtigung der Emissionsenergie des zur Verfügung stehenden Lasergerätes berechnet werden. Wird zusätzlich ein Gewebetiefeneffekt erwünscht (z. B. bei der Behandlung eines Schultergelenks), dann ist in der Formel der Multiplikator $(1 + d)$ zu berücksichtigen, wobei d für 0–4 cm steht. Die Werte 1–4 gelten aktuell für Lasergeräte mit tieferer Penetranz wie die GaAs-Laser und GaAlA-Laser.

Die theoretische Spitzenleistung entspricht bei gepulsten Lasern in der Praxis durchschnittlich 1/3 der Spitzenleistung. Hat eine Diode z. B. eine theoretische Spitzenleistung von 30 Watt, ist für den Normalbetrieb 1/3 der Spitzenleistung – also ca. 10 Watt – für die Berechnung der Energiedichte zugrunde zu legen.

Neben der Berücksichtigung der Leistung und der Energiedichte sind für die Wirksamkeit des Lasers weiterhin Wellenlänge und Frequenz des emittierten Laserlichts von Bedeutung und ebenso, ob das Laserlicht kontinuierlich oder in gepulster Form, wie oben beschrieben, zum Einsatz kommt.

Bei der Berechnung von Energiedichte und Behandlungszeiten ist bereits darauf hingewiesen worden, dass sich GaAs und GaAlAS-Laser durch eine größere Eindringtiefe in das bestrahlte Gewebe auszeichnen. Dies beruht darauf, dass diese Laser immer gepulst sind. Die extrem intensiven Blitze des GaAs Lasers erreichen eine größere Lichtintensität in tieferen Gewebeschichten.

Eine Anwendungsempfehlung der Frequenz gepulster Laser kann dahingehend gegeben werden, dass Entzündungen und Infektionen am besten auf hohe Frequenzen ansprechen, während die Behandlung des Schmerzes, der Neuralgie, von Ödemen und Weichteilschwellungen sowie die generelle Biostimulation eher im niedrigen Frequenzbereich geschehen sollte (Tab. 2.7).

Die Aufstellung aus Tab. 2.7 korreliert mit der oben beschriebenen Feststellung, dass höhere Energiedichten einen inhibitorischen Effekt am behandelten Gewebe hervorrufen.

Als eine Voraussetzung zum wirkungsvollen Einsatz des niederenergetischen Lasers sind weiterhin die Reflektionseigenschaften des Behandlungsareals zu berücksichtigen, die sich sowohl

Tabelle 2.7 Indikationsbezogene Frequenzbereiche

Schmerz/Neuralgie	10–100 Hz
Ödeme und Weichteilschwellungen	1000 Hz
Generelle Biostimulation	bis 2500 Hz
Entzündungen	5000 Hz
Infektionen	10 000 Hz

Tabelle 2.8 Beobachtete Therapieeffekte

- Biostimulation
- Analgesie
- Muskelrelaxation
- Antiödematöse Wirkung
- Immunologische Wirkung
- Antibakterielle Wirkung

durch den Einfallwinkel des Laserlichts auf das zu behandelnde Areal, wie auch die reflektorische Beschaffenheit der Behandlungsoberfläche ergeben. Demzufolge soll das Laserlicht senkrecht zum behandelten Areal appliziert werden, da schräg einfallendes Laserlicht durch Seitabstrahlung einen Verlust der berechneten Energiedichte bedeutet. Ebenso ist darauf zu achten, dass die Oberfläche des behandelnden Areals so beschaffen ist, dass sie von keinen reflektierenden Substanzen, wie z. B. Haaren, Hautfett oder Cremes, bedeckt ist.

Für die Wirkungen des niederenergetischen Lasers können über die klinischen Beobachtungen die in Tab. 2.8 beschriebenen Effekte formuliert werden. Diese beschriebenen Effekte korrelieren mit den Resultaten vielfacher Studien und Beobachtungen.

Indikation zur Lasertherapie

Aus den bei den klinischen Anwendungen beobachteten Wirkungen der niederenergetischen Lasertherapie lässt sich logischerweise auch die Einsatzmöglichkeit des Lasers ableiten. Der biostimulatorische Effekt kommt bei allen Geweben mit anaerober oder bradytroper Stoffwechsellage und Wundheilungsstörungen zum Tragen, die Analgesie bei umschriebenen Schmerzbildern im muskuloskelettären Bereich, bei Neuralgien oder speziell auch nach Zosterinfektionen und Stumpfschmerzen z. B. nach Amputationen.

Der muskelrelaxierende Effekt spielt gerade bei muskuloskelettärer Symptomatik bei der Behandlung von Myotendopathien, aber auch akuten Verletzungen, wie z. B. Muskelfaserrissen, eine große Rolle, der antiödematöse Effekt in der Behandlung von Hautläsionen, variköses Schwellungszuständen und Lymphödemen.

Die immunologische und antibakterielle Wirkung zeigt sich z. B. in der Behandlung von Herpes-simplex-Infektionen, aber auch bei der Behandlung von Hautläsionen und Ulzera.

Niederenergetische Lasertherapie in der Orthopädie

Eine besonders häufige und dankbare Indikation für den Einsatz des niederenergetischen Lasers stellen Myotendopathien im Rahmen konservativ zu behandelnder Grunderkrankungen dar, insbesondere solcher, die einer muskelrelaxierenden analgetischen, antiphlogistischen Therapie vorbehalten sind. Der biostimulatorische Effekt des niederenergetischen Lasers stellt sich besonders gut bei überlasteten und irritierten neuromuskulären und tendinösen Strukturen ein, was sich ergänzend und besonders vorteilhaft auf eine rehabilitative und physiotherapeutische Behandlung auswirkt.

Der Indikationsbereich für den niederenergetischen Laser sind alle akuten und degenerativen Erkrankungen und Verletzungen des muskuloskelettalen Systems, bei denen eine Indikation zur operativen Behandlung nicht gegeben ist. Ebenso bieten postoperative Situationen unter Berücksichtigung der Wirkungsweise des Lasers eine gute Voraussetzung für eine erfolgreiche postoperative Rehabilitation.

Im Vergleich zu übrigen konservativen Behandlungsmaßnahmen ist der niederenergetischen Lasertherapie eine additiv verbessernde, mitunter aber auch deutlich überlegenere Stellung als anderen adäquaten Behandlungsmaßnahmen einzuräumen.

Für die Einwirkung auch auf tiefer gelegene Strukturen der Wirbelsäule oder die Behandlung von intraartikulären Strukturen ist für die erfolgreiche Anwendung der Lasertherapie die entsprechende Lagerung des Patienten Voraussetzung. Dies bedeutet z. B. für die Behandlung ligamentärer und neuraler Strukturen der Wirbelsäule eine Kyphosierungshaltung zur intersegmentalen Entfaltung des knöchernen Schutzes.

Neben der Behandlung degenerativer Veränderungen und von Überlastungszuständen eignet sich die niederenergetische Lasertherapie an der Wirbelsäule auch für entzündliche und entzündlich rheumatische Veränderungen. Bei der Behandlung entzündlicher Veränderungen ist die Anwendung höherer Dosierungen zu berücksichtigen, um den gewünschten inhibitorischen Effekt zu provozieren.

Für die Behandlung der Wirbelsäule sind Laserscanner zu empfehlen. Sie erlauben größere Areale zu bestrahlen, wobei der zuvor beschriebenen Dosis-Nutzen-Korrelation besondere Bedeutung zufällt, da die Laserenergie nur durch einen kleinen Spalt über das bestrahlte Areal läuft.

Umschriebene lokalisierte Myotendopathien an der Wirbelsäule oder intersegmentale Reizzustände können darüber hinaus mit sog. Laserkanonen und Applikationsflächen von ca. 5 cm^2 oder mithilfe von Laserpens durch zusätzliche Behandlung von Akupunktur- und Triggerpunkten behandelt werden.

Die erfolgreiche Therapie der Schulter- und Hüftgelenke setzt im Allgemeinen, sofern nicht eine lokalisierbare umschriebene Tendopathie vorliegt, den Applikationswechsel des Lasergerätes voraus. Die Bewegungseinschränkung der Schulter nach anhaltendem Supraspinatussehnensyndrom gewährt einen Behandlungserfolg besonders dann, wenn die Schulter von drei Seiten – ventral, lateral und dorsal – behandelt wird.

Das Gleiche gilt für das Hüftgelenk. Auch die Behandlung der übrigen Gelenke setzt indikationsabhängig eine ein- bis multidirektionale Laserbestrahlung voraus, um den entsprechenden Therapieerfolg zu erreichen.

Je geringer der Abstand des Lasergerätes von der Körperoberfläche, desto intensiver und direkter wird die Emissionsenergie des Lasergerätes übertragen.

Unterstützt wird der Behandlungserfolg einer flächigen Behandlung neben dem Wechsel der Applikationsrichtung durch die gleichzeitige Behandlung von Trigger- und Akupunkturpunkten durch Handlaserstifte, die in große Geräte häufig integriert sind.

Der Einsatz der niederenergetischen Lasertherapie setzt eine sehr sorgsame Anwendung voraus unter Berücksichtigung der Energiedichte und der biologischen Wirksamkeit, ebenso wie pathologisch veränderte Gewebestrukturen anatomisch zu berücksichtigen sind.

Wie für jede Behandlung sind auch für den Einsatz der niederenergetischen Lasertherapie Anamnese, klinische und bildgebende Diagnostik und eine definierte Indikation Voraussetzung, um den gewünschten Therapieerfolg zu erreichen.

Behandlungsgrundlage bildet der Einsatz des niederenergetischen Lasers bei allen Behandlungsformen in Serien von 10–12 Einzelbehandlungen, die täglich aufeinander, bzw. bis auf 4 Wochen verteilt, erfolgen.

Ein sofortiges Ansprechen auf die erste oder die ersten Behandlungen einer Therapieserie wird nicht immer beobachtet, wenngleich Patienten häufig bereits nach einer Behandlung eine Erleichterung ihrer Beschwerden verspüren, gerade wenn es sich um Schmerzpatienten handelt. Es sollte dem Behandler dennoch bekannt sein, dass sich bei einer nicht unbeträchtlichen Zahl der zu behandelnden Patienten ein Therapieeffekt erst nach Abschluss aller Behandlungen einstellt. So kann es durchaus vorkommen, dass Patienten mit einem therapieresistentem Zervikalsyndrom oder aktivierter Gonarthrosen z. B. erst zwei Wochen nach Beendigung der Lasertherapie den gewünschten Behandlungseffekt bestätigen.

Dieser Verzögerungseffekt ist auch bei übrigen physikalischen Behandlungen bekannt und lässt sich im Fall des Lasers dadurch erklären, dass über einen gewissen Zeitraum Mediatoren aktiviert werden müssen, um die in tieferen Gewebeschichten gelegenen Reizareale oder benachbarte Gewebestrukturen zu erreichen.

Studienergebnisse

Eigene Erfahrungen mit der niederenergetischen Lasertherapie drücken nachfolgende drei Studien aus, deren Ergebnisse kurz dargestellt sein sollen:

■ Retrospektive Studie an 560 Patienten nach drei Behandlungsjahren

Alle nach einem Zeitraum von drei Jahren behandelten Patienten wurden mit gleichen definierten Fragen zur Effizienz der Lasertherapie angeschrieben und nach der Wiederholungsbereitschaft der Behandlung gefragt (Abb. 2.**40**).

Die ausgewerteten Antworten zeigen äußert zufrieden stellende Therapieresultate, vor allem wenn berücksichtigt wird, dass die überwiegende Zahl der behandelten Patienten an therapieresistenten Erkrankungen litt, bei denen andere medikamentöse und umfassende physikalische Behandlungsmaßnahmen nicht hilfreich waren.

2.10 Niederenergetische Lasertherapie (Low Level Laser Therapy – LLLT)

Sie haben sich am _____

wegen _____

einer Laserbehandlung unterzogen.

1. **Ist durch die Lasertherapie eine Besserung Ihrer Beschwerden eingetreten?**
   Ja – Nein

2. **Die Besserung der Beschwerden trat ein:**
   a. während der Therapie
   b. 3 Wochen nach Beendigung der Behandlung
   c. 6 Wochen nach Beendigung der Behandlung
   d. noch später
   e. überhaupt nicht

3. **Wann traten die Beschwerden wieder auf?**
   a. nach weniger als einem halben Jahr
   b. nach einem halben bis einem Jahr
   c. nach über einem Jahr bzw. nach wie vor beschwerdefrei

4. **Würden Sie sich erneut einer Lasertherapie unterziehen?**
   Ja – Nein

Abb. 2.**40** Patientenbefragung nach Lasertherapieerfolg

Der Behandlungserfolg korreliert eindeutig mit der Bereitschaft der Befragten, sich einer erneuter Lasertherapie zu unterziehen (Abb. 2.**41**).

■ Randomisierte Studie zur vergleichenden Behandlung von Patienten mit Schultergelenkserkrankungen mit Ibuprofen- vs. niederenergetische Lasertherapie

Die Studie umfasste 40 Patienten, jeweils 20 in jeder Gruppe. Das Behandlungsergebnis fiel mit 75 % zugunsten der Lasertherapie im Vergleich zu einem nur 50 %igen Therapieerfolg bei den Ibuprofen-Patienten aus, womit die Lasertherapie eindeutig die Möglichkeit der medikamentösen Behandlung übertroffen hat, auch wenn Ibuprofen kontinuierlich in einer Dosierung von 300–600 mg/die über den gleichen Behandlungszeitraum wie die Lasertherapie verabreicht wurde (Tab. 2.**9**).

■ Doppelblindstudie zur vergleichenden Behandlung von Patienten mit aktivierter Gonarthrose mit niederenergetischer Lasertherapie versus Plazebo

Eine *Doppelblindstudie* galt einem randomisierten doppelblinden Parallelgruppenvergleich bei aktivierter Gonarthrose, die ebenfalls 40 Patienten umfasste. 20 Patienten wurden mit nieder-

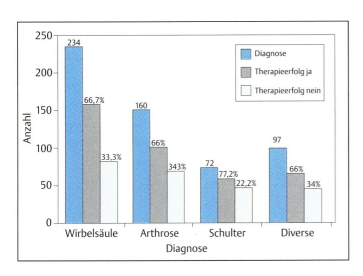

Abb. 2.**41** Retrospektive Studie – Indikationen – Therapieerfolg

Tabelle 2.9 Behandlungserfolg Lasertherapie versus medikamentöse Therapie

Urteil	Sehr gut	Gut	Mäßig	Kein	Total
Lasertherapie	6 Pat.	9 Pat.	1 Pat.	4 Pat.	20 Pat.
	30%	45%	5%	20%	
		75%			
Ibuprofen-Therapie	1 Pat.	5 Pat.	8 Pat.	6 Pat.	20 Pat.
	5%	25%	40%	30%	
		30%			
Total	7 Pat.	14 Pat.	9 Pat.	10 Pat.	40 Pat.

energetischer Lasertherapie behandelt, die Parallelgruppe, ebenfalls 20 Patienten, mit einer für den Patienten nicht zu unterscheidenden Plazebobehandlung. Die Studie schließt sich in ihrem Ergebnis mit einer Erfolgsrate von 80% zugunsten der Lasertherapie an die Resultate der zuvor genannten Studien sowie die Resultate von Studien anderer Autoren an.

Bereits während der 12-tägigen Lasertherapie konnte gegenüber der Plazebogruppe eine Reduktion des Bewegungsschmerzes verzeichnet werden (Abb. 2.**42**).

Die graphische Darstellung der Gesamtbeurteilung des Therapieerfolgs nach Arzt- und Patientenurteil zwischen der dritten und fünften Woche nach Therapiebeginn zeigt einen signifikanten Therapieerfolg der Verumgruppe gegenüber der Plazebogruppe nach Therapieabschluss sowie eine weitere Verbesserung des Therapieergebnisses bei den Nachkontrollen. Dies korreliert mit der früher festgestellten posttherapeutischen Spätwirkung des niederenergetischen Lasers (Abb. 2.**44** und 2.**45**).

Nebenwirkungen/Kontraindikationen

Generell sollte vermieden werden, dass bei Behandler und Patienten Laserlicht oder spiegelreflektiertes Laserlicht das bloße Auge trifft. Alle im Infrarotbereich emittierten Heliumneon- und kollimierten Laser der Klasse 3b können

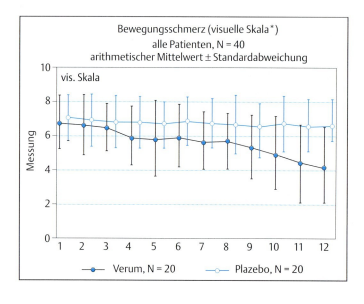

Abb. 2.**42** Bewegungsschmerz (visuelle Skala)

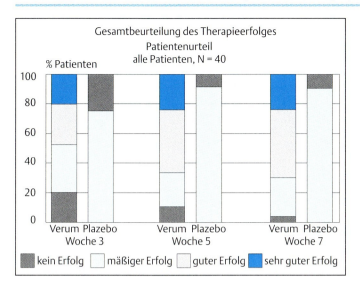

Abb. 2.**43** Beurteilung des Therapieerfolgs – Patientenurteil

Schäden an der Netzhaut verursachen. Aufgrund der möglichen Netzhautschädigung – auch durch den niederenergetischen Laser – ist es dringend ratsam, bei ventraler Behandlung in Kopfnähe oder bei Räumlichkeiten mit reflektierenden Gegenständen oder Wänden Patienten und Behandler eine Laserschutzbrille tragen zu lassen.

Potenzielle Verbrennungen können bei extremer Überdosierung auftreten, da kalorische Effekte bei einer Leistungsdichte von 110 W/cm² nicht wahrgenommen werden. Energiedichten von 100–150 W/cm² verursachen Hautschäden; so entsteht eine Verbrennung ersten Grades innerhalb von 10 min, wenn ein kontinuierlich emittierender Laser von 200 mW auf einer Fläche von 1 cm² fokussiert wird. Mit solchen Effekten ist beim gewöhnlichen und empfohlenen Einsatz der Lasertherapie nicht zu rechnen.

Aufgrund des biostimulatorischen Effekts sollte auch vermieden werden, endokrine Drüsen wie die Thyreoidea, die Ovarien oder Testes zu bestrahlen. Hierbei könnte es zu unerwünschten Aktivierungen der Drüsenfunktion

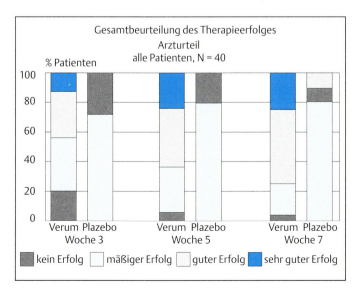

Abb. 2.**44** Beurteilung des Therapieerfolgs – Arzturteil

Tabelle 2.10 Preisliste für Lasergeräte

Med-130 Taschenlaser-System mit Messgerät und Zubehör, rot oder infrarot, 30–50 mW	ab Euro 860,-
Med-100N Akupunkturlaser-System mit 8 Menüs und integrierter Leistungsmessung, rot oder infrarot, bis 40 mW, mit allem Zubehör	ab Euro 1363,-
Med-600 Heimbehandlungsgerät für Innenohrstörungen nach Dr. Wilden, mit 2 × 50 mW, infrarot, mit allem Zubehör	ab Euro 2050,-
Med-700 Softpowerlaser-System, rot bis 100, infrarot bis 150–300 mW, mit Messgerät und allem Zubehör	ab Euro 2556,-
Med-2000 Physiotherapielaser-System mit integrierter Leistungsmessung und allem Zubehör, 780 nm, 150 mW	ab Euro 3559,-
Med-1000 Scannnerlaser mit 50 mW rot und 450 mW infrarot, inkl. Stativ, Messgerät und diversem Zubehör	ab Euro 9595,-

Bei den angegebenen Preisen handelt es sich um ungefähre Preise der angebotenen Lasergeräte.

kommen. Gleiches gilt bei der Bestrahlung von Tumoren oder Metastasen.

Bei der Behandlung von Kindern ist zu empfehlen, die Behandlung von proliferativen Epiphysenfugen zu vermeiden.

Finanzen

■ Abrechnungsempfehlung

Analog der Liste der BVO-IGEL-Leistungen:

GOÄ-GOP	Steigerungssatz	
	1,8	2,3
538 A	8,21	11,40
565 A	24,62	34,20
+ evtl. 269 A	54,00	69,00

■ Preisorientierung

Siehe Tab. 2.10.

■ Service-Standardverträge

Angebote von Service-Standardverträgen sind nicht bekannt. Es wird empfohlen, die Geräte jährlich zu kalibrieren. Die Kosten je nach Modell belaufen sich ab DM 100,- zuzüglich kleineren Verbrauchmaterials.

Literatur

Götte S, Wirzbach E. MID-Lasertherapie in der Orthopädie – eine retrospektive Betrachtung der Therapieeffizienz. Orthopädie Traumatologie Sportmedizin. 1992; 7:5.

Götte S, Keyl W, Wirzbach E. Doppelblindstudie zur Überprüfung der Wirksamkeit und Verträglichkeit einer niederenergetischen Lasertherapie bei Patienten mit aktivierter Gonarthrose. QualiMed 1995; 3.

Individuelle Gesundheitsleistungen in der Orthopädie. Berufsverband der Ärzte für Orthopädie, 2000.

Siebert WE, Wirth CJ. Laser in der Orthopädie. Stuttgart: Thieme, 1991.

Warnke U. Der Mensch und die 3. Kraft. Saarbrücken: Popular Academic Verlags-Gesellschaft mbH Saarbrücken, 1994.

2.11 Medikamentöse Therapie als Individuelle Gesundheitsleistung

Viele der in diesem Buch beschriebenen Diagnostik- und Therapieverfahren sind entweder mit hohen Investitionen (z. B. 3-dimensionale Wirbelsäulenvermessung) oder einem langen Qualifizierungsweg (z. B. Akupunktur) belastet. Dies lässt viele Kollegen vor dem Einstieg in den neuen Gesundheitsmarkt zurückschrecken. Eine schlechte momentane Ertragslage in der Kassenpraxis ist zusätzlich keine gute Voraussetzung für Investitionen auf einem Gebiet, dessen Tragfähigkeit sich für die meisten Vertragsärzte erst noch erweisen muss. Für die „Einzelkämpfer" ist der zeitliche Aufwand oft nicht leicht zu erbringen. Häufig werden andere Fortbildungsschwerpunkte gesetzt.

Auch die Praxis, für die alle die obigen negativen Kriterien zutreffen, kann individuelle Gesundheitsleistungen erbringen, und zwar im medikamentösen Bereich. Medikamentöse, nicht notwendige, aber wünschenswerte Therapieformen finden sich in nahezu allen Konzepten der Gesundheitsoptimierung und Prävention, wie sie von unseren Patienten nachgefragt wird

Sie nehmen somit einen breiten Raum in der Selbstzahlermedizin ein. In diesem Zusammenhang ist der Einsatz von Medikamenten zu sehen, deren Erstattung von den gesetzlichen Krankenkassen abgelehnt wird. Solche so genannte „kassenunübliche Medikamente" sind z. B. Stärkungsmittel, Vitaminpräparate, Nahrungsergänzungsstoffe und Zellulartherapeutika. Diese Medikamente werden nicht von den Krankenkassen erstattet und dürfen auch nicht zu deren Lasten appliziert werden. Ihre Anwendung als Injektion oder Infusion ist somit nach GOÄ zu liquidieren.

In diesem Bereich kann also der Vertragsarzt die Mechanismen der Selbstzahlermedizin aus dem Stand erproben, ohne mit Investitionen oder zeitlichem Fortbildungsaufwand in Vorleistung zu treten. Er wird erkennen, ob dieser Teil der Berufsausübung für ihn und seine Praxismitarbeiter infrage kommt. Er wird weiter erkennen, ob seine bisherige Praxisführung und der Umgang mit seinen Patienten die Voraussetzungen für die Selbstzahlermedizin erfüllt oder ob grundlegende Veränderungen getroffen werden müssen, falls dieser Weg weiter beschritten werden soll. Die medikamentösen Zuzahlertherapien eignen sich somit in idealer Weise für den Einstieg in den neuen Gesundheitsmarkt.

Im Folgenden sollen beispielhaft 2 therapeutische Anwendungsformen medikamentöser, individueller Gesundheitsleistungen näher beschrieben werden:
- intraartikuläre Injektion mit Hyaluronsäure bei Arthrose,
- Therapie mit Actovegin.

Hyaluronsäure-Behandlung bei Arthrose

M. Strohmeier

■ Einsatz „knorpelwirksamer" Substanzen zur Behandlung der Arthrose

Arthrose gilt heute als multifaktorielles Versagen des biologischen Gleichgewichtes innerhalb eines Gelenkes mit entsprechenden degenerativen Veränderungen und Verschleißerscheinungen der Gelenkstrukturen.

Der Arthroseschmerz ist schmerzphysiologisch zunächst ein nozizeptives Schmerzgeschehen, weswegen entzündungshemmende Substanzen, wie NSAR und Kortison, nach wie vor als Mittel der ersten Wahl bei der Arthrosetherapie gesehen werden.

Neuentwicklungen zielen auch darauf ab, die Schmerzkaskade durch Zytokinantagonisten sehr frühzeitig zu unterbrechen.

Neben diesen symptomatischen Medikamenten kommen seit langem auch Substanzen zur Anwendung, denen ein modifizierender Einfluss auf den pathophysiologischen Ablauf der Arthrose nachgesagt wird. Entsprechend den internationalen Richtlinien werden diese Therapeutika unter dem Oberbegriff „slow acting drugs in osteoarthritis" (SADOA) zusammengefasst und nochmals in „symptomatic slow acting drugs"

(SYSADOA) und „disease modifying OA drugs" (DMOAD) eingeteilt.

Während bisher der Nachweis eines nachhaltigen krankheitsmodifizierenden Effektes (DMOAD) nicht gelungen ist, werden einige Substanzen den SYSADOA zugerechnet, deren symptomatischer Effekt häufig erst verzögert einsetzt, aber noch Wochen und Monate nach Therapieende anhält.

Solche Wirkungen wurden durch Studien für Ademetionin (Gumbaral) und D-Glukosaminsulfat (Dona 200 S) nachgewiesen. Die früher häufig verwendeten Medikamente Mucopolysaccharid-Polysulfat (Arteparon) oder Orgotein (Peroxinorm) wie auch die intraartikuläre Injektionsform von Dona 200 mussten mittlerweile vom Markt genommen werden.

Die knorpelmodifizierenden Wirkungen konnten und können auch bei den jetzt noch zugelassenen Substanzen nicht nachgewiesen werden, weswegen häufig Studien zur schmerzreduzierenden Wirkung durchgeführt werden, um eine Zulassung der Mittel zu sichern.

Mittlerweile ist speziell für die Hyaluronsäure, die ebenfalls zur Gruppe der SYSADOA-Substanzen zählt, eine solch umfassende Literaturdokumentation vorhanden, dass die Wirksamkeit dieser Substanzgruppe als belegt angesehen werden kann.

Aufgrund der speziellen Zulassungssituation in der Bundesrepublik sind bis auf Hyalart alle Hyaluronsäure-Präparate nicht als Medikamente, sondern als Medizinprodukte in Deutschland zugelassen.

■ Was ist Hyaluronsäure?

Hyaluronsäure (HA) ist ein Molekül aus vielen Sacchariden und wird als natürliches Polymer (Groß- oder Riesenmolekül) bezeichnet. Chemisch handelt es sich um N-Acetyl-Glukosamin- Glukuronsäure. Dieses Polymer ist eines der längsten Biomoleküle überhaupt mit einem Molekulargewicht bis zu 10^6 Dalton.

Hyaluronsäure kommt natürlicherweise in den Organismen von Vertebraten, also auch beim Menschen vor, so z. B. im Glaskörper des Auges, in der extrazellulären Matrix der Haut, in der Synovialflüssigkeit von Gelenken u. a.

Hyaluronsäure findet sich im Knorpel als Platzhalter, andererseits auch mit guten dämpfenden Eigenschaften, wie an der Knorpeloberfläche und in der Gelenkflüssigkeit selbst. Hier übernimmt sie dämpfende und „schmierende" Funktionen.

Beschrieben ist weiterhin die Eigenschaft als biologischer Filter, der den Austausch von Metaboliten und Katabolieten des Gelenkknorpels zulässt, andererseits die Passage von Entzündungszellen und Molekülen beeinflusst (Abatangelo 1995).

Die bei der Arthrose freigesetzten Zytokine sind in der Lage, diese großen Moleküle zu verändern, was zu einer Verminderung der Konzentration von HA in der Gelenkflüssigkeit arthrotischer Gelenke mit Reduktion des Molekulargewichtes und Abnahme der Viskosität führt.

■ Wirkungsweise der Hyaluronsäure

Nach Simank (1993) erfüllt die Hyaluronsäure eine Vielzahl biologischer Funktionen:
- *Wasserretention:* Hyaluronsäure absorbiert mehr als das 1000fache ihres Eigengewichtes an Wasser und regelt so entscheidend den Wasserhaushalt im Gelenk.
- *Viskosität*: HA ist einer der Hauptbestandteile der Gelenkflüssigkeit und verleiht ihr die mechanisch wichtigen viskoelastischen Eigenschaften, sodass sie als Lubrikans und „Stoßdämpfer" gelten kann.
- *Aggregation von Proteoglykanen*: Beeinflussung der biologischen Eigenschaften des Knorpels durch unterschiedliche Aggregationsstufen mit Proteoglykanen.
- Diskutiert wird eine *Beteiligung an der Proteoglykanbiosynthese* über einen membranständigen Rezeptor.
- *Oberflächenschutz des Gelenkknorpels*: Hyaluronsäure liegt als dünner Schutzfilm über der obersten gelenknahen Knorpelschicht.
- Nachgewiesen ist eine *Hemmung der Motilität und Phagozytose* von Entzündungszellen. Beschrieben ist ein membranstabilisierender Effekt lysosomaler Membranen.

■ Wissenschaftliche Erkenntnisse in der Behandlung mit Hyaluronsäure

Entzündungsmediatoren. Beschrieben ist eine signifikante Reduktion von Prostaglandin E2 8 Tage nach Hyaluronsäure-Injektion (Punzi et al. 1989). Mit steigender Hyaluronsäure-Konzentration erfolgt die Zunahme eines hemmenden Effektes auf Migration und Chemotaxis von polymorph nukleären Zellen (PMN; Partsch et al. 1989).

Hyaluronsäure ist in der Lage, Sauerstoffradikale zu eliminieren, wobei die Hyaluronsäure jedoch in kleinere Einheiten gespalten wird, also ihre Effizienz verliert (Sato et al. 1988).

Dosisfindung. Bezüglich der Dosis fand Bragantini (1987) heraus, dass die intraartikuläre Gabe von 20 mg Hyaluronsäure gegenüber 40 mg Hyaluronsäure gleich effektiv ist und beide signifikant wirksamer als Plazebo sind.

Carrabba (1992) wies nach, dass 5 Hyaluronsäure-Injektionen bessere Ergebnisse als 3 oder 1 Injektion zeigten.

■ Vergleich der Hyaluronsäure gegenüber anderen Methoden

Kortison. In einer Studie mit 3 intraartikulären Methylprednisolon-Injektionen in wöchentlichem Abstand (40 mg) gegenüber 5-mal 20 mg Hyaluronsäure konnte Pietrogrande (1991) nachweisen, dass die Hyaluronsäure-Injektion sowohl im Bereich Spontanschmerz als auch im Bereich Morgensteifigkeit signifikant bessere Ergebnisse zeigte.

Orgotein. Im Vergleich zu dem früher eingesetzten Orgotein (Peroxinorm) 8 mg zeigt sich in einer Studie von Carrabba (1995) ein deutlich signifikanter Vorteil bezüglich Spontanschmerz und Gelenkerguss von Hyaluronsäure gegenüber Orgotein.

Mucopolysaccharid-Polysulfat. Gegenüber dem früher verwendeten MPPS (Arteparon) zeigt eine Studie von Graf et al. (1993) bei 7 intraartikulären Hyaluronsäure-Injektionen gegenüber 13 Injektionen intraartikulär von 50 mg MPPS eine signifikante bessere Wirksamkeitsbeurteilung nach dem modifizierten Larson-Score von Hyaluronsäure gegenüber MPPS.

Signifikant bessere Ergebnisse für Hyaluronsäure zeigten sich ebenso im Vergleich des Bewegungsschmerzes für MPPS gegenüber Hyaluronsäure.

Langzeitwirkung. Jones et al. (1995) wiesen in einer Studie von 5 intraartikulären Hyaluronsäure-Injektionen (à 20 mg) gegenüber einmaliger Triamcinolon-Hexacetonit-Gabe (20 mg) noch 6 Monate nach Behandlungsende ein signifikant besseres Ergebnis bezüglich Schmerzreduktion (Bewegungs-, Nacht-, Ruheschmerz) nach.

Weinhardt (2000) konnte in einer großen Studie zeigen, dass bezüglich Nachtschmerz, Ruheschmerz, Belastungsschmerz und Anlaufschmerz noch 4 Wochen nach Therapieende eine deutliche Verbesserung der Parameter erzielt werden konnte.

Plazebostudien. In etlichen Plazebostudien wurde die Überlegenheit von Hyaluronsäure-Injektionen gegenüber Plazebo nachgewiesen. Beispielhaft geschah dies von Nguyen (1993), in dessen Arbeit bezüglich der Gelenkfunktion (Lequesne-Index) noch nach 52 Wochen eine signifikante Verbesserung der Hyaluronsäure-Gruppe gegenüber der Plazebogruppe vorlag. In dieser Zeit war es in der Verumgruppe zu keiner neuerlichen Verschlechterung des Lequesne-Indexes gekommen.

Nebenwirkungen. In der Literatur schwanken die Angaben bezüglich der unerwünschten Ereignisse bei Hyaluronsäure-Präparaten allein für Studien mit Hyalart zwischen 0 und 18%.

McDonald (2000) fand in einer direkten Vergleichsstudie zwischen natürlicher und fermentativ hergestellter Hyaluronsäure mit einer Rate unerwünschter Ereignisse von 3,8 bzw. 2,6% keine klinisch signifikanten Unterschiede.

Es ist insgesamt zu beachten, dass in der Literatur teilweise die unerwünschten Ereignisse bezogen auf die teilnehmende Patientenanzahl, teilweise auf die durchgeführten Injektionen angegeben wird, was zu erheblichen Verschiebungen der Prozentangaben führen kann.

Keine zuverlässigen Angaben gibt es in der Literatur, ob systemische Reaktionen letztendlich der Prüfmedikation zurechenbar sind.

Bezüglich der unerwünschten Ereignisse sei nochmals auf die Langzeitbeobachtung von Weinhardt (2000) hingewiesen. Diese Studie wurde von niedergelassenen Orthopäden unter Praxisbedingungen durchgeführt. Die niedrige Rate von 1,07% unerwünschter Nebenwirkungen dokumentiert eindrucksvoll den hohen Qualitätsstandard der an dieser Studie beteiligten orthopädischen Praxen.

Regeneration des arthrotischen Gelenkes.
Wiedereinlagerung von Hyaluronsäure: Schianvinato et al. (1989) wiesen in einer Versuchsreihe mit Hunden nach, dass in einer Hyaluronsäurebehandelten Gruppe signifikant reduzierte Knorpelschäden der behandelten Kniegelenke nach Entfernung des vorderen Kreuzbandes nachweisbar waren. Weiterhin bestand ein positiver Effekt auf die Integrität der Knorpelmatrix; ebenso konnte durch histomorphometrische Untersuchungen die Einlagerung von Glukosaminglykanen nachgewiesen werden, die an exogene Hyaluronsäure gebunden waren.

Stimulation der endogenen Hyaluronsäure-Synthese: Smith u. Ghosh (1987) wiesen nach, dass durch hochmolekulare Hyaluronsäure mit einem Molekulargewicht von 500 000 Dalton eine Stimulation der Synovialzellen zur Neubildung körpereigener Hyaluronsäure gelingt.

Molekulargewicht der Hyaluronsäure. Auf dem Markt befinden sich Hyaluron-Präparate und Hylane, d. h. Gemische von über Formaldehyd vernetzten Hyaluron-Hyaluronanen.

In einer kritischen Auseinandersetzung mit der derzeitigen Literatur beschreiben Aviad u. Houpt (1994), dass in den entsprechenden Studien keine signifikante Erhöhung der Hyaluronsäure-Konzentration nach Gabe hochmolekularer Hyaluronsäure nach 4 Tagen mehr nachweisbar war.

Natürliche oder durch bakterielle Fermentation hergestellte Hyaluronsäure. In einer Vergleichsstudie konnte McDonald (2000) nachweisen, dass kein Unterschied in den Ergebnissen bei Verwendung eines aus Hahnenkämmen hergestellten Hyaluronsäure-Präparates gegenüber einem über bakterielle Fermentation hergestellten Präparates besteht.

■ Indikation zur Behandlung

Nahezu alle derzeitig auf dem Markt befindlichen Hyaluronsäure-Präparate sind ausschließlich für die Behandlung der Kniegelenksarthrose zugelassen.

Die Indikation zur Behandlung stellt eine Arthrose des Kniegelenkes dar, wobei die Studien meistens nach der Ahlbäck-Klassifikation bis Stadium III durchgeführt wurden. Klinische und eigene Erfahrungen zeigen jedoch, dass in verschiedenen Fällen auch Patienten, die unter erheblichen Arthrosen leiden, so gut gebessert werden können, dass eine Knieendoprothesenimplantation über längere Zeiträume verhindert werden kann. Das Indikationsspektrum umfasst deshalb sowohl persistierende chondropathische Reizzustände wie auch Fälle schwerer Arthrosen.

Aus dem Anwenderbereich und auch aus eigener Erfahrung ist die Hyaluronsäure-Behandlung auch bei Hüftarthrose, Sprunggelenksarthrose und Daumensattelgelenksarthrose wirkungsvoll und gut durchführbar, weniger Erfahrungen werden von Schultergelenken und Ellbogengelenken berichtet.

Aus *physiologischer* und *anatomischer* Sicht steht die Behandelbarkeit anderer Gelenke als des Kniegelenkes außer Frage, da die biologischen Mechanismen der Gelenke identisch sind.

Aus *juristischer* Sicht muss bei Behandlung anderer Gelenke als der Kniegelenke im jeweiligen Fall eine entsprechende Aufklärung erfolgen, die auch den Hinweis enthalten sollte, dass die Zulassungsmodalitäten in der Bundesrepublik für die genannten Produkte nicht global die Indikation „Gelenksarthrose" zulässt.

Rein *biologisch* besteht kein Unterschied zwischen den einzelnen Gelenken, die Komplikationsmöglichkeit ist bei anderen Gelenken als dem Kniegelenk durch kompliziertere Zugangswege ggf. höher.

■ Durchführung der Behandlung

Nachdem in den letzten Jahren verschiedene Richtlinien zur Durchführung von Injektionen publiziert wurden, soll hier auf die letzte Publikation verwiesen werden, dem Kapitel „Intraartikuläre Injektionstherapie" von Wittenberg u. Rubenthaler (2001).

Folgendes ist bei der Injektion besonders zu beachten:
- Intraartikuläre Injektionen sollten prinzipiell in einem Raum erfolgen, der die allgemeinen hygienischen Anforderungen eines Behandlungsraumes erfüllt und der ein aseptisches Arbeiten ermöglicht.
- Kontamination z. B. durch Kleidung muss vermieden werden.
- Haare auf stark behaarten Hautstellen müssen mit der Schere gekürzt werden.
- Die Injektionsstelle sollte markiert werden.
- Eine Hautdesinfektion mit handelsüblichen

Präparaten ist ausreichend. Es kann Sprüh- oder Wischdesinfektion angewandt werden.
- Der Arzt sollte zur Injektion sterile Einmalhandschuhe tragen oder eine hygienische Händedesinfektion durchführen, wenn er die Injektionsstelle nach der Desinfektion nicht mehr berührt (Wittenberg u. Rubenthaler 2001).
- Für die Injektion wird steriles Einmalmaterial verwendet.
- Bei allen Eingriffen, bei denen ein Spritzenwechsel durchgeführt wird, sollten jedoch sterile Handschuhe und ein Mundschutz Verwendung finden.

Zugangsweg. In der Studie von McDonald (2000) konnte festgestellt werden, dass keine signifikanten Unterschiede der Häufigkeit unerwünschter Ereignisse in Abhängigkeit des Zugangsweges bestehen. Zur Anwendung kamen am gestreckten Knie der Zugang von lateral und medial und am gebeugten, hängenden Knie der Zugang von medial und lateral des Lig. patellae. Es darf daher festgestellt werden, dass der Injektionsweg vorzuziehen ist, den der einzelne Anwender am besten beherrscht.

Praktische Tipps bei der Anwendung. *Postinjektioneller Schwellungszustand:* Die Hauptgefahr bei der Anwendung von Hyaluronsäure-Präparaten und mit Abstand zahlenmäßig führende Nebenwirkung ist der periartikuläre Schwellungszustand nach Hyaluronsäure-Applikation. Dies hängt vermutlich mit der hohen Wasserbindungskapazität zusammen. Eine Schwellung im Gelenksbereich ist meistens ein Zeichen, dass nicht sämtliche Anteile des Präparates streng intraartikulär appliziert werden konnten.
Es handelt sich bei der Schwellungsreaktion fast ausschließlich um eine lokale Reizerscheinung, allergische Reaktionen konnten bisher nicht nachgewiesen werden.
Die Komplikation kann durch Gabe eines potenten Antiphlogistikums oder lokale Maßnahmen, z. B. Cold-Pack, schnell beherrscht werden.
Um gerade am Hüftgelenk die Gefahr einer extraartikulären Gabe zu minimieren, kann bei schwieriger Anatomie die Applikation unter sonographischer Kontrolle sinnvoll sein.
Anwendung bei hochentzündlichen Prozessen: Bei hochentzündlichen Prozessen des Kniegelenkes und stärkeren intraartikulären Ergüssen empfiehlt sich zunächst die wirkungsvolle Hemmung des Entzündungsprozesses, da nach der Literatur Hyaluronsäure dafür zwar geeignet ist, jedoch in unwirksamere kleine Ketten zerlegt wird.

Als stärkste Hemmsubstanz der Entzündungskaskade, einschließlich Hemmung von Tumornekrosefaktor alpha und Interleukin 1 beta kann Kortison gelten, weswegen zu Beginn einer Hyaluronsäure-Behandlung in verschiedenen Fällen die einmalige Kortisonbehandlung intraartikulär empfehlenswert ist.

■ Notwendigkeit der Arthrosebehandlung mit Hyaluronsäure-Präparaten

Gemäß § 12 SGB V Wirtschaftlichkeitsgebot hält der Gesetzgeber fest:

„Die Leistungen müssen ausreichend, zweckmäßig und wirtschaftlich sein; sie dürfen das Maß des Notwendigen nicht überschreiten. Leistungen, die nicht notwendig oder unwirtschaftlich sind, können Versicherte nicht beanspruchen, dürfen die Leistungserbringer nicht bewirken und die Krankenkassen nicht bewilligen".

Nach der Literatur ist Hyaluronsäure kein Analgetikum. Es ist auch als solches nicht zugelassen, vielmehr handelt es sich um eine Substanz der Gruppe SYSADOA („symptomatic slow acting drugs in osteoarthritis").

Vor diesem Hintergrund hat die Kassenärztliche Bundesvereinigung in ihrem Aktionsprogramm 2000 eindeutig festgelegt, dass „Arzneimittel zum Schutz der Gelenkfunktion bei Abbauerscheinungen des Knorpels zur lokalen und systemischen Anwendung (s. auch Antiarthrotika, Chondroprotektiva) von der Verordnung nach Nr. 12.2 Arzneimittelrichtlinien ausgenommen sind. Ausnahmeindikationen, die eine Verordnung ermöglichen, werden nicht gesehen.

Viele der neu auf den Markt gekommenen Hyaluronsäure-Präparationen sind nach dem Medizinproduktegesetz und somit gar nicht als Arzneimittel zugelassen. In einem solchen Fall ist die Verordnung zulasten der gesetzlichen Krankenkassen ebenfalls nicht möglich.

Auch die Leitlinien der Orthopädie, herausgegeben 1999, weisen als Ziel einer medikamentösen Therapie bei Arthrose die Schmerzreduktion und Entzündungshemmung aus. Knorpelwirksame Präparationen wie die Hyaluronsäure-Präparate sind aus diesem Grund auch hier von der Versorgung im kassenärztlichen Bereich ausgeschlossen.

■ Abrechnung einer Hyaluronsäure-Behandlung

Grundsätzlich ist zu bemerken, dass sämtliche ärztlichen, der Heilung oder Verbesserung des Zustandes eines Patienten dienenden Leistungen nur streng nach der Gebührenordnung für Ärzte (GOÄ) abrechenbar sind. Pauschalpreise sind nicht GOÄ-konform und können Gegenstand von juristischen Diskussionen werden.

Die Injektion der Hyaluronsäure ins Gelenk folgt der GOÄ-Ziffer 255, Injektion, intraartikulär mit 95 Punkten und entsprechendem Steigerungsfaktor, der abhängig von Zeit, anatomischen Gegebenheiten und Schwierigkeit durchaus auch z. B. den 3fachen Steigerungssatz notwendig werden lässt.

In Absprache mit dem Patienten eventuell vorherige Durchführung einer Stichkanalanästhesie nach Ziffer 490, Infiltrationsanästhesie kleiner Bezirke mit 61 Punkten, ggf. sonographische Untersuchung nach Ziffer 410 mit 200 Punkten.

Die Durchführung der Injektion darf nicht zulasten der gesetzlichen Krankenversicherung erfolgen! Nach § 12 steht eindeutig fest, dass eine Leistung, die das Maß des Notwendigen übersteigt, von uns nicht veranlasst werden und von der Kasse nicht bezahlt werden darf.

Der Hinweis mancher Krankenkassen, durch Ziffer 1 oder 2 EBM seien alle Injektionsleistungen ja bereits abgegolten, ist daher falsch. Würde man die Ziffer 2 EBM abrechnen und als einzige Leistung die genannte Hyaluronsäure-Injektion durchführen, so würde dies den Tatbestand des Betruges erfüllen. Wird ein solches Vorgehen von Kasse oder Patient an den Behandler herangetragen, so muss auf die rechtlichen Konsequenzen durch Verletzung des § 12 hingewiesen werden.

Die völlig kostenlose Abgabe der intraartikulären Injektion als ärztliche Leistung zieht Probleme mit dem Berufsrecht nach sich, da es sich bei der unentgeltlichen Leistungserbringung um einen Wettbewerbsvorteil gegenüber anderen Ärzten handelt, was gegen das Berufsrecht verstößt.

Die zur Behandlung benötigten Ampullen können privat rezeptiert und vom Patienten über Apotheke oder Orthopädiefachhandel besorgt werden. Im Falle der Medizinprodukte ist auch eine Vorhaltung der Präparate beim durchführenden Arzt möglich, der dann die ihm entstandenen Kosten des Präparates dem Patienten in Rechnung stellt.

Es ist zu beachten, dass Gewinne aus der Abgabe eines vorgehaltenen Präparates nicht erzielt werden dürfen!

■ Aufklärung und Behandlungsvertrag

Juristisch gesehen empfiehlt sich die schriftliche Aufklärung, wobei auch über seltene Nebenwirkungen aufgeklärt werden muss, wenn diese ernste Folgen für den Patienten nach sich ziehen könnten.

Der Hinweis, dass der Patient genügend Zeit und Möglichkeit hatte, eigene Fragen zu stellen, sollte ebenfalls nicht fehlen.

Vor der Behandlung sind zweckmäßigerweise Art der Leistung und entstehende Kosten, wie auch die Art der Bezahlung mit dem Patienten schriftlich zu fixieren.

Auch sollte der Hinweis enthalten sein, dass der Patient über andere (kassenärztliche) Behandlungsmöglichkeiten informiert wurde und aus eigenem Willen die aufgeführte Leistung möchte, wissend, dass diese von seiner Krankenkasse nicht bezahlt wird (nicht bezahlt werden darf!).

Fallbeschreibung: N.W. geb. 05.1933, Tennislehrer

- *05.02.1986:* Arthroskopie bei Vorderhornriss lateraler Meniskus links, Chondropathie 2- bis 3-gradig retropatellar, besonders medial, teilweise bis subchondral reichend. Chondropathie 2-gradig medialer Kondylus, Tibiaplateau und lateraler Kondylus.
- *28.05.1991:* Degenerativer Innenmeniskuslappenriss bei Varusgonarthrose mit Lappenresektion, Knorpelglättung bei Chondromalazie retropatella. Im weiteren Arteparon-Serie intraartikulär, Diclofenac 100, Triamcinolon intraartikulär (4-wöchig neben Arteparon-Serie).
- *Ab August 1991:* Ergänzung um Gumbaral bis Ende 1991, regelmäßige Behandlungen min-

destens 2- bis 3-mal pro Monat. Zum Einsatz kommen auch Decaprednil, Einreibungen und regelmäßige Diclofenac-Einnahmen. Unter regelmäßiger Gumbaral-Einnahme relative Zufriedenheit, regelmäßig 4-wöchige Kortison-Injektionen sind notwendig.

- *Mai 1992:* Nach erheblicher Beschwerdezunahme Gumbaral-Infusionen zunächst täglich, im weiteren per os. Weitere Verschlechterung des Beschwerdebildes, wiederkehrend kortisonhaltige Injektionen, regelmäßig Gumbaral, regelmäßig Diclofenac. Der Patient war 1992 nicht mehr in der Lage, Tennis zu spielen, eine Knieendoprothese wurde diskutiert.
- *17.03.1993:* Beginn einer Injektionsbehandlung mit Hyalart.
- Im *Mai 1993*, 4 Wochen nach Ende der Behandlungsserie, entscheidende Verbesserung beim Laufen, Treppensteigen etc., weitere Medikation nicht mehr erforderlich, bei Schmerzspitzen noch Diclofenac.
- *August 1993:* Neuerlich heftige Beschwerden, nachdem der Patient sämtliche Verbandsspiele mitgespielt und aktiv mehrmals wöchentlich wieder Tennis gespielt hat. Neuerliche Serie mit Hyalart-Injektionen. Seit August 1993 erhielt der Patient noch im März 1994, Oktober 1994, Juni 1995, Januar 1996, Juni 1996, März 1997, Juni 1998, April 1999, März 2000, November 2000 jeweils eine Injektionsserie Hyalart. Gelegentliche Schmerzspitzen werden mit einem NSAR behandelt, Kortison-Injektionen ins Gelenk waren in den letzten Jahren nicht mehr notwendig. Der Patient spielt nicht mehr in der Verbandsliga, jedoch noch regelmäßig Tennis, ist auch sonst sportlich aktiv, eine Knieendoprothese steht nicht mehr zur Diskussion.

Seit *Juni 1998* wird die Behandlung als Selbstzahlerleistung durchgeführt.

Medikamentöse Therapie mit Actovegin in der Orthopädie

A. Pfister

■ Grundlagen – Wirkprinzip

Actovegin ist ein proteinfreies Hämodialysat aus Kälberblut. Es greift direkt in den zellulären Stoffwechsel ein, indem es Sauerstoff- und Glukoseaufnahme steigert. Letztlich führt dies zu einem verbesserten Energiestatus der Zelle, wodurch Funktions- und Erhaltungsstoffwechsel – vor allem unter Mangelbedingungen – verbessert werden. Bei intrazellulärem O_2-Mangel wechselt die Zelle von der aeroben zur anaeroben Energieversorgung, geht also zur Glykolyse über. In zahlreichen Untersuchungen (Biland et al. 1985; Broghammer 1965; Knudsen et al. 1982; Smahel 1982; Wickingen 1960) konnte an unterschiedlichen Modellen gezeigt werden, dass unter dem Einfluss von Actovegin Sauerstoff und Glukose vermehrt in die Zelle eingeschleust und verstoffwechselt werden.

Neben dieser bislang molekular noch nicht identifizierten, die Sauerstoffutilisation fördernden Aktivität in Actovegin, hat dieses auch insulinähnliche Eigenschaften. Der insulinähnliche Einfluss von Hämodialysat beruht auf der direkten Aktivierung der in der Zellmembran lokalisierten Glukosetransporter durch Inositolphospho-Oligosaccharide (IPO), die in Actovegin (Obermaier-Kusser et al. 1989) nachgewiesen wurden. Daneben wurde in Tierexperimenten gezeigt, dass das Hämodialysat eine protektive und heilungsbeschleunigende Potenz bei Gewebsläsionen besitzt (Malaker u. Sellwood 1970; Somogyi et al. 1979). So konnte im Wundbereich experimentell z. B. eine Erhöhung der DNA-, Hämoglobin- und Hydroxyprolinkonzentration nachgewiesen werden (Niinikoski u. Renvall 1979).

Hinsichtlich der ödemprotektiven Wirkung von Actovegin liegt auch eine Untersuchung von Hettich et al. (1978) vor. Es wurde nachgewiesen, dass bei Verbrennungen der Haut durch Actovegin eine Ödembildung signifikant reduziert werden kann. Das Auftreten von Ödemen – und hierzu sei auch das Schwellen von Mitochondrien gezählt – kann auf Membrandefekte zurückgeführt werden. Da zur Aufrechterhaltung der Dichtigkeit von Membranen Energie notwendig ist, lässt sich die Wirkung von Actovegin mit der nachgewiesenen Verbesserung des Energiezustandes der Zellen erklären.

Pharmakokinetische Untersuchungen zu Resorption, Verteilung und Elimination der Wirkstoffe des Präparates mit chemisch-analytischen Methoden sind für Actovegin nicht durchführbar, da es sich bei den Inhaltsstoffen um physiologische Substanzen handelt, die normalerweise bereits im Organismus vorhanden sind. Nachdem die Wirkstoffe mit Ausnahme der IPO im Einzelnen bisher nicht isoliert und chemisch identifiziert sind, ist auch ein Nachweis mittels radioaktiver Markierung nicht möglich. Eine summarische Markierung der analytisch bekannten Begleitstoffe lässt keinen Rückschluss auf die Pharmakokinetik der Wirkstoffe zu.

Resorption und Bioverfügbarkeit bei oraler Darreichung sind indirekt über den Nachweis der klinischen Wirksamkeit sowie der vergleichenden Wirkung im Tierexperiment belegt (Jansen u. Brückner 1982).

Zusammenfassend kann auf Basis der bei Actovegin beobachteten Wirkungen und der bei unterschiedlichen Geweben zu beobachtenden Veränderungen angenommen werden, dass der Energiemetabolismus der Zellen verbessert wird, wobei insbesondere zu erwarten ist, dass die aerobe Glukoseverstoffwechselung stimuliert wird.

Dies wäre verbunden
- mit einer erhöhten ATP-Ausbeute,
- mit dadurch ermöglichten höheren Syntheseleistungen,
- einer geringeren Laktatproduktion, also physiologischerem Gewebe-pH-Wert,
- dadurch herabgesetzter Freisetzung lytischer Enzyme,
- geringeren ödematösen Veränderungen am Gewebe.

Es ist außerdem mit einer Auffüllung der gewebeständigen, zellulären Glykogenspeicher zu rechnen. Dabei ist zu erwarten, dass die schmerzverursachenden entzündlichen Veränderungen am Gewebe günstig beeinflusst werden; dies jedoch möglicherweise aufgrund eines derzeit noch unklaren Mechanismus.

Aus vorher Gesagtem lag es deshalb nahe, die klinische Anwendung von Hämodialysat zur Unterstützung von Reparaturvorgängen zu überprüfen. Die bisher durchgeführten Studien belegten neben den guten Therapieerfolgen eine sehr geringe Nebenwirkungsrate des Präparates Actovegin. In der orthopädischen Sportmedizin liegen zu einigen Indikationen kontrollierte Studien und persönliche Erfahrungen mit Actovegin vor.

■ Indikationen – Kontraindikationen

Im Rahmen der parenteralen Anwendung von Hämodialysat in der traumatologisch orientierten Sportmedizin spielt die lokale Anwendung bei der *frischen Muskelverletzung*, bei der *Achillodynie* und bei *chondropathischen Gelenkveränderungen* eine Rolle. Hubmann u. Klümper (1988) haben in einer Übersichtsarbeit zur medikamentösen Therapie von Sportverletzungen auf die Beschleunigung von Heilung und Resorption durch deproteinisiertes Hämodialysat hingewiesen.

Die Ergebnisse einer retrospektiven Studie an 98 Patienten mit *Muskelfaserrissen* liegen von Klümper (1987) vor, wobei 48 Patienten mit und 50 Patienten ohne Actovegin behandelt wurden. Die statistische Auswertung ergab, dass die Behandlungsdauer der Muskelfaserrisse bei den mit Actovegin infiltrierten Sportlern um etwa eine Woche kürzer war als bei der Kontrollgruppe ohne Actovegin-Injektionen. Er begründet das gute Ergebnis mit der Verhinderung der Ödembildung und der Entzündungsreduzierung in der frühen Exsudationsphase der Wundheilung. Damit kommt es nicht nur zu früherer Granulationsbildung, sondern auch zur Beschleunigung der bindegewebigen Proliferation.

In einer prospektiven, doppelblinden Fallkontrollstudie an 103 Patienten untersuchten Pfister u. Koller (1990) die Wirksamkeit von Actovegin bei Muskelzerrungen und Muskelfaserrissen. Es erfolgte eine dreimalige Injektion ins Verletzungsgebiet mit 5 ml Actovegin plus 5 ml 1 % Mepivacain-HCl bei 68 Patienten im Abstand von 3–4 Tagen und 5 ml gefärbte 0,9 % NaCL-Plazebolösung plus 5 ml 1 % Mepivacain-HCl bei 33 Patienten der Kontrollgruppe, ebenfalls im Abstand von 3–4 Tagen. Als Prüfkriterium wurde die gesamte Rehabilitationszeit vom Beginn der Behandlung bis zur vollen Wiederbelastbarkeit gewählt. Durchschnittlich waren die Sportler mit Hämoderivat-Injektionen nach 5,5 Wochen wieder voll belastbar, bei der Plazebogruppe dauerte dies 8,3 Wochen. Auffallend war, dass Muskelfaserrisse im Unterschenkelbereich in beiden Gruppen eine etwa doppelt so lange Rehabilita-

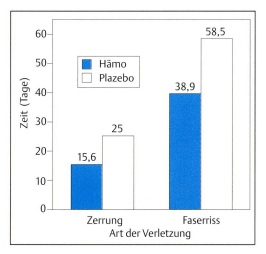

Abb. 2.**45** Säulendiagramme zur Belastbarkeit nach Muskelverletzungen, geordnet nach Prüfsubstanzgruppe und Plazebogruppe sowie nach Art der Verletzung; Rehabilitationszeiten in Tagen ($p \leq 0{,}1$)

tionszeit hatten wie am Oberschenkel (Abb. 2.**45**).

Nachdem auch in dieser Studie die Injektionen in der Frühphase der Regeneration erfolgten, ist offensichtlich in der Exsudationsphase die größte klinische Wirksamkeit von Actovegin bei Muskelverletzungen zu erwarten.

Müller-Wohlfahrt (2000) berichtete auf dem 15. Jahreskongress der GOTS in München über seine Erfahrungen in der konservativen Behandlung von Muskelverletzungen. Danach wird nach einer gründlichen anamnestischen Erhebung und einer manuellen Untersuchung Actovegin und Mepivacain in den traumatisierten Muskel infiltriert. Nach seinen Angaben erreichten die Sportler mit Muskelzerrungen am dritten bis fünften Tag wieder die volle Leistungsfähigkeit, bei Muskelfaserrissen näherten sie sich ab dem zehnten bis zwölften Tag nach der Verletzung wieder dem gewohnten Leistungsniveau. Dem entspricht die schmerzfreie Belastbarkeitsgrenze bei Muskelfaserrissen nach 15,3 Tagen in der Untersuchung von Pfister/Koller, wobei zu beachten ist, dass hier eine ausschließliche Behandlung mit Actovegin erfolgte.

Zur Behandlung der *Achillodynie* liegt eine Publikation von Plum (1985) vor, der über ein Kollektiv von 524 Patienten mit akuter (351) und chronischer (173) Achillodynie berichtet. Die Injektionen erfolgten in wöchentlichen Abständen binnen vier Wochen und zwar ins peritendinöse Gewebe an der Achillessehne. Wichtig zu betonen ist, dass die Injektionen nicht intratendinös durchgeführt werden sollten, da dies einmal sehr schmerzhaft ist und zum anderen eine Traumatisierung der Sehne durch die Injektionsnadel zur Folge hätte. Die Ergebnisse bei den chronischen Verlaufsformen sind laut Plum vor allem hinsichtlich des Sehnenreizzustandes positiv zu bewerten. Bei der akuten Achillodynie war die ausschließliche Behandlung mit Actovegin-Injektionen den bekannten konservativen Standardbehandlungen deutlich überlegen, dies insbesondere im Hinblick auf die Parameter Gewebsschwellungen und Bewegungseinschränkungen. Nebenwirkungen wurden bis auf geringe Hautreizungen während und nach der Injektion nicht beobachtet.

Eine doppelblinde, plazebokontrollierte Studie mit deproteinisiertem Hämoderivat bei der *Paratendinitis achillae* wurde von Pförringer et al. (1994) veröffentlicht. Es wurden zwei Behandlungsgruppen von je 30 Patienten gebildet. Injektionen erfolgten paratendinös zu Beginn der Behandlung, am 3./4. Tag und am 9./10. Tag mit 5 ml Actovegin plus 5 ml Meaverin in der Verumgruppe und mit 5 ml gefärbter 0,9 % NaCL-Plazebolösung plus 5 ml Meaverin in der Kontrollgruppe. Wichtigstes konfirmatorisches Zielkriterium war die sonographische Durchmesserbestimmung der Achillessehne am Anfang, im Verlauf und zum Ende des Beobachtungszeitraumes. Bezüglich der sonographischen Kaliberbestimmung der Sehne betrug die mittlere Reduktion der Seitenvergleichsdifferenz in der Verumgruppe 88 %, in der Plazebogruppe lediglich 20 %. Der Unterschied zwischen den beiden Gruppen in den relativen Änderungen war hochsignifikant ($p < 0{,}0001$; Abb. 2.**46**).

Auch in den Nebenkriterien der Studie wie Belastbarkeit, Schmerzanalyse und Patientenurteil zur Wirksamkeit waren die Unterschiede signifikant bis hochsignifikant, wie Abb. 2.**47** und Abb. 2.**48** zeigen.

Der pathologische Prozess bei der Achillodynie wird als Folge einer Dauerbelastung im Sinne einer „use destruction" eingeleitet. Diese Mikrorisse und Sehnennekrosen führen zu einem Verlust der Vaskularisation. Das Leitsymptom Schmerz entsteht durch Entzündung mit Ödembildung und zellulärer Infiltration und nachfolgender sensibler Nervenreizung.

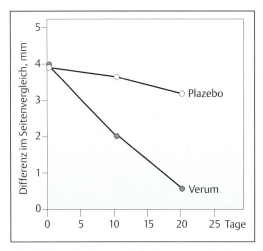

Abb. 2.46 Mittelwertverläufe der sonographischen Kaliberbestimmung der Achillessehnen (gemessen 3 cm oberhalb des Kalkaneus)

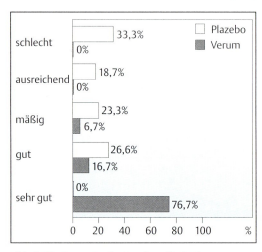

Abb. 2.48 Prozentuale Angaben der Patienten zur Wirksamkeit der Therapie

Die Erklärung für die überlegene Wirksamkeit des Präparates kann in der Tatsache gesehen werden, dass es direkt in den zellulären Stoffwechsel eingreift und dabei die Reparaturmechanismen stimuliert.

Günstige Ödembeeinflussung, Unterstützung der Kollagenneusynthese, Beschleunigung der Revaskularisation und Verbesserung der Fibroblastenmigration unter der Therapie mit Actovegin verkürzen die Regenerationszeit erheblich und ermöglichen dem verletzten Athleten eine frühe Belastung der geschädigten Achillessehne.

Eine weitere Indikation zur Therapie mit dem Hämoderivat Actovegin stellen *chondropathische Gelenkveränderungen* dar. Hier ist eine regenerierende Wirkung auf den Knorpelstoffwechsel im Sinne einer Knorpelschutztherapie zu erwarten.

Bei den degenerativen Gelenkerkrankungen kommt es zu einer Störung des Abbaus und der Biosynthese der extrazellulären Matrix, möglicherweise aufgrund einer Störung des Energiemetabolismus der Chondrozyten. Die chemische Energie zur Syntheseleistung gewinnt die Knorpelzelle fast ausschließlich aus Glukose, deren Vorhandensein in der Zelle deshalb enorm wichtig ist. Wie einleitend erwähnt, aktivieren die IPOs, die in Actovegin nachgewiesen wurden (Machicao et al. 1989), den Glukosetransport in die Zelle. Bei der Schädigung der Knorpelmatrix kommt es zu hydropischen Veränderungen mit reduzierter Energiegewinnung und verminderter Syntheseaktivität in der Knorpelzelle. Weiterhin kommt es zur Freisetzung lytischer Enzyme, die die Knorpelmatrix schädigen, ein Spezifikum der Arthrose. Eine Verbesserung der aeroben Energiegewinnung, wie mit Actovegin möglich, wirkt dem entgegen.

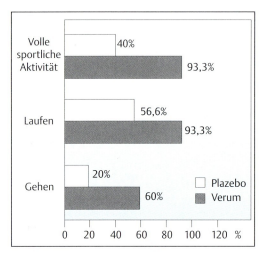

Abb. 2.47 Angaben der Patienten zur Besserung der Belastbarkeit der Achillessehne beim Gehen, Laufen und unter voller sportlicher Belastung bei der Abschlussuntersuchung in %

Erste klinische Ergebnisse bei der Behandlung der *Gonarthrose* mit Actovegin liegen aus einer retrospektiven Auswertung eines Therapieversuches von Pfister (1995) vor. Die Patienten erhielten 8 intraartikuläre Injektionen ins Kniegelenk. Die Injektion bestand aus einer Mischung von 1,5 ml Actovegin-Injektionslösung plus 3 ml 5 % Glukoselösung, also im Mischungsverhältnis 1 + 2.

Die Injektionen erfolgten im Abstand von 3 oder 4 Tagen. Die Verdünnung mit 5 % Glukoselösung wurde wegen der Isotonisierung der hypertonen Actovegin-Lösung, der Anreicherung der Knorpelmatrix mit Glukose und der bekannten, seit langem durchgeführten Basistherapie der Arthrose mit Glukose gewählt. Der wichtigste klinische Parameter, der Spontanschmerz, gemessen anhand einer visuellen Analogskala (VAS), reduzierte sich von einem Anfangsmittelwert von 7,75 auf 2,25 am Ende der Studie. Andere Parameter wie Nacht- und Ruheschmerz, Gelenkergüsse, Dauer der Morgensteifigkeit und subjektive Beurteilung zeigten ebenfalls eine deutliche Verbesserung. Somit erwies sich das Medikament Actovegin als wirksames sog. Gelenkchondroprotektivum. Nebenwirkungen der verabreichten Medikamente konnten nicht festgestellt werden, d. h. die Verträglichkeit war ausgezeichnet.

Zu erwähnen bleibt, dass für die Behandlung der drei beschriebenen Krankheitsbilder mit Actovegin keine Zulassung vom Bundesinstitut für Arzneimittel und Medizinprodukte (BfArM) vorliegt. Was die Behandlung der Gonarthrose anbelangt, liegen noch keine wissenschaftlich kontrollierten Studien hinsichtlich Verträglichkeit und Wirksamkeit vor. Dies ist beim Aufklärungsgespräch mit dem Patienten unbedingt zu erwähnen und dokumentatorisch festzuhalten, genauso wie Ausführungen zu Risiken bei der Durchführung intraartikulärer Injektionen.

Mit dem Medikament Actovegin liegen langjährige Erfahrungen vor. Bezüglich der *Nebenwirkungen* bei der parenteralen Verabreichung von Actovegin zeigt sich folgender Sachstand:
- nicht schwerwiegende unerwünschte Ereignisse: 0,0037 %,
- schwerwiegende unerwünschte Ereignisse: 0,0005 %.

Wie aus den Zahlen ersichtlich, sind die Inzidenzen ausgesprochen niedrig.

Prinzipiell sollte das Medikament langsam injiziert werden. Im Übrigen wird auf die Fachinformation der Firma Nycomed Pharma GmbH zum Präparat Actovegin verwiesen.

Actovegin wird aus Kälberblut hergestellt, es ist somit ein Arzneimittel, bei dem aus prinzipiellen Gründen an die BSE-Problematik zu denken ist. Wie alle anderen auf dem deutschen Markt befindlichen, Bestandteile von Rind enthaltenden Arzneimittel, ist auch Actovegin entsprechend den Vorgaben der zuständigen Bundesoberbehörde BfArM (früher BGA) bezüglich seiner BSE-Sicherheit zu beurteilen.

Das Bundesinstitut für Arzneimittel und Medizinprodukte veröffentlichte am 28.03.96 die „Bekanntmachung über die Zulassung und Registrierung von Arzneimitteln, Abwehr von Arzneimittelrisiken, Stufe II". Quintessenz dieser Bekanntmachung ist, dass das jeweilige Arzneimittel hinsichtlich unterschiedlicher Parameter zu bewerten ist und die sich daraus ergebenden Punktwerte in summa („Exponentensumme") mindestens 20 betragen müssen, damit das Arzneimittel als „BSE-unbedenklich" gelten kann.

Diese Bekanntmachung wurde aufgrund der seit Einführung spezifischer BSE-Tests vermehrten Anzahl von BSE-Fällen in Deutschland aktualisiert durch eine weitere Bekanntmachung, die am 2. Februar 2001 veröffentlicht wurde.

Unter Berücksichtigung dieser Bekanntmachungen erreichen Actovegin-Präparate – insbesondere aufgrund der Art des Ausgangsmaterials und des Herstellungsverfahrens – erheblich höhere Exponentensummen als 20:
- *parenteral* zu applizierende Darreichungsformen: 23
- *topisch* zu applizierende Darreichungsformen: 24 – 27
- *oral* zu applizierende Darreichungsformen: 26

Actovegin-Präparate sind daher nach derzeitigem Kenntnisstand in allen Darreichungsformen und Stärken hinsichtlich des Risikos einer Übertragung von BSE ausnahmslos als unbedenklich einzustufen.

■ Diagnostik und Therapieplanung

Die diagnostischen Verfahren bei Muskelverletzungen, der Achillodynie und bei der Gonarthrose sind hinlänglich bekannt. Dennoch empfiehlt es sich, einige diagnostische Kriterien zu beachten, da davon ganz entscheidend der Erfolg der Therapie mit Actovegin abhängt.

Als sicheres und leicht zu handhabendes Diagnostikum hat sich die Ultraschallsonographie (Pfister 1987) bei *Muskelverletzungen* bewährt. Damit kann neben der klinischen Untersuchung eine sichere Einteilung der Verletzung in die entsprechenden Schweregrade erfolgen. Sportler mit einem Muskelabriss sollten nicht einer Therapie mit Hämodialysat zugeführt werden, da diese einer operativen Behandlung bedürfen. Die eher unproblematische muskuläre Härte bedarf ebenfalls einer anderen Therapie. Auch stellt die Myositis ossificans keine Indikation für eine Actovegin-Infiltration dar. Hier sollte bereits im Frühstadium der Verletzung das Hämatom abpunktiert werden und erst dann zur Granulationsförderung eine Actovegin-Infiltration erfolgen. Ältere muskuläre Verletzungen mit ausgedehnter Narbenbildung sind zwar prinzipiell der Therapie mit Actovegin zugänglich, doch liegen hier keine kontrollierten klinischen Studien vor. Idealerweise sind frische Muskelzerrungen und Muskelfaserrisse, nicht älter als eine Woche, für eine lokale Infiltrationsbehandlung mit dem Präparat Actovegin geeignet.

Bei der *Achillodynie* sollte ebenfalls vor der Entscheidung zur Injektion eine sonographische Beurteilung der Achillessehne erfolgen. Patienten mit nachgewiesenen intratendinösen Verkalkungen oder Sehnennekrosen sollten exkludiert werden, da hier eine chirurgische Intervention die Therapie der Wahl ist. Patienten mit einer klinischen Symptomatik seit mehr als 3 Monaten sollten erst dann einer Therapie zugeführt werden, wenn andere konservative Maßnahmen keinen Erfolg brachten. Erfahrungsgemäß ist bei so lange dauerndem Entzündungsprozess ein therapeutischer Erfolg mit Actovegin nicht – oder nur in sehr eingeschränktem Ausmaß – zu erwarten. Wie Plum (1985) bereits in seiner Publikation feststellte, ist es die akute Achillodynie, bei der hohe Therapieerfolge erzielbar sind.

Bezüglich der Indikation *Gonarthrose* liegen noch keine fundierten wissenschaftlichen Ergebnisse im Hinblick auf ideale Behandlungskriterien vor. Es können aber Patienten mit entzündlichen, nichtentzündlichen und posttraumatischen Gonarthrosen, die radiologisch nicht ausgeprägter sind als Stadium III nach Kellgren, der Therapie mit Actovegin zugeführt werden. Selbstverständlich sind auch hier die allgemein bekannten Kontraindikationen und Vorschriften bei der Durchführung intraartikulärer Injektionen (Deutsche Gesellschaft für Orthopädie und Traumatologie 1999) strengstens zu beachten.

Wie bereits erwähnt, stehen bei der *Planung* und *Durchführung* der Injektionstherapie mit Actovegin bei Muskelverletzungen und Achillodynie die akuten Verletzungen im Vordergrund. Nach Lokalisation des Verletzungsgebietes erfolgt beim Muskelfaserriss die Infiltration direkt intramuskulär, wobei je nach Tiefe der *Muskelläsion* unterschiedlich lange Kanülen verwendet werden. Üblicherweise sollten 3–4 Injektionen derart durchgeführt werden, dass das Gebiet gleichmäßig vom Medikament durchflutet ist. Diese Prozedur wiederholt man im Abstand von 3–4 Tagen, insgesamt 3- bis 4-mal. Bei nicht allzu ausgedehnten Muskelverletzungen genügen 5 ml Actovegin pro injektione und 5 ml Meaverin. Nach der Injektionstherapie empfiehlt sich ein Salbenkompressionsverband für 24 Stunden, einmal zur Ödemreduzierung, zum anderen zur Adaptation der Muskelfasern.

Die pathologischen Veränderungen bei der *Achillodynie* liegen zumeist im mittleren Drittel der Sehne medialseitig, hier ist eine lokale Schwellung gut tastbar und ein Druckschmerz auslösbar. Die Injektion von 5 ml Meaverin und 5 ml Actovegin hat getrennt zu erfolgen, wobei zuerst das Lokalanästhetikum zu verabreichen ist. Dies hat den Vorteil, dass die richtige Lokalisation der Infiltration – zwischen Paratenon und Sehne – vor der Medikamenteninjektion geprüft werden kann und zusätzlich das Gewebe „aufgebläht" wird, häufig vorkommende Verklebungen des Paratenons mit der Sehne werden dabei mechanisch gelöst. Die Injektion hat von distal an der kalkanealen Achillessehneninsertion zu erfolgen, nach Abheben einer kleinen Hautfalte wird die Nadel parallel zur Sehne eingestochen und bis unter das Paratenon vorgeschoben. Idealerweise sollte bei der Injektion eine kleine Flüssigkeitswelle von distal nach proximal sichtbar sein. Danach empfiehlt es sich, die lokale Flüssigkeitsansammlung durch manuelle Ausstreichungen von distal nach proximal zu verteilen. Keinesfalls sollte die Nadel in die Sehne eingestochen werden, dies äußert sich am Widerstand bei der Injektion der Flüssigkeit und einem Schmerzgefühl des Patienten. Eine Ruhigstellung der behandelten Extremität ist nicht notwendig, zur Entlastung kann ein Fersenkissen verordnet werden.

Bei der Behandlung der *Gonarthrose* werden 1,5 ml Actovegin und 3 ml 5 %-Glukoselösung in einer Spritze aufgezogen und unter sorgfältiger Beachtung der sterilen Kautelen ins Gelenk injiziert. Der Abstand zwischen den einzelnen Behandlungen sollte 3–5 Tage betragen. Insgesamt können 5–8 Injektionen verabreicht werden. Hierbei ist zu beachten, dass die Injektion streng intraartikulär zu erfolgen hat, ansonsten können unangenehme Schmerzsensationen und Hautreizungen auftreten. Nach der Behandlung sind keine besonderen Vorsichtsmaßnahmen zu beachten.

Zusatzbehandlungen und *Therapiekombinationen* können bei allen drei Indikationen durchgeführt werden. Bei *Muskelverletzungen* sind kühlende und entzündungshemmende Salbenverbände anzulegen, weiterhin abschwellende und antiphlogistisch wirkende Arzneimittel wie Phlogenzym oder Traumanase forte. Unterstützend wirken selbstverständlich die gesamte Palette der Physiotherapie und frühzeitige medizinische Rehabilitationsmaßnahmen. Sollten zusätzlich segmentale Störungen vonseiten der unteren Lendenwirbelsäule vorliegen, hauptsächlich im Segment L5 und S1, so sind auch hier entsprechende Therapiemaßnahmen zu ergreifen. Das Therapiekonzept beruht allgemein auf einer gezielten lokalen Infiltration und einer manuellen physiotherapeutischen Beeinflussung der Verletzung, Ausschaltung zusätzlicher segmentaler Noxen und oraler medikamentöser Therapie.

Die *Achillodynie* spricht gut auf fersenentlastende Maßnahmen wie Fersenkissen (Softpad) oder einen Entlastungsverband an. In der physikalischen Therapie haben sich gezielte Eisbehandlung, Iontophorese und Ultraschalleinreibungen mit Diclofenac bewährt. Die orale Behandlung mit Diclofenac für 5–7 Tage kann die begleitende Entzündungsreaktion des Gewebes reduzieren. Schuhorthopädisch sollte bei einer vermehrten Fußpronation eine Rückfußkorrektur mittels Einlagenversorgung angestrebt werden.

Die konservative Zusatzbehandlung der *Gonarthrose* – außer der Injektionstherapie – kann als allgemein bekannt vorausgesetzt werden. Bei akut entzündlichen Reizzuständen am Kniegelenk kann einleitend – vor der Actovegin-Behandlung – eine ein- bis zweimalige intraartikuläre Injektion eines Dexamethason-Präparates nützlich sein. Synovialitische Reaktionen können damit zu Beginn der Therapie unterdrückt werden.

Selbstverständlich sollte – insbesondere bei rezidivierenden Traumen – die *sportmedizinische Beratung*, betreffend Risikofaktoren und deren Verhinderung, miteinbezogen werden. Dazu gehört auch die Betreuung bei der Verordnung oder Selbstmedikation von so genannten Lifestyle-Arzneimitteln. Bei Sehnenschädigungen und bei Gelenkarthrosen gibt es gute therapeutische Erfahrungen mit der *pulsierenden Magnetfeld- oder Signaltherapie (PST)*.

■ Praxisanforderungen

Spezielle *räumliche Voraussetzungen* sind bei den oben vorgestellten Therapiemaßnahmen nicht erforderlich. Auf eine bequeme Lagerung des Patienten ist bei der Durchführung der Injektionen Wert zu legen, die allgemein bekannten sterilen Kautelen sind zu beachten, da Actovegin ein guter Nährboden für Keime ist.

Personelle Voraussetzungen müssen bei der Therapieplanung keine neuen geschaffen werden. Speziell bei der Injektionstherapie der Achillodynie können anfänglich Schwierigkeiten bei der korrekten Platzierung der Injektionskanüle zwischen Paratenon und Sehne auftreten, diese sollten allerdings unter Beachtung der oben beschriebenen Vorgehensweise bald behoben sein. Im Übrigen stellt die Firma Nycomed Pharma GmbH auf Anfrage ein Video zur Verfügung, in dem die Injektionstechniken bei Achillodynie und Muskelfaserriss demonstriert werden.

Apparative Anforderungen betreffen lediglich die diagnostischen Maßnahmen vor der durchzuführenden Therapie, hier insbesondere die Ultraschallsonographie. Bei Muskelverletzungen empfiehlt sich die Handhabung eines 5-MHz-Linearschallkopfes (Fornage et al. 1983), da die tiefer gelegenen Muskelstrukturen sonst nicht erfasst werden können. Bei der Sonographie der Achillessehne hat sich der 7,5-MHz-Lineartransducer (Thermann et al. 1989) bewährt, die feine Sehnenarchitektur kommt hier besser zur Darstellung. Ein Gelkissen als Vorlaufstrecke kann notwendig werden. Die Einteilung der Schädigung hat dann nach den sonographischen Kriterien zu erfolgen. Besondere Beachtung ist der

Abhängigkeit der Echogenität vom Anschallwinkel an Muskulatur und Sehnengewebe zu schenken (Harland 1988). Sollte die zusätzliche Behandlung mit der pulsierenden Magnetfeldtherapie durchgeführt werden, so sind ein kleiner Behandlungsraum und die entsprechenden Magnetspulen erforderlich.

■ Investition und Honorierung

Die *Investitionskosten* bei der Anschaffung einen Sonographiegerätes – sollte es nicht ohnehin schon vorhanden sein – liegen für den orthopädischen Bereich mit 2 Schallköpfen zwischen DM 20 000,– und DM 50 000,–. Die Unterhaltskosten sind gering, betreffen lediglich den Wartungsvertrag und die Ausgaben für den Dokumentationsprinter. Beim zusätzlichen Einsatz eines Magnetfeldgerätes für die Extremitätenbehandlung liegen die Kosten beim Kauf eines bewährten Gerätes, z. B. Kraus-Lechner-Spule, bei etwa DM 15 000,–. Auch hier kommen Kosten für die Gerätewartung dazu. Die Behandlung mit der PST-Spule wird meist auf Verleihbasis vorgenommen, hierzu sollten Informationen beim Hersteller eingeholt werden.

Die *Honorierung* sollte grundsätzlich auf GOÄ-Basis erfolgen. Bei *Beratungen* im Zusammenhang mit der Injektion eines nicht zulasten der GKV verordnungsfähigen Arzneimittels oder bei sportmedizinischer Beratung kann die GOÄ-Ziffer 3 oder 34 abgerechnet werden. Für die *körperliche Untersuchung* sollten je nach Umfang die Ziffern 5 oder 7 liquidiert werden.

Die *sonographische Untersuchung* im Zusammenhang mit der Injektion kann auf orthopädischem Fachgebiet mit den Ziffern 410 und 420 unter Angabe des Organs verrechnet werden. Als Organe gelten Muskeln, Unterhautgewebe, Knochen, Gefäße, Sehnen, Gelenke, Synovia, Zysten. Dementsprechend kann neben der 410 die Ziffer 420 bis zu dreimal angesetzt werden. Der Steigerungsfaktor ist je nach Schwierigkeit und Zeitaufwand bei der Untersuchung bis zum Dreieinhalbfachen zu erhöhen (vgl. GOÄ § 5, Abs. 2).

Sollte die Möglichkeit einer apparativen isokinetischen *Muskelfunktionsdiagnostik* bestehen und dies im Zusammenhang mit einer sportmedizinischen Beratung gewünscht werden, dann wäre hier die Ziffer 842 anzusetzen.

Die eigentliche *Infiltration* an Muskel und Achillessehne wird mit der Ziffer 490 bzw. 491 für die Lokalanästhesie berechnet, die medikamentöse Infiltration mit der Ziffer 267 bzw. 268. Alternativ käme für die muskuläre Infiltration der mehrmalige Ansatz der Ziffer 252 in Betracht. Am Kniegelenk kommt dazu die GOÄ – Ziffer 255 für die intraartikuläre Injektion. Auf Grund der Schwierigkeit der Injektion an der Achillessehne kann der Steigerungsfaktor 3,5 gewählt werden.

Die *pulsierende Magnetfeldtherapie* als IGEL Leistung ist mit der Ziffer 838 und dem Steigerungsfaktor 1,8 abzurechnen.

Zusammenfassend kann also festgestellt werden, dass mit dem Medikament Actovegin ein Therapeutikum zur Verfügung steht, das bezüglich des Nutzen-Risiko-Verhältnisses fraglos positiv zu bewerten ist. In einem hohen Prozentsatz kann damit ein Therapieerfolg gesichert und dadurch die gewünschte Zufriedenheit des Patienten als „Kunde" erreicht werden. Zu erwähnen bleiben weiterhin das günstige Nebenwirkungsprofil und die unproblematische technische Anwendung von Actovegin. Im Zusammenhang mit der Erbringung von IGEL-Leistungen durch den Orthopäden oder Sportmediziner ergibt sich weiterhin ein sehr günstiges Kosten-Ertrags-Verhältnis. Je nach quantitativer Umsetzung ist ein betriebswirtschaftlich positiver Nutzen daraus abzuleiten.

Literatur

Abatangelo G. Hyaluronan: Biological role and function in articular joints. Eur J Rheumatol Inflamm. 1995; 5(1): 9 – 16.

Aktionsprogramm 2000. Rationale Arzneimitteltherapie unter Bedingungen der Rationierung. Information der Kassenärztlichen Bundesvereinigung im Rahmen von § 305 ASGB 5, September 2000.

Aviad AD, Houpt JB. The molecular weight of therapeutic hyaluronan (Sodium hyaluronate): How significant is it? J Rheumatol. 1994; 21:297 – 301.

Biland L., Hürlimann F, Goor W et al. Treatment of venous ulcers. VASA. 1985; 14:383 – 389

Bragantini A. Controlled single-blind trial of intra-articularly injected hyaluronic acid in osteoarthritis of the knee. Clinical Trials Journal. 1987; 24(4): 333 – 340.

Broghammer H. Klinische und tierexperimentelle Untersuchungen über Wirkungen von ctihaemyl®. Münchner Med Wschr. 1965; 107:1007 – 1013.

Carrabba M. The intraarticular treatment of osteoarthritis of the knee : A comparative study between hyaluronic acid and Orgotein, Eur J Rheumatol Inflamm. 1992; 12(3): 47 – 57.

Carrabba M. The safety and efficacy of different dose

schedules of hyaluronic acid in the treatment of painful osteoarthritis of the knee. Eur J Rheumatol Inflamm. 1995; 15(I): 25–31.

Deutsche Gesellschaft für Orthopädie und Traumatologie u. Berufsverband der Ärzte für Orthopädie (Hrsg). Leitlinien der Orthopädie. Köln: Deutscher Ärzte-Verlag, 1999: 135 ff.

Fornage B, Touche D, Segal P, Rifkin M. Ultrasonography in the evaluation of muscular trauma. J Ultrasound Med. 1983; 2: 549–554.

Graf J, Neusel E, Schneider E, Niethard FU. Intraarticular treatment with hyaluronic acid in osteoarthritis of the knee joint: a controlled clinical trial versus mucopolysaccharide polysulfuric acid ester. Clini Exp Rheumatol. 1993; 11: 367–372.

Harland U (1988) Die Abhängigkeit der Echogenität vom Anschallwinkel an Muskulatur und Sehnengewebe. Z Orthop. 126: 117–124.

Hettich H, Hopt U, Pospisil M et al. (1978) Untersuchungen zur Entstehung und Therapie des Verbrennungsödems. Med Welt. 29: 1405–1411.

Hubmann W, Klümper A. Medikamentöse Therapie von Sportverletzungen. Therapiewoche. 1988; 38: 1891–1900.

Jansen W, Brückner GW. Klinische Untersuchungsergebnisse beim zerebralen Mangelsyndrom-Doppelblindstudie. Therapiewoche. 1982; 32: 4902.

Jones AC, Pattrick M, Doherty S, Doherty M. Intra-articular hyaluronic acid compared to intra-articular triamcinolone hexacitonide in inflammatory knee Osteoarthritis. Osteoarthritis Cartilage. 1995; 3(4): 269–273.

Klümper A (1987) Actovegin® bei Muskelfaserrissen. Archiv Nykomed Arzneimittel, München, vom 02.06.1987.

Knudsen L, Solvhoj L, Christensen B. The use of a hemodialysate in the treatment of decubital ulcer: a double-blind randomised clinical study. Curr Ther Res. 1982; 32: 498–504.

Leitlinien der Orthopädie. DGOT und BVO. Köln: Deutscher Ärzteverlag, 1999: 44–45.

Machicao F, Mühlbacher Ch, Häring H. Inositolphospho-Oligosaccharide aus Hämodialysat (Actovegin®) imitieren in Rattenfettzellen den Insulineffekt auf die Lipogenese, den Glucosetransport und die Lipolyse. Akt Endokrin Stoffw. 1989; 10:111.

Malaker K, Sellwood RA. Die Wirkung von Solcolseryl® auf das Überleben von Hauttransplantaten und auf die Heilung von Hautentnahmestellen bei der Ratte. Br J Surg. 1970; 57: 221–222.

McDonald C. A randomised controlled study to compare the performance and safety of two sources of Sodium hyaluronate given as a visco supplement by intraarticular injection of patients with osteoarthritis of the knee. J Clin Res. 2000; 3: 41–50.

Müller-Wohlfahrt HW. Behandlung von Muskelzerrungen und Muskelverletzungen. Ärztezeitung. 2000; 128.

Nguyen M. Long-term effects of intraarticular injections of hyaluronic acid in osteoarthritis of the knee, Osteoarthritis Cartilage. 1993; 1: 82.

Niinikoski J, Renvall S. Effect of a deproteinized blood extract on experimental granulation tissue. Acta Chir Scand. 1979; 145: 287–291.

Obermaier-Kusser B, Mühlbacher C, Mushack J et al. Further evidence for a two-step model of glucose-transport regulation – Inositol phoshate-oligosaccharides regulate glucose-carrier activity. Biochem. 1989; J 261: 699–705.

Partsch G, Schwarzer C, Neumuller J et al. Modulation of the migration and chemotaxis of PMN cells by hyaluronic acid. Z Rheumatol 1989; 48: 123-128.

Pfister A. Experimentelle und klinische Ergebnisse der Ultraschallsonographie bei sportorthopädischen Weichteilerkrankungen. Sportverl Sportschad. 1987; 3: 130–141.

Pfister A. Verwendung von deproteinisiertem Hämoderivat aus Kälberblut zur Behandlung und/oder Prophylaxe von entzündlichen und/oder nichtentzündlichen Gelenkarthrosen. Patentschrift Deutsches Patentamt München, 1995.

Pfister A, Koller W. Therapie der frischen Muskelverletzung. Sportverl. Sportschad. 1992; 4: 41–44.

Pförringer W, Pfister A, Kuntz G. Die Behandlung der Paratendinitis achillae. Prakt Sporttraumatologie Sportmedizin. 1994; 1: 29–37.

Pförringer W, Pfister A, Kuntz G. The treatment of achilles paratendinitis: Results of a double-blind, placebo-controlled study with a deproteinized hemodialysate. Clin J Sport Med. 1994; 4: 92–99.

Pietrogrande V. Hyaluronic acid versus methylprednisolone intraarticularly injected for treatment of osteoarthritis of the knee. Current Therapeutic Research. 1991; 50 5): 691–701.

Plum H. Erfahrungsbericht über die Behandlung der akuten und chronischen Achillodynie mit einem eiweißfreien Hämoderivat Dtsch Z Sportmed. 1985; 36: 53–56.

Punzi L, Schiavon F, Cavasin F, Ramonda R, Gambari PF, Todesco S. The influence of intraarticular hyaluronic acid on PG E2 and cAMP of synovial fluid, Clini Exp Rheumatol. 1989; 7: 247–250.

Sato H, Takahashi T, Ide H et al. Antioxidant activity of synovial fluid, hyaluronic acid ,and two subcomponents of hyaluronic acid. Arthritis Rheum. 1988; 31(I): 63–71.

Schiavinato A, Lini E, Guidolin D et al. Intraarticular sodium hyaluronate injections in the pond-nuki experimental model of osteoarthritis in dogs. Clin Orthop. 1989; 241: 286–299.

Simank H-G. Die Rolle der Hyaluronsäure am menschlichen Gelenk. Klinik für die Praxis. 1993; 11: 16

Smahel J (1982) Effect of a protein-free hemodialysate on the recovery of blood circulation in an ischaemic skin lesion. Br J Exp Path. 1982; 63: 117–183.

Smith MM, Ghosh P. The synthesis of hyluronic acid by human synovial fibroblasts is influenced by the nature of the hyaluronate in the extracellular environment. Rheumatol Int. 1987; 7: 113–122.

Somogyi E, Sotony P, Nemes A. The effects of a deproteinized blood extract on the myocardial changes developing during experimentally inducted intermittent hypoxia. Arzneim Forsch. 1979; 29: 1376–1381.

Thermann H, Zwipp H, Milbradt H, Reimer P (1989) Die Ultraschallsonographie in der Diagnostik und Verlaufskontrolle der Achillessehnenruptur. Unfallchirurg. 1989; 92: 266–273.

Weinhardt H. Anwendungsbeobachtung bei Patienten mit fortgeschrittener Arthrose, Arthritis und Rheuma. 2000: 20(3): 3–7.

Wickingen H. Über die Wirkung eines Blutextraktes auf die Wundheilung. Wien Med Wschr 1960; 110: 90–92.

Wittenberg RH, Rubenthaler F. Intraartikuläre Injektionstherapie. In: Wirth CJ, Hrsg. Praxis der Orthopädie. Stuttgart: Thieme, 2001: 198–203.

2.12 Osteopathie

S. Tempelhof, J.R. Weingart

Theorie

Die Osteopathie ist eine manualmedizinische Methode, die einen ganzheitlichen Ansatz mit eigenem philosophischen Konzept bietet. Osteopathen suchen mit ihren Händen Blockaden, Bewegungsverluste und Fehlspannungen von Gewebestrukturen auf und beseitigen diese durch gezielte Gewebemobilisationen und Manipulationen.

Dabei beschränken sie sich nicht auf das parietale System, sondern beziehen sämtliche Gewebe wie innere Organe, Faszien, Gewebeanheftungsstellen, nervale Strukturen, Schädelsuturen usw. in ihre Therapie mit ein. Der Osteopath hat ein erweitertes Verständnis vom Gelenk. Alle Strukturen, die aufeinander treffen und sich in irgendeiner Form gegeneinander bewegen, werden als Gelenk bezeichnet, so zum Beispiel das Knochen-Organ-Gelenk (Schambein – Blase), das Muskel-Organ-Gelenk (Niere – Hüftbeugemuskel), das Organ-Organ-Gelenk (Niere – Leber).

Das Prinzip der uneingeschränkten freien Beweglichkeit der einzelnen Gewebe und des freien Flusses aller Körperflüssigkeiten, insbesondere des lymphatischen Systems, nimmt im osteopathischen Konzept eine entscheidende Position ein. Osteopathen haben den kraniosakralen Rhythmus der zerebrospinalen Flüssigkeit und den viszeralen Rhythmus der inneren Organe entdeckt. Diese Körperrhythmen werden in der Diagnostik und Therapie innerhalb des kraniosakralen und viszeralen Konzeptes verwendet.

Die dem Körper innewohnenden Selbstheilungskräfte können in ihrer Kompensationsfähigkeit durch Gewebeungleichgewichte, fasziale Restriktionen, Flüssigkeitsstauungen, Druck auf Nerven, Fehlstellungen von Knochen, Minderbeweglichkeit von Organen, psychisch-mentale Faktoren usw. erschöpft werden.

Folgende 3 Systeme werden in der Osteopathie unterschieden:
- *Parietales System:* Das parietale System beschreibt vornehmlich das Stütz- und Haltesystem des Körpers mit der Muskulatur einschließlich ihrer Faszien, Knochen, Gelenke, Sehnen, Bänder.
- *Viszerales System:* Zum viszeralen System zählt man die inneren Organe mit ihren Faszien und Anheftungen, die faszialen Auskleidungen der Körperhöhlen sowie das zugehörige Gefäßsystem mit Blut und Lymphe.
- *Kraniosakrales System:* Dem kraniosakralen System werden der Schädel, das Sakrum, das zentrale und periphere Nervensystem, Liquor cerebrospinalis und die Meningen zugerechnet.

Auf den folgenden 4 Prinzipien, von dem Begründer der Osteopathie, Dr. Andrew Taylor Still (1828–1917), in den Grundzügen aufgestellt, ruht die osteopathische Philosophie:
1. Der Körper ist eine ganzheitliche Einheit aus Körper, Geist und Seele.
2. Der Körper verfügt über Selbstheilungskräfte, Selbstregulationsmechanismen und Gesunderhaltungssysteme.
3. Der Körper besteht aus Gewebestrukturen, deren Form und Funktion untrennbar miteinander verbunden sind.
4. Die osteopathische Therapie basiert auf der Körper-Geist-Seele-Einheit, der Aktivierung der Selbstheilungskräfte und der untrennbaren Beziehung zwischen Gewebeform und Gewebefunktion.

Diese Prinzipien, vereint mit den naturwissenschaftlichen Erkenntnissen der Schulmedizin, bilden das Grundgerüst der osteopathischen Medizin.

Folgende Haupttechniken kommen innerhalb des osteopathischen Konzeptes zur Anwendung:
- Impulstechniken (HVLA = "high velocity, low amplitude")
- Muscle-Energy-Techniken
- Myofaszial-Release-Techniken (Abb. 2.**51**)
- Strain-Counterstrain-Techniken
- Balancierte Ligamenttechniken
- Lymphatische Manipulation
- Reflexpunktanwendungen: Chapman-Reflexe, Jarricot-Reflexe u. a.
- Viszerale Manipulationen (Abb. 2.**50**)
- Kraniosakrale Techniken (Abb. 2.**49**)

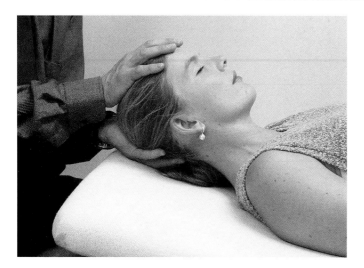

Abb. 2.**49** Behandlungsbeispiel einer kraniosakralen Technik, frontookzipitale Griffanlage

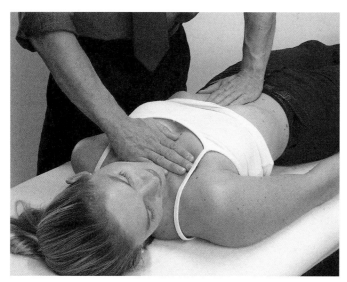

Abb. 2.**50** Behandlungsbeispiel einer viszeralen Technik, Ausgleichstechnik zwischen Ösophagus, Magen und Zwerchfell

Wissenschaftliche Anerkennung

In den USA stellen Osteopathen eine eigene ärztliche Berufsgruppe dar, die im Gegensatz zu den klassischen Medizinern (Allopathen), die den Abschluss M.D. (Medical Doctor) erwerben, mit dem Grad D.O. (Doctor of Osteopathy) abschließen. Das medizinische Curriculum der 19 osteopathischen Universitäten entspricht exakt der Ausbildung der MD's, zusätzlich werden Osteopathen in osteopathischer Philosophie und osteopathischen Manipulationstechniken unterrichtet. Neben den herkömmlichen Facharztausbildungen in Chirurgie, Innere, Neurologie usw. gibt es eine Facharztausbildung in OMT (Osteopathic Manipulative Treatment). Die ca. 45 000 Osteopathen sind in das medizinische System der USA vollständig integriert und den MD's gleichgestellt. Obgleich einige Verfahren durch Studien untermauert worden, sind viele osteopathisch manipulative Techniken wissenschaftlich noch ungenügend abgesichert und beruhen oftmals auf Erfahrungswerten, da die Osteopathie mit nur unzureichenden Forschungsgeldern ausgerüstet ist.

In Deutschland ist die wissenschaftliche An-

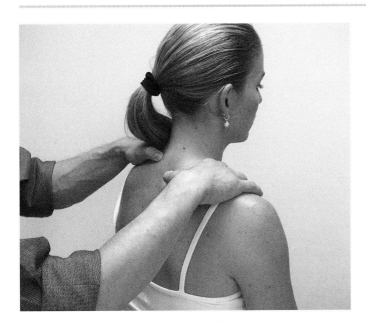

Abb. 2.51 Behandlungsbeispiel einer myofaszialen Release-Technik, Lösung einer Spannung im thorakoskapulären Bereich

erkennung der Osteopathie mit anderen Methoden der Manualmedizin vergleichbar.

Indikation

Die Indikationsliste der Osteopathie ist lang. Neben den Schmerzsyndromen des Stütz- und Bewegungsapparates mit den bekannten Indikationen der Chirotherapie und Chiropraktik eröffnet sich durch die kraniosakrale und viszerale Therapie eine Vielzahl weiterer Indikationen. Durch die Entlastung nervaler Strukturen im Bereich des kraniosakralen Systems können diverse neurologische bzw. nerval beeinflusste Störungen bei Erwachsenen und insbesondere auch bei Kindern angegangen werden. Die viszerale Manipulation erzielt im Thorax, Abdomen und kleinen Becken mit den weiblichen und männlichen Geschlechtsorganen oft erstaunliche Erfolge. Insbesondere Beschwerden und Befindlichkeitsbeeinträchtigungen, die auf Funktionsstörungen beruhen und kein greifbares schulmedizinisches Korrelat aufweisen, können sehr erfolgreich mit osteopathischen Techniken angegangen werden. Bei Strukturläsionen sind der Osteopathie natürliche Grenzen gesetzt, wobei die immer in Begleitung auftretenden Funktionsstörungen beseitigt und dadurch zumindest eine Besserung von Symptomen und Beschwerden erreicht werden kann. Es macht wenig Sinn, eine Liste bestimmter Krankheitsbilder als Indikation zur Osteopathie anzugeben, da die der Symptomatik zugrunde liegenden Störungen im osteopathischen Sinne vielfältig sein können.

Therapiekombination

Die Osteopathie lässt sich sehr gut mit anderen Therapiesystemen kombinieren, die Eigenregulation und Selbstheilung des Körpers anregen. Dies trifft in besonderem Maße auf die Akupunktur, Homöopathie, Neuraltherapie und andere Regulationsverfahren zu. Osteopathische Techniken lassen einen großen Spielraum hinsichtlich der Kombination mit anderen Therapieverfahren zu.

Therapieplanung

Die Abstände zwischen den einzelnen Therapiesitzungen sind individuell höchst unterschiedlich. Bei akuten Fällen können Abstände von einer Woche sinnvoll sein. Chronische Verläufe benötigen in der Regel eher längere Therapieabstände von beispielsweise 2–3 Wochen. Die teilweise großen Therapieintervalle ergeben sich aus der osteopathischen Philosophie der Aktivierung von Selbstheilungskräften, die einen ausreichend großen Reaktionszeitraum benötigen. Notwendig ist ein Hinweis auf einen möglichen Erstverschlimmerungseffekt.

Die Dauer der einzelnen Therapiesitzung ist in Abhängigkeit des Krankheitsbildes sehr variabel. Sie kann sich, in Abhängigkeit des individuellen Falles, in einem Zeitraum von 20–60 Minuten bewegen. Die durchschnittliche Therapiedauer in den USA beträgt 30 Minuten.

Fortbildung

Die manualmedizinischen Ärzteverbände (s. u.) haben sich der osteopathischen Ausbildung, oft in Zusammenarbeit mit amerikanischen Osteopathen, angenommen. Ein allgemein anerkanntes Curriculum mit einer vorgeschriebenen Mindeststundenzahl existiert bislang noch nicht.

Die Deutsch-Amerikanische Akademie für Osteopathie (DAAO) innerhalb der MWE in Isny bietet auf Grundlage der amerikanischen Ausbildung in Zusammenarbeit mit dem Philadelphia College of Osteopathic Medicine eine 6 Wochenendkurse umfassende Basisausbildung an, die auch die Möglichkeit eines osteopathischen Praktikums in den USA beinhaltet. Die Ausbildung endet mit einem Diplom in osteopathischer Medizin (DO).

Praxisanforderungen

■ Ausstattung

Als manualmedizinische Methode besitzt die Osteopathie den großen Vorteil, auf kostenintensive Gerätschaften vollständig verzichten zu können. Größter Anschaffungsposten sind Liegen, an denen allerdings nicht gespart werden sollte. Eine elektrische Höhenverstellung sehen wir als unbedingt erforderlich an, da oft Positionsveränderungen vorgenommen werden müssen.

Ein Muss ist eine verstellbare Kopfstütze, weitere Verstellungen im Bereich von Rumpf und Beinen sind vorteilhaft, hängen aber von der bevorzugten Arbeitsweise des Arztes ab. Die Liegefläche sollte weich gepolstert sein, da aufgrund der zum Teil langen Verweildauer der Patienten der Bequemlichkeit ein besonderer Stellenwert zukommt.

■ Räumliche Voraussetzung

Sinnvoll erscheinen neben einem Anmelde- und Wartebereich zwei Behandlungszimmer, die alternierend genutzt werden können und lange Wechselzeiten ersparen. Bei Durchführung weiterer Therapien, wie beispielsweise der Akupunktur, sollten zusätzliche Kabinen eingeplant werden.

■ Personelle Voraussetzungen

Der osteopathisch tätige Arzt benötigt im Rahmen seiner Therapie keine Assistenz. Je nach Arbeitsaufwand sind eine oder zwei Helferinnen als Anmeldekraft erforderlich.

Finanzen

■ Investitionsbedarf und Unterhaltungskosten

Als größerer Posten therapiespezifischer Belange sind lediglich Therapieliegen, die höheren Ansprüchen genügen sollten, zu nennen. Weiterhin kommen Behandlungshocker und allgemeine Einrichtungsgegenstände hinzu. Ferner ist Kleinmaterial in Form von Papier- oder Stoffunterlagen als Liegenabdeckungen, Decken zum Warmhalten von Patienten und Unterlagerungen wie Knierollen zu nennen. Die spezifische Ausrüstung einer osteopathischen Praxis mit zwei Behandlungszimmern ist auf unter DM 10 000,– zu schätzen, apparative Unterhaltungskosten praktisch nicht existent. Auf die Praxiseinrichtung und Praxisatmosphäre sollte besonderes Gewicht gelegt werden. Gehobenes Ambiente und Service sind wichtige Eckpfeiler einer manualmedizinischen Praxis. Hier investiertes Geld ist gut angelegt.

■ Honorierung

In einer Stellungnahme vom 07.06.1994 stellt die Bundesärztekammer fest, dass die Osteopathie neben der Chirotherapie analog abgerechnet werden kann: „Die osteopathische Behandlung ist der Chirotherapie zwar verwandt, hat aber eine eigene Indikation und wird eigenständig durchgeführt. Somit kann, wenn beide Leistungen erbracht werden, Nr. 3306 analog für die osteopathische Behandlung neben der Nr. 3306 für die Chirotherapie in Ansatz kommen."

Keinesfalls ist allerdings der zeitliche Aufwand einer ausgedehnten osteopathischen Behandlung mit dem einer chirotherapeutischen vergleichbar. Mit einem entsprechenden Hinweis auf den deutlich erhöhten zeitlichen Aufwand lässt sich ein höherer Steigerungssatz rechtfertigen.

Beispiel einer möglichen Abrechnung (Ziffer und Steigerungssatz): 1, Beratung (DM 20,97/2,3) 7, Untersuchung (DM 41,95/2,3), 3306, Chirotherapie Wirbelsäule (DM 59,04/3,5), A 3306, Chirotherapie Extremitäten Analog (DM 59,04/3,5), AO 3306, Osteopathie Analog (DM 59,04/3,5). In Rechnung gestellte Summe: DM 240,–.

Von verschiedenen Kollegen werden andere analoge Ziffern zur Anwendung gebracht:
- A 2181: (gewaltsame Lockerung oder Streckung eines Kiefer-, Hand- oder Fußgelenkes), DM 25,88 (1,0), DM 59,52 (2,3).
- A 2182: (gewaltsame Lockerung oder Streckung eines Schulter-, Ellenbogen-, Hüft- und Kniegelenkes), DM 43,21 (1,0), DM 99,38 (2,3).

Maximaler Steigerungssatz 3,5, Begründungsschwelle 2,3.

Für die Einzelabrechnung der kraniosakralen Therapie steht folgende Ziffern zur Verfügung: A 725 (systematische sensomotorische Entwicklungs- und Übungsbehandlung von Ausfallserscheinungen am ZNS); DM 34,20 (1,0), DM 78,66 (2,3). Maximaler Steigerungssatz 2,5, Begründungsschwelle 1,8.

Es stehen weitere analog zu verwendende Ziffern für osteopathische Techniken zur Verfügung:
- A 825: (genaue Geruchs- und/oder Geschmacksprüfung zur Differenzierung von Störungen der Hirnnerven), DM 9,46 (1,0).
- A 826: (gezielte neurologische Gleichgewichts- und Koordinationsprüfung); DM 11,29 (1,0).
- A 830: (eingehende Prüfung auf Aphasie, Apraxie, Alexie, Agraphie, Agnosie und Körperschemastörungen); DM 9,12 (1,0).
- A 3305: (chiropraktische Wirbelsäulenmobilisierung); DM 4,22 (1,0).
- A 520: (Massage im extramuskulären Bereich); DM 5,13 (1,0).
- A 719: (funktionelle Entwicklungstherapie bei Ausfallserscheinungen in der Motorik, im Sprachbereich und/oder Sozialverhalten); DM 28,61 (1,0).

Ertragsvoraussagen

Honorierung und Dauer der Behandlungseinheit, die sich natürlich auch von der Therapieerfahrung ableitet, sind wesentliche Kernpunkte. Realistische Behandlungszeiten sind 30–45 Minuten, die sich je nach Persönlichkeit und Kombination mit anderen Therapien mehr oder minder stark variieren lassen. Die Honorierung bei Privatpatienten kann sich je nach Leistungserbringung in einem Bereich von DM 200,– bis DM 350,– bewegen, bei Kassenpatienten erscheinen DM 100,– bis DM 250,– realistisch. Der realistische durchschnittlich Bruttostundenlohn kann sich also, abhängig vom Privatpatientenanteil, in einem Rahmen von DM 150,– bis DM 500,– bewegen. Rechnet man bei 10 Patienten im Durchschnitt einen Honorarbetrag von DM 150,–, ergeben sich im Monat bei einer 5-Tage-Woche DM 30 000,– Umsatz. Aufgrund der niedrigen Kostenstruktur einer osteopathischen Praxis kann der tatsächliche Kostenanteil, abhängig vom Umsatz, unter 30 % liegen.

Aussichten

Wegen der geringen Investitionskosten, niedrigen Raum- und Personalkosten lässt sich eine osteopathische Privatpraxis oder eine Integration in eine bestehende Praxisstruktur ohne großen Aufwand und kostengünstig realisieren.

Der Bedarf an qualifizierter privatärztlicher Leistung, die den Patienten abseits der Gerätemedizin in den Vordergrund stellt und im wahrsten Sinne des Wortes be*hand*elt, wird im Zuge des allgemeinen Interesses an ganzheitlichen Methoden sicherlich weiterhin steigen. Aufgrund der Tatsache, dass die Osteopathie in den USA ein fest etabliertes eigenständiges Medizinsystem darstellt, besteht ein auch von den Medien zunehmend entdecktes Vermarktungspotenzial. Die Leistungserbringung allerdings ist stark an die Persönlichkeit des Therapeuten gekoppelt, Delegation ist nicht möglich. Die persönliche Therapieerfahrung ist wie bei allen manualmedizinischen Methoden unmittelbar für Therapieerfolg und Patientenbindung verantwortlich. Osteopathische Techniken lassen sich gut mit anderen Methoden kombinieren. Nicht unterschätzen sollte man die Konkurrenz im nichtärztlichen Bereich, für Heilpraktiker und Physiotherapeuten stellt die Osteopathie einen zunehmend lukrativen Zweig dar.

Nützliche Adressen

■ Ärztliche Verbände

Deutsch-Amerikanische Akademie
für Osteopathie (DAAO)
im Dr.-Karl-Sell-Ärzteseminar Neutrauchburg (MWE)
Riedstr. 5, 88316 Isny-Neutrauchburg
Tel: 07562–9 71 80; Fax: 07562–97 18 22
eMail: info@aerzteseminar-mwe.de

Deutsche Gesellschaft
für Osteopathische Medizin (DGOM)
Obere Rheingasse 3, 56154 Boppard
Tel.: 06742–8 00 10, Fax: 06742–80 01 27

Deutsche Akademie für Osteopathie (DAOM)
Caldenhofer Weg 138, 59063 Hamm
Tel: 02381–90 14 60; Fax: 02381–90 14 61

Ärztevereinigung für Manuelle Medizin –
Ärzteseminar Berlin (ÄMM)
Frankfurter Allee 263, 10317 Berlin
Tel: 030–52 27 94 40; Fax: 030–52 27 94 42
eMail: AEMM.Berlin@t-online.de

Österreichische Ärztegesellschaft
für Manuelle Medizin
Speisingerstr. 109, A-1134 Wien
Tel: 0043–1–80 18 25 33;
Fax: 0043–1–80 18 25 38

Österreichische Arbeitsgemeinschaft
für Manuelle Medizin nach Dr. Karl Sell
Wagner-Janregg-Platz 1, A-8053 Graz
Tel: 0043–316–29 55 01–624;
Fax: 0043–316–29 41 91–588

■ Fachzeitschriften

Osteopathische Medizin
Zeitschrift für ganzheitliche Heilverfahren
Urban & Fischer Verlag
Redaktionsbüro Katja Hinz
Theodor-Rumpel-Weg 9, 22307 Hamburg
Tel: 040–20 97 40 79; Fax: 040–20 97 40 78

Still Point
Deutsches Journal für Osteopathie
Deutsche Akademie für Osteopathie (DAOM)
Caldenhofer Weg 138, 59063 Hamm
Tel: 02381–90 14 60; Fax: 02381–90 14 61

■ Buch

Osteopathie
GU Ratgeber Gesundheit
S. Tempelhof, J. R. Weingart
Gräfe und Unzer Verlag
ISBN: 3-7742-5589
19,90 DM

3 Gewerbliches Gesundheitszentrum

J. Messner

3.1 Möglichkeiten im orthopädischen Bereich

In der Ärzteschaft und ärztlichen Presse wird schon seit längerer Zeit die Frage diskutiert, ob und inwieweit niedergelassene Ärzte sich zusätzlich als gewerbliche Unternehmer engagieren dürfen. Angestoßen durch die Gesundheitsstrukturreformen haben sich vermehrt niedergelassene Ärzte, insbesondere Orthopäden, mit den Bereichen Prävention und Rehabilitation beschäftigt. So gibt es sehr viele Orthopäden, die eigene Reha-Zentren gegründet oder zumindest sich an einem solchen beteiligt haben. In diesen Reha-Zentren wird einerseits das klassische Spektrum der Rehabilitation angeboten, andererseits auch (gewerbliche) Dienstleistungen wie z. B. Fitnesstraining, Herz-Kreislauf-Training. Meistens werden im Zusammenhang mit diesen Aktivitäten Produkte wie z. B. Vitaminprodukte, Einweißprodukte, Nahrungsergänzungen verkauft.

Folgende Beispiele sollen die rechtliche Problematik von gewerblichen praxisparallelen Gesundheitszentren verdeutlichen:
- Ein niedergelassener Facharzt für Orthopädie bietet außerhalb seiner Sprechstundenzeiten in seinen Praxisräumen eine nichtheilkundliche gewerbliche Ernährungsberatung an und führt im Frühjahr „Heilfastenkurse" durch.
- Ein niedergelassener Orthopäde gründet mit einem Physiotherapeuten ein gewerbliches Rehabilitationszentrum. Daneben betreibt der Orthopäde die Kassenpraxis.

Die in Tab. 3.1 gezeigte Gegenüberstellung soll die Unterschiede dokumentieren.

Wichtig ist aus berufs-, kassenarzt- und steuerrechtlicher Sicht, den gewerblichen Bereich von dem freiberuflich-ärztlichen Bereich zu unterscheiden. Eine Person, die sozusagen im „Hauptberuf" niedergelassener Orthopäde ist, hat auch die Möglichkeit, quasi als „Nebenberuf" ein gewerbliches Unternehmen zu gründen und selbst zu betreiben.

Nach der Musterberufsordnung ist es einem Arzt gestattet, neben seiner ärztlichen Tätigkeit auch anderen Tätigkeiten nachzugehen, wenn dies mit den ethischen Grundsätzen des ärztlichen Berufs vereinbar ist (§ 3 Abs. 1 MBO-Ä 1997).

Die Musterberufsordnung hat auch den Fall geregelt, wenn ein Arzt *im Zusammenhang* mit seiner ärztlichen Tätigkeit Waren und Gegenstände abgibt bzw. gewerbliche Dienstleistungen erbringt. Warenabgabe und gewerbliche Dienstleistungen sind berufsrechtlich dann nicht zu beanstanden, wenn die Produktabgabe bzw. die gewerbliche Dienstleistung notwendiger Bestandteil der ärztlichen Therapie ist.

Wenn sogar eine Produktabgabe während der Praxissprechstunde und im Zusammenhang mit einer ärztlichen Tätigkeit erlaubt ist, so muss es umso unproblematischer sein, wenn bei Produktabgabe und gewerblicher Dienstleistung keine ärztliche Tätigkeit erfolgt und eine organi-

Praxis	Gewerbeunternehmen
Approbation	gewerberechtliche Vorschriften
Kassenzulassung	Gewerbeanmeldung
Heilkunde, ärztliche Tätigkeit	keine Heilkundetätigkeit, gewerbliche Tätigkeit (z. B. Ernährungsberatung, Reha-Zentrum)
keine Umsatzsteuer	Umsatzsteuer
keine Gewerbesteuer	Gewerbesteuer
Ärztekammer	Industrie- und Handelskammer
Kassenärztliche Vereinigung	Ordnungsamt

Tabelle 3.1 Unterschiede zwischen Arztpraxis und Gewerbunternehmen

satorische, im Idealfall auch räumliche Trennung von der Praxistätigkeit vorgesehen ist.

Berufsrechtliche Beurteilung einer gewerblichen Tätigkeit

In den Berufsordnungen der Ärztekammern ist festgelegt, dass eine Person, die als Arzt tätig ist, die Aufgabe hat, die Gesundheit der Patienten zu schützen und Leiden zu lindern. Die Ausübung der Heilkunde ist kein Gewerbe und darf auch nach der (noch) vorherrschenden Auffassung der Ärztekammern nicht in gewerblicher Form angeboten werden.

Es ist festzuhalten, dass aus standesrechtlichen Gesichtspunkten grundsätzlich nichts dagegen spricht, wenn ein niedergelassener Orthopäde neben seiner ärztlichen Tätigkeit Inhaber und Eigentümer eines gewerblichen Unternehmens ist, wenn im Namen und auf Rechnung dieses Unternehmens keine Heilkundeleistungen angeboten werden.

Ambulantes gewerbliches Heilkundeunternehmen

Wie vorstehend schon geschildert, kann ein niedergelassener Orthopäde neben seiner freiberuflichen ärztlichen Tätigkeit auch eine (nichtärztliche) gewerbliche Tätigkeit ausüben. Es gibt Landesärztekammern, die in ihren Berufsordnungen oder der Landesgesetzgeber in den Landesheilkundegesetzen ein Verbot einer ambulanten Heilkundetätigkeit im Namen von Gewerbeunternehmen geregelt haben. Danach ist die Ausübung ambulanter ärztlicher Tätigkeit grundsätzlich an die „Niederlassung in eigener Praxis" gebunden. Eine entsprechende gesetzliche Bestimmung enthalten z. B. § 31 Abs. 2 des brandenburgischen Heilberufsgesetzes vom 28.01.1992, § 9 Abs. 1 Berufs- und Weiterbildungsordnung der Ärztekammer Westfalen-Lippe vom 28.12.1990, Art. 18 Abs. 1 Heilberufekammergesetz Bayern.

Nach allgemeiner Rechtsauffassung sind diese Verbote unter verfassungsrechtlichen Aspekten sehr problematisch. Viele Juristen halten diese Verbote für verfassungswidrig. Die Verfassungswidrigkeit dieser Regelungen beruht auf dem Verstoß gegen die Berufsfreiheit Artikel 12 Grundgesetz bzw. Verstoß gegen den sog. „Wesentlichkeitsgrundsatz" des Grundgesetzes (vgl. Taupitz 1992, S. 2317, 2321 – mit weiteren Nachweisen, Laufs Uhlenbruck: „Handbuch des Arztrechts" § 15 Rd.-Nr. 10, Taupitz Medizinrecht 1993, S. 367, 371).

Da das Bundesverfassungsgericht bzw. der Gesetzgeber diese Verbote noch nicht aufgehoben hat, gilt die Empfehlung, dass alle Heilkundeleistungen über die Arztpraxis erbracht und abgerechnet werden sollten.

Produktabgabe in Arztpraxen bei oder im Zusammenhang mit Heilkundetätigkeit

Die Berufsordnung verbietet es dem Arzt (§§ 25, 26 Musterberufsordnung) seinen Namen in Verbindung mit der ärztlichen Berufsbezeichnung in unlauterer Weise für gewerbliche Zwecke herzugeben. Wenn ein niedergelassener Orthopäde für ein gewerbliches Unternehmen bzw. für sein eigenes gewerbliches Unternehmen nicht werbend hervortritt, liegt ein Verstoß gegen das standesrechtliche Werbeverbot bzw. gegen das Berufsrecht nicht vor.

Der Verkauf von Produkten in orthopädischen Praxen während der Sprechstundenzeiten im Zusammenhang mit der Heilkundetätigkeit ist nur in Ausnahmefällen möglich und nur dann, wenn das Produkt ein sog. „notwendiges Hilfsgeschäft" zur ärztlichen Heilkundetätigkeit ist und damit kein besonderes Gewinnstreben unterstützt wird. Als „notwendige Hilfsgeschäfte" sind berufsrechtlich zwei Fälle anerkannt:
- Kontaktlinsenverkauf in Augenarztpraxen,
- Verkauf von Prophylaxeartikeln in Zahnarztpraxen.

Sehr viele Orthopäden, die schon jetzt gewerbliche Gesundheitszentren, Reha-Zentren oder gar Reha-Kliniken betreiben, haben in das gewerbliche Konzept die Abgabe von Heil- und Hilfsmitteln wie z. B. Orthesen oder Stützstrümpfe integriert.

Die jüngste Entscheidung des Bundesgerichtshofs (Urteil v. 29.06.00, I ZR 59/98) zum verkürzten Versorgungsweg im Heil- und Hilfsmittelbereich lässt auf eine Lockerung der berufsrechtlichen Grenzen betreffend die Produktabgabe über Arztpraxen schließen.

Es kann m. E. erwartet werden, dass in 2–3 Jahren alle nichtapothekenpflichtigen Produkte über Arztpraxen direkt an die Patienten abgegeben werden. Es gibt sogar schon Überlegungen, das Dispensärrecht bezüglich der Heil- und Hilfsmittel für Ärzte wieder einzuführen, um einerseits die Einsparpotenziale für die Krankenkassen zu mobilisieren und auch andererseits den niedergelassenen Ärzten weitere Einnahmequellen zu erschließen.

Was sind „notwendige Hilfsgeschäfte"? Die Abgabe von Produkten ist von dem ärztlichen Berufsbild der jeweiligen Fachgruppe abhängig. Die Bestimmung des ärztlichen Berufsbildes im Einzelnen obliegt den Berufsorganisationen, die auch zur Überwachung der Einhaltung der Berufsordnungen berufen sind, also insbesondere dem Berufsverband. Hält ein nicht unerheblicher Teil der beteiligten Berufskreise eine Produktabgabe oder einen Produktverkauf für unbedenklich, dann können die Ärzte nicht dem Vorwurf eines berufsrechtswidrigen und somit wettbewerbswidrigen Verhaltens ausgesetzt werden. Bei der Feststellung einer einheitlichen und gefestigten Standesauffassung kommt es darauf an, dass *ein nicht unerheblicher Teil der beteiligten Berufskreise* eine Produktabgabe oder einen Produktverkauf für unbedenklich hält.

Gesundheitszentrum statt Partnerschaftsgesellschaft

Durch die Partnerschaftsgesellschaft sollte es niedergelassenen Orthopäden ermöglicht werden, sich mit Angehörigen von Heil- und Hilfsberufen, wie z. B. Physiotherapeuten oder Krankengymnasten, zu Berufsausübungsgemeinschaften zusammenzuschließen.

Theoretisch ein wunderbares Modell; es wird

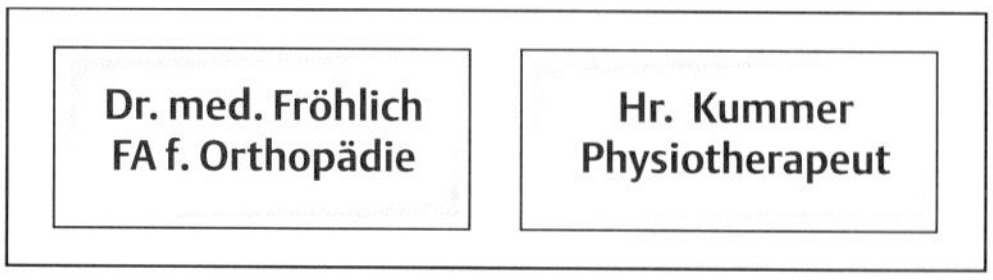

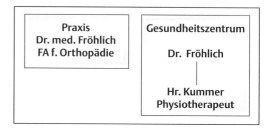

Abb. 3.1. Modell 1: Partnerschaftsgesellschaft

Abb. 3.2. Modell 2: Gesundheitszentrum

in der Praxis jedoch kaum durchgeführt. Es gibt ohnehin viele Vorbehalte gegen Gemeinschaftspraxen zwischen Ärzten, um wie viel mal größer müssen die Vorbehalte sein, wenn sich ein Orthopäde mit einem Krankengymnasten zu einer Partnerschaftsgesellschaft zusammenschließt mit der Konsequenz, dass der Krankengymnast am Gewinn der Gesellschaft und somit indirekt am Gewinn der orthopädischen Praxis partizipiert (Abb. 3.1).

Das Modell 2 (Abb. 3.2) hat den Vorteil, dass die Arztpraxis völlig getrennt und unabhängig von dem Gesundheitszentrum geführt wird. Im Gesundheitszentrum können weitere Leistungserbringer wie Diätassistenten oder Sportlehrer integriert werden, ohne dass schwerwiegende rechtliche Veränderungen an den Eigentümerverhältnissen erforderlich sind.

3.2 Steuerliche Hinweise Arztpraxis und Gewerbeunternehmen

Wenn ein Orthopäde neben seiner Arztpraxis noch ein weiteres, gewerbliches Unternehmen betreiben will, so kommt es aus steuerlicher Sicht entscheidend darauf an, dass die steuerliche Privilegierung des freiberuflich tätigen Orthopäden nicht verloren geht. Die steuerliche Privilegierung liegt insbesondere darin, dass die Honorareinnahmen nicht der Umsatzsteuer unterliegen und auch die Gewinne der Arztpraxis nicht gewerbesteuerpflichtig sind. Wird die gewerbliche Tätigkeit nicht organisatorisch, wirtschaftlich, rechtlich und ggf. auch räumlich von der freiberuflichen ärztlichen Tätigkeit getrennt, so besteht die Gefahr, dass nach der so genannten „Abfärbetheorie" die gesamten Einkünfte des Arztes mit der Gewerbesteuerpflicht „infiziert" werden. So wird das eigentliche zweite finanzielle Standbein zur Falle mit der Folge, dass Gewerbesteuer auch für die Gewinne aus der freiberuflich ärztlichen Tätigkeit gezahlt werden muss. Insoweit sicherlich ein schlechtes Geschäft, insbesondere, weil in der Anfangsphase die gewerbliche Betätigung noch nicht so gewinnträchtig sein dürfte, als dass sich ein Orthopäde diesen steuerlichen Nachteil leisten könnte.

Durch eine geeignete unternehmerische und steuerliche Gestaltung im Vorfeld kann jedoch verhindert werden, dass die steuerlich privilegierte Arztpraxis zum Gewerbeunternehmen wird.

Durch die Tätigkeit als niedergelassener Orthopäde werden Einkünfte aus freiberuflicher Tätigkeit erzielt. Der Verkauf von Produkten bzw. die Erbringung gewerblicher Dienstleistungen führt zu Einkünften aus gewerblicher Tätigkeit. Beide Tätigkeiten sind zu trennen, sofern dies nach der Verkehrsauffassung möglich ist, auch wenn sachliche und wirtschaftliche Bezugspunkte zwischen beiden Tätigkeitsbereichen bestehen. Diese Trennung ist bei Arztpraxen und Gesundheitszentren der Fall, da die Praxistätigkeit auch ohne die Aktivitäten des Gesundheitszentrums möglich sind.

Bei orthopädischen Gemeinschaftspraxen ist allerdings zu beachten, dass für den gewerblichen Bereich eine zusätzliche zweite Gesellschaft gegründet werden muss.

- Für den Eigenverkauf von Produkten ist eine weitere Gesellschaft Bürgerlichen Rechts nötig, an der die Gesellschafter in demselben Verhältnis beteiligt sind wie an der orthopädischen Gemeinschaftspraxis.
- Die gewerbliche Gesellschaft ist wirtschaftlich, organisatorisch und finanziell von der orthopädischen Gemeinschaftspraxis getrennt und wird unabhängig geführt.

Die wirtschaftliche, rechtliche und organisatorische Trennung heißt, dass insoweit separate Bankkonten, ein separates Kassenbuch und eine separate Buchhaltung geführt werden müssen. Das gewerbliche Unternehmen hat deshalb auch eine getrennte Steuernummer. Die Produkte, die im gewerblichen Unternehmen veräußert werden, werden getrennt vom Betriebsvermögen der Praxis gelagert. Werden Gegenstände und Einrichtung der ärztlichen Gemeinschaftspraxis für den gewerblichen Bereich genutzt, so müssen sie aus dem Betriebsvermögen der Praxis in das Betriebsvermögen der gewerblichen Gesellschaft überführt werden. Können die Kosten aus der Nutzung der Infrastruktur der Praxis, beispielsweise Telefon, EDV-Anlage, von dem gewerblichen Unternehmen ebenfalls genutzt werden und können die Kosten dieser Inanspruchnahme nicht nach dem Verursacherprinzip eindeutig zugeordnet werden, so werden entsprechend dem Verhältnis der Umsätze beider Unternehmen oder einem entsprechenden Kostenverteilungsschlüssel der ärztlichen Praxis die Kosten erstattet. Nur so wird vermieden, dass die Einnahmen der Arztpraxis nicht von der Umsatzsteuer und der Gewerbesteuer „infiziert werden".

Bei orthopädischen Gemeinschaftspraxen ist Vorsicht geboten, wenn nur einer der Ärzte der Praxis eine gewerbliche Tätigkeit durchführt, ohne diese Tätigkeit organisatorisch, wirtschaftlich und rechtlich von der Gemeinschaftspraxis zu trennen. Insofern gilt es, auch in Gemeinschaftspraxisverträgen durch eine geeignete Vertragsgestaltung diesem Problem vorzubeugen. Es sollte vereinbart werden, dass jedem Arzt der Gemeinschaftspraxis untersagt wird, gewerblich tätig zu sein, es sei denn, die gewerbliche Tätigkeit wird organisatorisch, wirtschaftlich und gegebenenfalls räumlich aus der Gemeinschaftspraxis ausgegliedert. Im Bereich des Verkaufs von Diätprodukten, Produkten zur Raucherentwöhnung und Therapiegegenständen, wie beispielsweise Authesen, ist diese Gefahr außerordentlich groß.

3.3 Was ist eigentlich die sog. „Infektions- oder Abfärbetheorie"?

Die „Infektionstheorie" ist im Einkommensteuerrecht (§ 15 Abs. 3 Nr. 1 EStG) geregelt. Zu dieser Regelung hat der Bundesfinanzhof (BFH) hat mit Urteil vom 24.04.97 entschieden, dass die Umqualifizierung freiberuflicher Einkünfte in gewerbliche Einkünfte dann in Betracht kommt, wenn die freiberufliche Tätigkeit nicht als einheitlich zu betrachtende Gesamttätigkeit anzusehen ist. Der BFH hat festgestellt, dass insbesondere der An- und Verkauf von Waren der freiberuflichen Tätigkeit derart wesensfremd ist, dass sie zur *gewerblichen Prägung* einer einheitlichen Gesamtbetätigung führen kann.

Nach dem Einkommensteuergesetz gilt als Gewerbebetrieb in vollem Umfang die mit Einkünfteerzielung unternommene Tätigkeit einer Personengesellschaft, wenn die Gesellschaft *auch* eine gewerbliche Tätigkeit ausübt.

Der BFH hat entschieden, dass der An- und Verkauf von Waren der freiberuflichen Tätigkeit wesensfremd ist. Demgemäß hat die Rechtsprechung den Verkauf von Medikamenten durch einen Arzt aus seiner Hausapotheke als gewerblich angesehen (BFHE 123, 199, BStBl. II 1977, 879). Entsprechendes gilt für den Verkauf von Einlagen durch einen Masseur und Fußpfleger und die Abgabe von Tee durch einen Heilpraktiker.

Bei diesen Tätigkeiten handelt es sich grundsätzlich um Tätigkeiten, die problemlos von der freiberuflichen Tätigkeit getrennt werden können. Die Schwierigkeit besteht darin, die einheitliche Gesamttätigkeit von getrennten Tätigkeiten abzugrenzen.

Die Rechtsfolgen der Infektionstheorie sind durch die Errichtung einer zweiten beteiligungsidentischen Personengesellschaft vermeidbar, die die gewerbliche Tätigkeit übernimmt. Dieses sog. „Ausgliederungsmodell" ist zulässig. Die beiden beteiligungsidentischen Personengesellschaften müssen nach außen erkennbar getrennt sein (unterschiedliche Bezeichnung, getrennte Buchführung).

3.4 Wie gründet man ein praxisparalleles Gewerbeunternehmen?

Für den Beginn eines Gewerbes ist zunächst die Anzeige bei der zuständigen Ordnungsbehörde erforderlich. Diese wird gleichzeitig eine Meldung an das Finanzamt und an andere Behörden bewirken (wie beispielsweise Gesundheitsamt). In der Regel geht jedoch der Gewerbeanmeldung die Wahl der geeigneten Rechtsform für ein gewerbliches Unternehmen voraus. Im gewerblichen Bereich gibt es grundsätzlich keine Rechtsformbeschränkung, wie beispielsweise im ärztlichen Berufsrecht. Was die Rechtsformwahl betrifft, so stehen dem Gewerbeunternehmer in der Regel alle nach Zivil- und Handelsrecht vorgesehenen Rechtsformen zur Verfügung. Diese gehen vom Einzelunternehmen über die Kommanditgesellschaft bis hin zur GmbH und Aktiengesellschaft. Gerade die Wahl der geeigneten Rechtsform am Anfang setzt in der Regel ein Gespräch mit dem Steuer- oder Rechtsberater voraus, um alle rechtlichen Konsequenzen des Vorhabens zu erörtern und die steuerlichen Konsequenzen in der Gründungsphase mit einzubeziehen.

Bei dem Anmieten von Räumlichkeiten, in denen das Gewerbeunternehmen seinen Sitz hat und seinen Geschäftsbetrieb durchführt, sind in der Regel baurechtliche Voraussetzungen zu prüfen. Im Zweifelsfall kann es erforderlich sein, beim Bauordnungsamt eine Nutzungsänderung der Räumlichkeiten zu beantragen. Darüber hinaus ist in der Regel auch noch der Nutzungszweck des Mietvertrages der Räumlichkeiten zu überprüfen. Der Nutzungszweck, der im Mietvertrag definiert ist, muss mit dem ausgeübten Gewerbezweck übereinstimmen bzw. den Gegenstand des Gewerbeunternehmens mit umfassen. Erfolgt die Existenzgründung im gewerblichen Bereich durch zwei oder mehrere Personen, so empfiehlt sich, vor Gründung der Gesellschaft bzw. vor Beginn der Geschäftstätigkeit eine schriftliche Vertragsvereinbarung über die Gründung der Gesellschaft (Gesellschaftsvertrag) zu treffen. Steuerberater und beratende Anwälte sollten dann konsultiert werden. Eine gesellschaftsvertragliche Regelung sollte schwerpunktmäßig folgende Bereiche umfassen:
- Höhe der Beteiligung,
- Arbeitseinsatz,
- Gewinnverteilung,
- Tätigkeitsvergütung,
- Haftungsrisiken,
- Kündigungsregelung,
- Abfindungsregelung.

Zusammenfassung

Aus steuerlicher Sicht ist eine wirtschaftliche, rechtliche und organisatorische Trennung des Gesundheitszentrums von der Praxis erforderlich.

Aus berufsrechtlicher Sicht sollte zusätzlich noch auf eine räumliche Trennung des Gesundheitszentrums von der Praxis geachtet werden, obwohl in verschiedenen Fachverbänden diskutiert wird, gewerbliche Dienstleistungen und auch die Produktabgabe (Stichwort: verkürzter Versorgungsweg) über Arztpraxen zu ermöglichen.

4 Anhang

4.1 FAQs (Frequently Asked Questions) und Tipps

P. Leithoff

Es fällt mir schwer, mit dem Patienten über Geld zu sprechen.

So geht es wohl jedem Kollegen, der beginnt, IGEL anzubieten. Wir wollen es nicht verschweigen: Selbst das kleinste IGEL-Angebot Ihrerseits macht Sie zu einem Anbieter im Gesundheitsmarkt, der nach ganz anderen Spielregeln funktioniert als das Gesundheitswesen (s. Kap. „Die Entwicklung der Selbstzahlermedizin in Deutschland.") Im Gesundheitsmarkt, wie in jedem Markt, ist das klare Informieren über den Preis einer Leistung unabdingbar. Das Regelwerk zum Thema IGEL der KBV sieht auch vor, dass der potenzielle IGEL-Patient vollständig über die Kosten informiert wird, ehe die IGEL-Behandlung beginnt.

Sie müssen also die Bereitschaft erwerben, mit jedem Patienten zwanglos über die finanziellen Aspekte Ihrer IGEL-Angebote zu sprechen. Das beinhaltet nicht nur Angaben zum Preis, sondern auch, wann und wie Sie die Rechnung erstellen, innerhalb welcher Zeit Sie den Zahlungseingang erwarten, ob Sie Ratenzahlungen akzeptieren, wann der Patient eine längere Behandlung abbrechen kann etc.

Selbstverständlich ist es ratsam und auch kostensparend, diese Informationen über andere Kommunikationswege als durch Ihre ärztliche Sprechstunde zu vermitteln (Broschüren, Poster, mündliche Informationen der Helferinnen). Sie als Leiter des Unternehmens tragen dennoch die Hauptverantwortung für den emotionalen Aspekt dieses Themas. Mit etwas Routine fällt Ihnen die angemessene Haltung Ihrerseits zu diesem Thema bestimmt nicht schwer.

Ist ein Selbstzahlerpatient immer Privatpatient?

An sich ja, aber dieser Sprachgebrauch kann irreführend sein, denn für viele klingt „Privatpatient" wie „privatversichert." Die Privat- und Beihilfeversicherten bekommen aber Versicherungsleistungen innerhalb des Gesundheitswesens, während Selbstzahlerpatienten (ob GKV- oder PKV-versichert) freiwillig mit ihrem eigenen Geld Dienstleistungen im Gesundheitsmarkt kaufen.

Bleiben Sie bei allgemein verständlichen Begriffen. Sie haben im IGEL-Bereich mit denselben Patienten zu tun, Kassen- oder Privatpatienten, die nun Zusatzleistungen mit eigenem Geld kaufen wollen. Der Kassenpatient ist dadurch nicht zum Privatpatient geworden und wird sich auch nicht mit dieser Versichertenkategorie identifizieren. Wohl aber wird er in der Regel einen höheren Serviceanspruch haben. Ob Sie dem IGEL-Patienten den Komfort Ihrer Privatpatienten (oder vielleicht einen höheren Komfort) geben wollen, ist Ihre Sache; ob der kassenversicherte IGEL-Patient sich dadurch wie ein Privatversicherter fühlt, ist seine Sache.

Kann man in einer Sitzung Selbstzahler- und Kassenleistungen kombiniert ausführen und abrechnen?

Ja, das ist auch der häufigste Fall. Kassenleistungen und Selbstzahlerleistungen werden parallel abgerechnet. Die Softwaresysteme sind für die Parallelabrechnung nach EBM und GOÄ vorbereitet.

Wonach sollte man sich bei der Höhe des Honorars richten?

Halten Sie sich an die Vorgaben der GOÄ, d. h. rechnen Sie mit dem 1,0- bis 2,3-fachen Steigerungsfaktor ab (evtl. maximal 1,7-fach, denn die Patienten müssen diese Leistungen neben ihren Pflichtbeiträgen bezahlen). Der Preis muss sich hier, wie in anderen Märkten, nach Faktoren wie Qualität, zeitlichem Aufwand, Konkurrenzsituation, Nachfragesituation, finanziellen Möglichkeiten der Patienten, Marketingeffekten etc. richten.

Manchmal bestehen gewisse Gestaltungsmöglichkeiten. Die zu einem IGEL-Verfahren zugehörigen Beratungs- und Untersuchungsleistungen können entweder gesondert berechnet werden oder im Preis der Hauptleistung miteinbezogen sein. Entscheidend für den Patienten ist natürlich die Nachvollziehbarkeit der Rechnung und die Höhe der Gesamtkosten.

Werden immer mehr GKV-Leistungen ausgeklammert und als IGEL neu angeboten?

Ja. Im Gesundheitswesen wie in anderen Bereichen werden immer mehr Dienstleistungen nicht mehr mit öffentlichen bzw. solidarbezogenen Mitteln bezahlbar. Voraussichtlich wird bei immer mehr Kassenleistungen überprüft, ob sie ausreichend, notwendig und wirtschaftlich sind. Wenn nicht, werden sie im marktwirtschaftlichen IGEL-Bereich angesiedelt.

Wo darf ich über meine IGEL-Leistungen informieren?

Der Freiraum für sachliche Informationen einer Arztpraxis wird stetig größer. Unsere Kollegen sind sich häufig dessen nicht bewusst, sondern nehmen leider an, dass das früher praktizierte Werbeverbot (zugleich Informationsverbot) unverändert gültig ist. Innerhalb Ihrer Praxis dürfen Sie mündlich und schriftlich sachliche Informationen über Ihre IGEL vermitteln. Wenn der Beschluss des Ärztetages 2000 über weitere Auflockerungen des Werbeverbots von den Landesärztekammern umgesetzt wird, dürfen Sie sogar drei für Sie spezifische Verfahren oder Indikationen in abrufbaren Medien nennen. Im Internet bestehen bereits heute liberale Informationsmöglichkeiten. Die Gerichte sichern dem mündigen Patienten heute weitläufigere Informationsrechte als früher zu. Anpreisungen und marktschreierisches Werben ist natürlich unverändert strikt verboten.

Wenn ich mein jetziges Angebot mit zusätzlichen IGEL-Leistungen erweitere, müsste ich den Umfang der Sprechstunden erhöhen. Welche Möglichkeiten bestehen da?

Sie haben vielfältige Möglichkeiten! Statt einfach selbst mehr Wochenstunden zu arbeiten, können Sie einen weiteren Kollegen beschäftigen. Die Möglichkeiten zum Jobsharing sind heute großzügig vorhanden. Der Praxisassistent könnte ausschließlich für gewisse IGEL-Leistungen eingesetzt werden (z. B. ein Akupunkturspezialist) oder umgekehrt nur für EBM-Leistungen oder gemischt. Häufig widmet sich der Praxisinhaber durch die Entlastung des Assistenten oder des AiP verstärkt dem IGEL-Bereich. Solange Sie nicht die maximal zulässige Punktzahl überschreiten, sind heute vielfältige Jobsharingmöglichkeiten erlaubt. Entscheidend ist aber, ob dieser Schritt unternehmerisch klug ist.

Ist es empfehlenswert IGEL-Leistungen nur im Erfolgsfall in Rechnung zu stellen?

Nein. Sie können evtl. eine kostenlose Probebehandlung zum „Kennenlernen" anbieten.

Patienten bemängeln oft die schrumpfende Leistungsbereitschaft ihrer Krankenkasse bzw. Krankenversicherung. Wie sollte sich ein Arzt dazu verhalten?

Verhalten Sie sich wie sonst üblich bei aggressiven Patienten. Nicht mitagieren! Politik, Ideologie und Religion vermeiden Sie am besten in Ihrer Sprechstunde. Möglicherweise ist ein kurzes Bedauern der knapper gewordenen Ressourcen zu vertreten. Kommen Sie aber danach zügig zu konstruktiven Lösungsmöglichkeiten! Solche erwarten die Patienten, hoffentlich haben Sie welche!

Was tut man, wenn ein Patient eine Selbstzahlerleistung will und damit rechnet, dass seine Kasse am Ende die Kosten doch übernimmt?

Solche Hoffnungen sind heute nur selten begründet. Ihre Beratung muss konform zu der schriftlichen IGEL-Vereinbarung sein, in der von einem Unterbleiben der Kostenerstattung der betreffenden IGEL-Leistung ausgegangen wird.

Sind Barzahlungen von IGEL-Leistungen zu empfehlen?

Zur Tradition und Kultur der deutschen Arztpraxis gehört gewiss nicht eine öffentliche Geldtransaktion über den Rezeptionstisch. Die Bezahlungen von privatärztlichen Rechnungen wurden bislang diskret über „Umwege" geführt: Verrechnungsstellen und Banküberweisungen. Anderseits haben wir neben dem Gesundheitswesen mit ihren Geldtransaktionen hinter dem Vorhang vermehrt mit einem Gesundheitsmarkt zu tun, in dem über das Geld offen gesprochen wird. Ob Sie diese Entwicklung aktiv oder sogar offensiv unterstützen wollen oder sich eher abwartend verhalten, ist eine persönliche Frage. Den Serviceaspekt sollte man nicht vergessen: Es ist für den Patienten umständlich, wenn er eine Leistung für DM 21,– per Post in Rechnung gestellt bekommt, ein Überweisungsformular selbst ausfüllen und bei seiner Bank eine Überweisung in Auftrag geben muss.

Ist eine Praxis mit großem IGEL-Volumen individueller als eine reine Vertragsarztpraxis?

Gewissermaßen ja, denn der Vertragsarzt steht unter Vertrag mit seiner KV: Diese bestimmt mit den Krankenkassen, welche Leistungen zum Vertrag gehören und welches Honorar Sie bekommen. Bei IGEL-Leistungen (wie bei anderen Privatarztleistungen) besteht der Vertrag direkt zwischen Arzt und Patient: Sie bestimmen, welche IGEL-Leistungen Sie anbieten und, innerhalb eines gewissen Rahmens, welches Honorar Sie dafür berechnen. Der mit Scheinen abrechnende Vertragsarzt ist also „scheinselbstständig", während der privat abrechnende Arzt einen echten selbstständigen Status hat. Es lässt sich nicht allgemein empfehlen, ob der Weg der größeren Unabhängigkeit von der KV eingeschlagen werden soll oder nicht, diese Frage hängt zu stark von den einzelnen Neigungen ab.

Welche IGEL-Leistungen sollte ich anbieten?

Gerade bei Selbstzahlerleistungen müssen Sie von deren Nutzen ehrlich überzeugt sein und sich zum Experten Ihrer angebotenen Leistungen entwickeln. Daher dürfte die Entscheidung primär auf persönlicher Ebene liegen. Neben diesem persönlich-emotionalem Aspekt könnten folgende Überlegungen eine weitere Rolle spielen:

Nach welchen IGEL fragen Ihre Patienten bereits? Welche IGEL passen sowieso nahtlos zu Ihrem jetzigen Behandlungs- und Untersuchungsspektrum? Wenn Sie neue Wege einschlagen möchten: Welche IGEL würden dazu passen?

Wenn Sie noch systematischer vorgehen möchten, betreiben Sie doch etwas Marktforschung: Wie sieht das IGEL-Angebot Ihrer Mitbewerber aus (welche IGEL, welches Volumen, welche Qualität, welche Preise, welche Werbemaßnahmen, welche Anbieter sind allgemein bekannt?) Was ergibt sich daraus für Sie: Ist ein Mitbewerb überhaupt sinnvoll? Wodurch könnten Sie sich in der Konkurrenz profilieren bzw. was wäre Ihre Nische oder Zielgruppe? Welche Werbemaßnahmen haben sich bei den Konkurrenten bewährt? Welches Preisniveau ist angesichts der Konkurrenz empfehlenswert?

Kann man zunächst ein geringeres Honorar für eine IGEL-Leistung ansetzen und mit zunehmender Kompetenz ein höheres Honorar verlangen?

Sie dürfen so vorgehen, aber warum? Bieten Sie lieber die neue Leistung an, nachdem Sie Ihr Personal und die Verwaltung perfekt vorbereitet haben. Natürlich wächst die Kompetenz, hier wie bei anderen Tätigkeiten, mit zunehmender Erfahrung. Entsprechende Honoraranpassungen würden aber eher Unruhe als Nutzen bringen.

Sind gesonderte IGEL-Sprechzeiten empfehlenswert?

Es ist durchaus sinnvoll, die ohne Voranmeldung zugänglichen Sprechzeiten zu reduzieren, um dafür gesonderte Sprechzeiten nach Vereinbarung für Ihre IGEL zu ermöglichen. Dem wird der häufig hohe Zeitaufwand einer IGEL und die vom Patienten ausgehenden Forderungen nach mehr Komfort bei einer Wunschleistung gerecht. Auch andere besondere Serviceleistungen für IGEL-Patienten können überlegt werden.

Wie gewinne ich mein Team für neue IGEL-Leistungen?

Wie Sie es auch machen, Sie müssen sowohl Patienten als auch Ihr Team für diese Sache gewinnen. Alles was den Teamgeist, die Corporate Identity und die Motivation stärkt, ist gut: Überzeugen Sie Ihr Personal, warum Ihre IGEL gut für die Patienten sind, warum die IGEL finanziell wichtig für die Praxis sind, erklären Sie die Zusammenhänge einiger Themen (finanzielles Polster, um die Basisversorgung mit Kassenleistungen weiterhin auf einem hohen Niveau zu ermöglichen, die Absicherung des Personals, der gute Ruf der Praxis, Prävention etc.). Machen Sie die Mitarbeiter mitverantwortlich für den Praxiserfolg (evtl. durch Bonus, Gewinnbeteiligung u. Ä.).

Darf ich sagen: "Weil mein Budget erschöpft ist, kann ich Ihnen nur Leistungen als Privatbehandlung anbieten"?

Nein, die Aussage ist nicht zulässig und außerdem missverständlich. Vermeiden Sie überhaupt pauschale Abwertungen des Gesundheitswesens. Sie könnten aber sagen: "Mein von den Kassen bewilligtes Praxisbudget reicht nicht aus, um alles, was ich für notwendig bzw. sinnvoll halte und was meine Patienten wünschen, abzudecken." Sie dürfen also sagen, dass die Praxisbudgets Auswirkungen auf alle Ihre Patienten haben. Vergessen Sie nicht, dass das Praxisbudget nicht auf den einzelnen Patienten bezogen ist und dass daher individualbezogene Argumente Ihrerseits nicht richtig sind.

Bedeutet nicht IGEL eine Kommerzialisierung unserer Praxisarbeit?

Zweifelsohne ja! Aber die Nachfrage dieser Leistungen (z. B. sportmedizinische Beratungen ohne Krankheitsbezug) ist einfach vorhanden und nicht von der GKV zu finanzieren. Diese Leistungen müssen im Gesundheitsmarkt, nicht im Gesundheitswesen, angeboten und vom Leistungsempfänger selbst bezahlt werden. Bei einer weiteren Zunahme der Sparmaßnahmen und des Honorarverfalls im Vertragsarztwesen dürfte dieses zweite Standbein eine notwendige Stütze für die Vertragsarztpraxis werden.

Nützliche Adresse:

www.igelarzt.de

4.2 Praxisinterview zum Thema IGEL-Leistungen

(Interviewpartner Dr. Bernd Sadler aus der orthopädischen Praxisgemeinschaft Dr. Roderfeld/ Dr. Sadler in Pfullendorf, einer Kleinstadt im oberen Linzgau)

Seit wann bieten Sie IGEL-Leistungen in Ihrer Praxis an?

Es begann 1995 mit sehr bescheidenen Fallzahlen und sehr begrenztem Angebot an individuellen Gesundheitsleistungen. Mein Kollege und ich haben mit Therapien begonnen, bei denen kassenunübliche Medikamente zum Einsatz kamen. Es liegt in der Natur der Sache, dass dies in einer orthopädischen Praxis überwiegend intraartikuläre Injektionen waren. Daneben hatten wir schon früh mit der Akupunktur bei Schmerzpatienten begonnen. Die Akupunktur in ihrer Zwitterstellung zwischen Kostenerstattung und Zuzahlung durch die Patienten habe ich allerdings nie so richtig als echte IGEL-Leistung gesehen.

Wie ging es dann weiter?

In den folgenden Jahren bauten wir unser Leistungsspektrum an Selbstzahlerleistungen kontinuierlich aus. Heute bieten wir ein breites Spektrum sowohl diagnostischer als auch therapeutischer Leistungen in diesem Bereich an.

Hat sich durch das veränderte Angebot auch Ihre Praxisstruktur geändert?

In den letzten Jahren haben sich grundlegende Änderungen vollzogen, die sowohl die Praxisstruktur als auch die persönliche Einstellung unseres Personals und auch von uns selbst betreffen.

Wie ist das zu verstehen?

Während wir früher im vertragsärztlichen Bereich die Nachfrage nach medizinisch notwendigen Leistungen, die sich am Wirtschaftlichkeitsgebot orientierten, befriedigt haben, sind wir heute in der Lage, unsere Patienten über sinnvolle Zusatzangebote zu informieren und ihnen einen Großteil davon in unserer Praxis anzubieten. Das klingt zunächst sehr einfach, war aber vor allem in der Anfangszeit häufig sehr schwierig.

Wo lagen denn die größten Schwierigkeiten?

Die größten Schwierigkeiten lagen ins uns selbst, da wir mit der Umsetzung unserer Vorstellungen Neuland betreten mussten, in dem uns bislang Erfahrungswerte fehlten. Unsere größte Sorge galt der Reaktion der Patienten.

Und wie haben die Patienten reagiert?

Sehr unterschiedlich; das reichte von dankbarer Zustimmung gegenüber dem neuen Leistungsangebot bis hin zu Verständnislosigkeit. Insgesamt war die Reaktion unserer Patienten gespalten, aber das hatte auch damit zu tun, dass wir im weiten Umfeld eine der wenigen Praxen waren, die einen Strukturwandel weg von der Nachfragepraxis hin zur Angebotspraxis einleiteten. Dazu kam erschwerend, dass wir selbst und unser Praxispersonal mit dem neuen Praxisimage noch Probleme hatten.

Wie haben Sie diese Anfangsprobleme gelöst?

Wir haben in wirtschaftlich schwierigen Zeiten Geld und Freizeit investiert und das gesamte Praxispersonal und die beiden Chefs einer professionellen Team- und Marketingschulung unterzogen.

Können Sie dieses Vorgehen Ihren Kollegen, die einen Strukturwandel ihrer Praxis planen, empfehlen?

Nicht uneingeschränkt. Die Institute, die in der Vergangenheit schwerpunktmäßig Trainingsprogramme für Industrie und Wirtschaft angeboten haben, können uns im Marketingbereich z. B. bei Verkaufsstrategien gut beraten und zu neuen Erkenntnissen verhelfen. Sie sind im seltensten Fall mit den sensiblen und spezifischen Problemkreisen einer Arztpraxis vertraut

Was sind für Sie diese sensiblen und spezifischen Bereiche?

Beispielhaft und stellvertretend möchte ich Ihnen hier nur 2 Bereiche nennen: Das Patienten-Arzt-Verhältnis z. B. ist eine sensible und fragile Beziehung, die weit über das Kunden-Anbieter-Verhältnis hinausreicht und durch aggressives Marketing gefährdet werden kann. Der zweite Bereich ist die Authentizität, mit der Leistungen in der Praxis angeboten und durchgeführt werden. Das heißt im Klartext, der durchführende Arzt und auch das Praxispersonal müssen voll und ganz hinter der gegen Entgelt angebotenen Leistung stehen. Vordergründige pekuniäre Interessen resultieren in einem Vertrauensverlust in die Praxis.

Was würden Sie also einem Kollegen raten, der seine Praxis umstrukturieren möchte?

Ideal wäre eine Kombination aus innerärztlicher und externer Schulung; entsprechende Konzepte gibt es bereits zum Beispiel beim BVO oder bei innovativen Pharmaunternehmen. Wichtig ist auch der kontinuierliche Gedankenaustausch mit gleichgesinnten Kolleginnen und Kollegen.

Wir haben jetzt ausgiebig die Modalitäten und die Probleme des Strukturwandels angesprochen. Wo stehen Sie heute mit Ihrer Praxis?

Wir bieten zurzeit 12 verschiedene IGEL-Leistungen in unserer orthopädischen Praxisgemeinschaft an. Das Spektrum reicht von hochinvestiven diagnostischen Leistungen wie der 3-dimensionalen Wirbelsäulenvermessung oder der Densitometrie mittels DEXA-Technik bis hin zu Therapieleistungen wie der Proliferationstherapie oder der neurotopen Kochsalzanwendung, die keine finanziellen Investitionen voraussetzen.

Bei diesem vielfältigen Angebot muss ein Neupatient, der zum ersten Mal in Ihre Praxis kommt, entsprechend informiert werden, oder machen Sie das alles im Einzelgespräch?

Das Einzelgespräch ist nach wie vor durch nichts zu ersetzen. Zusätzlich informieren wir im Wartezimmer über das Leistungsangebot der Praxis mit einem Durchlichtspiegel mit wechselnden Bildern und Texten sowie mit einer Infosäule. Weitere Informationen finden sich auf unserer Homepage sowie in unserer Praxisbroschüre. Seit wir diese Informationen anbieten, werden wir immer häufiger von Patienten direkt auf Selbstzahlerleistungen angesprochen.

Wenn der Patient über keine Vorinformation verfügt, wie sprechen Sie ihn dann auf Selbstzahlerleistungen an?

Sowohl bei der Diagnostik als auch bei der Therapie wird der Patient wertfrei über die zur Verfügung stehenden Möglichkeiten aufgeklärt. Wenn wir über eine Selbstzahlerleistung informieren, muss immer auch auf eine kassenärztliche Alternative hingewiesen werden.

Wenn der Patient für bestimmte Leistungen den Selbstzahlerstatus gewählt hat, wie führen Sie die Rechnungsstellung durch?

Nach Abschluss der Behandlung wird eine Rechnung nach GOÄ erstellt. Der Patient kann die Rechnung dann entweder überweisen oder, falls er im Besitz einer EC-Karte ist, sofort per Electronic Cash abbuchen lassen. Electronic Cash hat den Vorteil des sofortigen Inkassos, bei jedem Buchungsvorgang fallen allerdings Gebühren an, die von Kreditinstitut zu Kreditinstitut verschieden sind.

Eine kleine Besonderheit haben wir bei der Liquidation von Behandlungen auf dem Hydro-Jet. Hier wird bei einer niedrig dotierten Einzelleistung (z. Zt. DM 15,–/Sitzung) die komplette Behandlungsserie von 6 Sitzungen vorab liquidiert und ein Wertgutschein über DM 90,– ausgestellt. Dieses Verfahren dient nebenbei auch der konsequenten Durchführung der empfohlenen Behandlungsserie.

Haben Selbstzahlerpatienten in Ihrer Praxis einen besonderen Status?

Selbstverständlich; wer bereit ist, mehr als das Notwendige und Ausreichende für sich und seine Gesundheit zu tun, sollte dafür auch innerhalb des Praxisablaufes mit einem besonderen Behandlungskomfort belohnt werden. Bevorzugte Terminvergabe und deren Einhaltung steht bei den Selbstzahlern besonders hoch im Kurs.

Kollidiert in Ihrer Praxis die Versorgung von Selbstzahlerpatienten dann nicht notgedrungen mit der kurativen Versorgung von GKV-Patienten?

Voraussetzung, um eine solche Kollision zu vermeiden, ist ein effizientes Zeitmanagement, das durch ein Bestellsystem mit verschiedenen Prioritätsstufen möglich wird. Dies ist eine der verantwortungsvollsten Aufgaben unseres Mitarbeiterteams. Mit einer guten Praxissoftware und entsprechender Schulung eine lösbare Aufgabe. Vor 3 Jahren haben wir durch die Einstellung eines Assistenten den Behandlungskomfort zusätzlich verbessert.

Würden Sie heute, vor dem Erfahrungshintergrund der letzten Jahre, den selben Weg nochmals beschreiten?

Ungeachtet der Probleme und Schwierigkeiten, die teilweise hinter uns und zum Teil auch noch vor uns liegen, würde ich wieder genauso handeln. Mit der Selbstzahlermedizin beschreiten wir einen ehrlichen Weg in einem System, in dem viele Institutionen, allen voran die Politik, versäumt haben, den Patienten offen und ehrlich die Grenzen der solidarisch finanzierten Gesundheitsleistungen aufzuzeigen. Wir haben ein differenziertes Diagnostik- und Therapieangebot für unsere Patienten formuliert, das neben den GKV-Leistungen weitergehende, individuell zu finanzierende Leistungen enthält. Dadurch haben wir uns neue finanzielle Ressourcen erschlossen, die Patientenzufriedenheit verbessert und gleichzeitig unseren vertragsärztlichen Auftrag der notwendigen, ausreichenden und wirtschaftlichen Behandlungsweise korrekt erfüllt.

Sachverzeichnis

A

Abfärbetheorie 149, 151
Achillodynie
– Actovegin-Behandlung 131
– Diagnostik 134
Actovegin 129 ff
– Applikation, parenterale 133
– Indikation 130 f
– Wirkprinzip 129 f
Actovegin-Behandlung
– Honorierung 136
– Praxisanforderungen 135
– Therapiekombination 135
Ademetionin 124
Aderlass
– Indikation 42
– Leistungsbeschreibung 47
A-Diplom, Akupunkturausbildung 36
Adipositas 55
Ahi-Punkte 27
Akupressur 29
Akupunktur 26 ff
– Abrechnung 34 ff
– analgetisches Potenzial 27
– Anwendung, schrittweise 27
– binrendai 32
Akupunkturausbildung 36
Akupunktur-Fernpunkte 27
Akupunkturpunkte 26 f
– lokale 27
– segmentale 27
Altersvorsorge, private 3
Alterungsprozess, Ligamentfunktion 106
Analgesie
– Akupunktur 27
– Naturheilverfahren 42
Angebot 11
Angebotsseite des Gesundheitswesens 5
Arthrose
– Gelenkregeneration 126
– Hyaluronsäure-Behandlung 123 ff
Arzt, Potenzialanalyse 13
Arzthonorar (s. auch Honorar) 12
– Actovegin-Behandlung 136
– Gespräch mit dem Patienten 154
– Höhe 154
– Hyaluronsäure-Behandlung 128
– Lasertherapie, niederenergetische 122
– Magnetfeldtherapie, pulsierende 67
– Naturheilverfahren 47
– Osteodensitometrie 79 f
– Osteopathie 142 f
– Proliferationstherapie 111
– Sportvereinsbetreuung 54
Arztpraxis 146
– Ausgabenseite 12
– Bestandsaufnahme, betriebswirtschaftliche 13
– Potenzialanalyse 13 ff
– Produktabgabe 146 ff
– steuerliche Hinweise 151
– wirtschaftlich orientierter Teil 12
– Wirtschaftlichkeit 11 ff
Arztpraxisausstattung, Potenzialanalyse 13
Arztpraxispersonal, Potenzialanalyse 13
Arztrechnung 19, 22
Atemübungen 29
Aufklärung 19
Ausgliederungsmodell 149

B

Barzahlung 22, 155
Basisversorgung, Finanzierung 6
Baunscheidt-Roller 46
Baunscheidt-Therapie
– Indikation 42
– Leistungsbeschreibung 47
B-Diplom, Akupunkturausbildung 36
Beckenasymmetrie, Videorasterstereographie 89, 91 ff
Beckenstellung, Videorasterstereographie 86
Beckentiefstand 88
Beckentorsion 98
Behandlungsstil 15
Behandlungsvertrag 17 ff
Beinlängendifferenz
– Ausgleich 93 ff, 98
– Videorasterstereographie 89
Berechenbarkeit 12
Berufsrecht, Tätigkeit, gewerbliche 147
Bescheinigung, sportmedizinische 50
Bestandsaufnahme, betriebswirtschaftliche 13
Bewegungsschmerz, Skala, visuelle 120
Bewegungssegment, Funktionsstörung 98
Bewegungstherapie 29
– Beratung 58
Bezahlungsmöglichkeit 22 f
Biostimulation 62
Blutegel
– Bestellung 46
– Indikation 42
Brustwirbelblockade 99
BSE 133

C

Canthariden-Pflaster 30
– Indikation 42
– Leistungsbeschreibung 47
– Nachbehandlung, Leistungsbeschreibung 47
Canthariden-Salbe 46
Chemotaktische Substanz 108
Chipkarte 3 f, 11
Chondropathie, Actovegin-Behandlung 132
Cobb-Winkel 83
Complementary medicine 38
Computertomographie, quantitative 73, 75
– – periphere 75

D

Dampfdrucksterilisator 46
Denken, kybernetisches, fachübergreifendes 39
D-Glukosaminsulfat 124
Diagnosestellung, TCM 33
Diagnostik, naturheilkundliche Verfahren 40 f
Diätberatung 54 ff
– Voraussetzungen, räumliche 59
Disharmoniemuster 27
Druckschmerzpunkte 27
Durchblutung, PEMF-Wirkung 62
3 D-Wirbelsäulenvermessung
– Abrechnungsoptionen 103
– Ertragsvorschau 103 f
– Kyphose-/Lordose-Programm 102
– Visual-Spine-Programm 102
– Wirtschaftlichkeitsdaten 99
– Zeitbedarf 103
DXA (2-Energien-Röntgen-Absorptiometrie) 73 ff

E

Einfluss, pathogener, äußerer, TCM 34
Einkommensteuergesetz 151
Energiedichte 115
Energiedosis 115
Entspannungsübungen 29
Entwicklung, demographische 3
Entzündungsmediatoren 124
Epicondylopathia humeri
– – radialis s. Tennisarm
– – ulnaris s. Golferarm
Ernährungsberatung 56
– sportartspezifische 53
– Voraussetzungen, räumliche 59
Ernährungsmedizin 55 ff
– Fortbildung 59
Ernährungstherapie, Leistungsbeschreibung 47
Ernährungsumstellung, Beratung 54 f
Ertragsvorschau 14 f
Essverhalten, Beratung 54 f
Existenzgründung, gewerbliche 152

F

Facharzt, IGEL-Liste 19
Fächerstrahl-Densitometer 80
Fachkompetenz, naturheilkundliche 45
FAQs (Frequently Asked Questions) 154 ff
Fehlhaltung, skoliotische, Videorasterstereographie 86
Felder, elektromagnetische, pulsierende 62
Fenster, optisches, der Haut 114
Fettzufuhr 56
Formetric-System 85, 99
– Gerätestruktur 99, 102
– Kosten 102 f
– Kyphose-/Lordose-Programm 102
– Raumbedarf 103
– Visual-Spine-Programm 102
Formula-Diät 57
Fortbildung
– Ernährungsmedizin 59
– Magnetfeldtherapie, pulsierende 65
– Naturheilverfahren 44 f
– Osteopathie 142
– Stoßwellentherapie, extrakorporale 70
Freiberuflichkeit 13
Frequently Asked Questions 154 ff
Frontalprofil, Videorasterstereographie 86, 88 f
Füllesyndrom, TCM 33

F.X.-Mayr-Therapie
– Fortbildung 45
– Indikation 42
– Leistungsbeschreibung 47

G

Ganzheitsmedizin 39
Gate-Control-Theorie 27
Gebührenordnung für Ärzte (GOÄ) 19, 21
Gelenkerkrankung, degenerative, Actovegin-Behandlung 132
Gelenkhypermobilität 105
Gelenkimmobilisation 106
Gelenkinstabilität 105 f
– Proliferationstherapie 107
Gelenkknorpel
– Actovegin-Wirkung 132
– Hyaluronsäure-Wirkung 124
Gelenkschmerzsyndrom, Proliferationstherapie 105, 107
Gelenkstabilität 115
Gelenkveränderung, chondropathische, Actovegin-Behandlung 132
Gerbsäuren 108
Gesundheitsangebot, attraktives 8
Gesundheitsleistungen, individuelle (s. auch IGEL) 6, 8
– – Information 19, 21, 155
– – parallel zur kassenärztlichen Leistung 154
– – sportmedizinische 49 ff
– – – Angebot 50
– – – Kompetenz 49
– – – Untersuchung 50
– – Wirtschaftlichkeit 11 ff
Gesundheitsleistungsumfang, vertragsärztlich geregelter 17
Gesundheitsmarkt 6
– Gesamtpotenzial 14
Gesundheitsversorgung, individuelle 5, 7
Gesundheitszentrum, gewerbliches 146 ff
– – steuerliche Hinweise 149
Gewerbesteuer 149
Gewerbeunternehmen 146
– praxisparalleles 152
– steuerliche Hinweise 149
Gewichtsabnahme 50 f, 56 f
– Nachsorge 59
Glukose 108
Glyzerin 108
GOÄ (Gebührenordnung für Ärzte) 19, 21
Golferarm
– Akupunkturpunkt 31
– Stoßwellentherapie, extrakorporale 70
Gonarthrose
– Actovegin-Behandlung 133

– Diagnostik 134
– Naturheilverfahren 43 f
Grundversorgung, psychosomatische, Fortbildung 45
Guajakol 108

H

Halswirbelsäule, instabile, Proliferationstherapie 109
Haltungsdiagnostik 86
Hämodialysat, proteinfreies s. Actovegin
Haut, optisches Fenster 114
Heilkundeunternehmen, gewerbliches, ambulantes 147
Heilpraktiker 9
Heliumneonlaser 113 ff
Hexenschuss, Akupunkturpunkte 29 f
Hohlrundrücken, Videorasterstereographie 86 f
Honorarabrechnung (s. auch Arzthonorar) 19, 22
Honorarvereinbarung 17, 19 f
Hyaluronsäure 124
– durch bakterielle Fermentation hergestellte 126
– Molekulargewicht 126
Hyaluronsäure-Behandlung 123 ff
– Abrechnung 128
– Aufklärung 128
– Behandlungsvertrag 128
– Dosisfindung 125
– Durchführung 126 f
– Indikation 126
– Langzeitwirkung 125
– Nebenwirkung 125
– Notwendigkeit 127
– Wirkungsweise 124
Hyaluronsäure-Injektion 126 f
– Schwellungsreaktion 127
Hyperkyphose, Videorasterstereographie 86 f
Hyperlordose, lokale 99 f
Hypokyphose 88

I

IGEL s. auch Gesundheitsleistungen, individuelle
IGEL-Liste 17, 19
Infektionstheorie 151
Information über IGEL-Leistung 19, 21, 155
Infrarotlicht 113 ff
Infusion, Leistungsbeschreibung 47
Injektion, subakromiale 30
Investitionen 15
Investitionssicherheit 12

Sachverzeichnis

Irritierende Substanz 108
Ischias, Akupunkturpunkte 29 f

K

Kassenärzte 4 f
– systemkonformes Verhalten 7
Kassenärztliche Vereinigung 4
Kassenpatient, Akupunktur-Abrechnung 35 f
Kausalfaktoren, pathogene 39 f
Kniebeschwerden
– Akupunkturpunkte 32 f
– Kräuterbandage 32
Kniegelenk, instabiles, Proliferationstherapie 109
Kniegelenkinjektion 32, 115
Knochenbiopsie 77
Knochendichtemessung s. Osteodensitometrie
Knochenmasse
– altersabhängige 78
– maximale 78
Knochenmineralsalzgehalt 73
Knochenphysiologie 77 f
Knochenstoffwechselaktivität 77
Knochenstrukturveränderung, osteoporosebedingte 77
Knorpelaufbauende Maßnahmen 65
Kochsalz, Proliferationstherapie 108
Kortison 125
Kraftliniendichte, magnetische 66
Krankenkasse 4
Krankenversicherung, gesetzliche 2
Kräuterbandage 31 f
Kräutergürtel 29
Kräuterheilkunde, extern angewendete, bei Akupunktur 27
Kräuter-T-Shirt 30
Kräutervlies-Fertigbandage 27
Kreditkartenzahlung 22
Kurse, sportmedizinische 50
KV (Kassenärztliche Vereinigung) 4

L

Laktatbestimmung 52
Laser, gepulster, Frequenz, indikationsbezogene 116
Lasergerät, Investitionskosten 122
Laserlicht 113 f
Lasertherapie, niederenergetische 113 ff
– – Abrechnungsempfehlung 122
– – Applikationsrichtungswechsel 118
– – Behandlungszeit 116
– – Energiedosis 115
– – Indikation 117 f
– – beim Kind 121
– – Kontraindikation 120 f
– – Nebenwirkung 120 f
– – postoperative 117
– – Studienergebnisse 118 ff
– – Wirkprinzip 113 ff
Lebensführungsberatung, ganzheitliche 43
Leeresyndrom, TCM 33
Leistungsdiagnostik, sportmedizinische 52
Leistungskurs Sport, Tauglichkeitsuntersuchung 53
Lendenwirbelsäule
– DXA-Messung 74
– instabile, Proliferationstherapie 109
Lifestyle management, modernes 42 f
Ligamentfunktion
– Einflussfaktoren 105 f
– Erkrankungseinfluss 106
LLLT (Low Level Laser Therapy) s. Lasertherapie, niederenergetische
Logistik, naturheilkundliche 43
Low Level Laser Therapy s. Lasertherapie, niederenergetische
Lumbalskoliose 89, 91

M

Magnetfeldapplikator 65
Magnetfeldintensität 66
Magnetfeldtherapie, pulsierende 62 ff
– – biologische Wirkung 62
– – Ertragserwartung 67
– – Fortbildung 65
– – Honorierung 67
– – Indikation 64 f
– – Investitionsbedarf 66 f
– – Therapiekombinationen 65
– – Therapieplanung 65
– – Voraussetzungen
– – – apparative 65 f
– – – personelle 66
– – – räumliche 65
– – wissenschaftliche Literatur 62 ff
Magnetresonanz, Osteodensitometrie 76
Manipulation
– kraniosakrale 141
– viszerale 141 f
Marktorientierung 12
Marktwirtschaft 5 f
Mayr-Therapie s. F.X.-Mayr-Therapie
Medizin
– chinesische, traditionelle s. TCM
– holistische 39
– komplementäre 38
Meridiansystem 27
Migräne
– Akupunkturpunkte 28
– Kräuterkissenauflage 28
Mikroaderlass 28
Mikro-CT-Untersuchung 77
Moxibustion 33
Mucopolysaccharid-Polysulfat 124 f
Muskelfaserriss, Actovegin-Behandlung 130
Muskelrelaxation, progressive 29
Muskelverletzung, Diagnostik 134
Myotendopathie, Lasertherapie, niederenergetische 117 f

N

Nachfrage 11
Nachfrageseite des Gesundheitswesens 5
Nahrungsergänzung 51
Naturheilverfahren 38 ff
– Arzthonorar 47
– Ertrag 47
– Fortbildung 44
– – Kosten 46
– Indikation 41 ff
– Investitionskosten 46
– Kontraindikation 43
– Leistungsbeschreibung 47
– Praxisstrukturveränderung 46
– Therapiekombinationen 43 f
– Therapieplanung 43 f
– Voraussetzungen 46
– Weiterbildung 44 f
– – Kosten 46
– Zusatzbezeichnung 45
Neuraltherapie
– Fortbildung 45
– Leistungsbeschreibung 47
Normalgewicht 55

O

Ordnungstherapie 43 f
– Indikation 42
– Leistungsbeschreibung 47
Orgotein 124 f
Orthomolekulare Therapie 28
– – Leistungsbeschreibung 47
Orthopäde, freiberuflicher, steuerliche Priviligierung 151
Orthopädie, integrative 41
Osmotische Substanz 108
Osteodensitometrie 73 ff
– Arzthonorar 79 f
– Gerätekosten 80
– IGEL-Leistung 79 f
– Indikation 76

Osteodensitometrie
- Kassenleistung 79
- Qualitätssicherung 78 f
- Wertigkeit 77 f
Osteopathie 139 ff
- Definition 139
- Ertragsvoraussage 143
- Fortbildung 142
- Honorierung 142 f
- Indikation 141
- Investitionsbedarf 142
- Praxisanforderungen 142
- Techniken 139
- Therapiekombination 141
- Therapieplanung 141 f
Osteoporose
- Diagnostik 73
- Risikofaktoren 77

P

Paratendinitis achillae, Actovegin-Behandlung 131
Partikuläre Substanz 108
Patienten, Einstellung 4 f
Patienteninformation 19, 21, 155
Patientenkategorien 14
Patientenorientierung 12
Patientenpotenzialanalyse 14
PEMF (pulsierende elektromagnetische Felder) 62
Periarthropathia humeroscapularis s. Schulterschmerz
Perspektive 5
Pflichtuntersuchungen, sportartspezifische 53
Phenol 108
Philosophie, osteopathische 139
Phytotherapie
- Indikation 42
- Leistungsbeschreibung 47
Politik 3
Potenzialanalyse 13 ff
pQCT (periphere quantitative Computertomographie) 75
Prävention, naturheilkundliche 39
Praxisinformationsschrift 19
Praxispotenzialanalyse 13
Privatbehandlung, rechtlich zulässige 17
Privatkarteikarte, parallele 22
Privatpatient, Akupunktur-Abrechnung 34 f
Produktabgabe in Arztpraxis 146 ff
Proliferationstherapie 105 ff
- Definition 106
- Erlernen 111
- Ertragsvoraussage 111
- Honorierung 111
- Indikation 107
- Injektionstechnik 115 f
- Injektionsvorgehensweise 109

- Patienteninformation 110
- Praxisanforderungen 111
- Therapiekombination 110 f
- Therapieplanung 107
- Wirkung, unerwünschte 110
- Wirkungsweise 106
Proliferierende Substanz 106, 108
Pulsierende elektromagnetische Felder 62

Q

QCT (quantitative Computertomographie) 73, 75
Qualitätsbewusstsein 2
QUS (quantitativer Ultraschall) 75

R

Recht 17 ff
Reform, Widerstand 5 ff
Regulationsebene 39 f
Regulationsmedizin 27, 39
Release-Technik, myofasziale 141
Reparaturmedizin 27
Röntgenphotodensitometrie 75 f
Rotationskurve, Videorasterstereographie 86 ff
RPD (Röntgenphotodensitometrie) 75 f
Rückenoberflächenvermessung, dreidimensionale 81 ff
Rückenschmerzen 27
- Akupunkturpunkte 29 f
- Kräutergürtel 29

S

SADOA (Slow acting drugs in osteoarthritis) 123 f
Sagittalprofil, Videorasterstereographie 86 f
Sauerstoffmehrschritttherapie
- Indikation 43
- Leistungsbeschreibung 47
Schmerzsyndrom
- Osteopathie 141
- TCM 33
Schmerztherapie
- Akupunktur 27 ff
- Naturheilverfahren 42
Schröpfgläser 46
Schröpftherapie
- Indikation 42
- Leistungsbeschreibung 47
Schultergelenk, instabiles, Proliferationstherapie 110
Schulterschmerz
- Akupunkturpunkte 30 f
- Kräuter-T-Shirt 30

Schwangerschaft, Ligamentfunktion 106
Schwellungszustand, periartikulärer, nach Hyaluronsäure-Injektion 127
Selbsthilfeakupressur 29
Selbstzahlerleistungen
- Ertragsvorschau 14 f
- orthopädische 26 ff
Selbstzahlermedizin
- Entwicklung 2 ff
- juristische Aspekte 7
Selbstzahlerpraxis, Patientenpotenzial 14
Sicherungssystem, soziales 2
Skoliose
- Rückenoberflächenvermessung, dreidimensionale 82 ff
- thorakolumbale 88
- Videorasterstereographie 86, 88 f
Slow acting drugs in osteoarthritis 123 f
Sodiummorrhuat 108
Spannungskopfschmerz
- Akupunkturpunkte 28 f
- Kräuterkissenauflage 28
Spiroergometrie, Leistungsdiagnostik, sportmedizinische 52
Spondylolisthesis 87
- Röntgendiagnostik 102
- Videorasterstereographie 100
Sportbekleidung 51
Sportmedizin 52 ff
- Kompetenz 49
Sportunterricht, gesundheitsorientierter 52
Sportvereinsbetreuung, Arzthonorar 54
Steuerbarkeit 12
Stoßwellengerät 70 ff
Stoßwellentherapie
- extrakorporale 69 ff
- - Fortbildung 70
- - Indikation 70
- - Investitionskosten 71
- - Praxisanforderungen 70
- radiale 70
γ-Strahlen, Osteodensitometrie 76
Stretching, Unterarmmuskulatur 31
Supraspinatussehnensyndrom, Lasertherapie, niederenergetische 118
Sylmasol 108

T

Tätigkeit, gewerbliche 147
Tauglichkeitsuntersuchung
- für Leistungskurs Sport 53
- sportmedizinische 50, 52 f

TCM-Akupunktur 26 f, 33 f
Tender points 27
Tendopathie, Stoßwellentherapie, extrakorporale 69
Tennisarm
– Akupunkturpunkte 31 f
– Kräuterbandage 31
– Stoßwellentherapie, extrakorporale 70
Therapie
– medikamentöse, IGEL-Leistung 123 ff
– sportmedizinische 51
Traditionelle chinesische Medizin (TCM) 26 f, 33 f
Trainingsberatung 53
Trainingsplanerstellung 52
Triangulation 81

U

Übergewicht 55 f
Ultraschall, quantitativer, Osteoporosediagnostik 75
Ultraschallabschwächung 75
Ultraschallgeschwindigkeit 75
Umsatzsteuer 149
Unterarmmuskulatur, Stretching 31
Untergewicht 55

V

Vereinbarungen
– erlaubte 17, 19
– verbotene 17
Verhaltenstherapie bei Übergewicht 57 f
Vertragsarztpraxis, Rahmenbedingungen 11
Videorasterstereographie 81 ff
– Einsatzmöglichkeiten 86
– Frontalprofil 86, 88 f
– Rotationskurve 86 ff
– Sagittalprofil 86 f
Vitamin B_6 28

W

Wachstumsprozess, Ligamentfunktion 105
Weichteile, periartikuläre, Naturheilverfahrenwirkung 42
Weiterbildung, Naturheilverfahren 38, 44 f
Wettkampfbetreuung 51, 53
Wirbelblockade 98 f
Wirbelgleiten s. Spondylolisthesis
Wirbelsäule
– Funktionsstörung 98 f
– Lasertherapie, niederenergetische 117 f
Wirbelsäulenmittellinie, 3D-Rekonstruktion 83 ff
Wirbelsäulenveränderung, entzündliche, Lasertherapie, niederenergetische 117 f
Wirbelsäulenverlauf, räumlicher, Rekonstruktion 82 f
Wirtschaftlichkeit 11 f
Wundheilungsphase 106 f

Z

Zahlungsverkehr 22 f
Zangengriff 29
Zeitmanagement, Potenzialanalyse 13
Zinksulfat 108
Zytokine 124